眼瞼・眼窩・涙道の外科
スグに役立つ基本知識〜高度技術

編著 細川 亙 ｜ 垣淵 正男 ｜ 不二門 尚
大阪大学医学部形成外科 ｜ 兵庫医科大学形成外科 ｜ 大阪大学医学部附属病院眼科

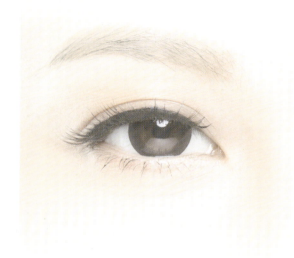
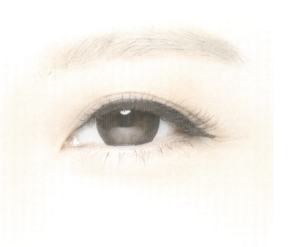

克誠堂出版

執筆者一覧

【編著者】

細川　　亙　　［大阪大学医学部形成外科］

垣淵　正男　　［兵庫医科大学形成外科］

不二門　尚　　［大阪大学医学部附属病院眼科］

【執筆者】（五十音順）

大江　雅子　　［多根記念眼科病院］

河合建一郎　　［兵庫医科大学形成外科］

久保　盾貴　　［大阪大学医学部形成外科］

清家　志円　　［大阪大学医学部形成外科］

相馬　剛至　　［大阪大学医学部眼科］

曽束　洋平　　［兵庫医科大学形成外科］

髙木　誠司　　［福岡大学医学部形成外科］

冨田　興一　　［大阪大学医学部形成外科］

中井　國博　　［福井大学医学部附属病院形成外科］

西本　　聡　　［兵庫医科大学形成外科］

福田　健児　　［市立池田病院形成外科］

藤田　和敏　　［兵庫医科大学形成外科］

藤原　敏宏　　［兵庫医科大学形成外科］

松田　　健　　［新潟大学医歯学総合研究科形成外科］

眞野福太郎　　［多根記念眼科病院］

吉岡　直人　　［大阪府立母子保健総合医療センター形成外科］

序 文

　眼瞼・眼窩・涙道はどの診療科が担当する部位なのか？ 部位的にいえば眼科なのでしょうが，眼科医は眼球や外眼筋程度までしか守備範囲にしない方が多いと思われます．外観を重視する手術を行う形成外科医や美容外科医は眼瞼を守備範囲としますが，眼窩・涙道まで扱う人は少ないという印象です．

　私は形成外科医で，日本形成外科学会の理事長も務めておりますが，形成外科は治療対象とする臓器や器官が定まっていない特殊な診療科です．したがって，いろいろな臓器や器官の手術をしますので，いろいろな部位で，元々その臓器や器官を対象としている診療科との間に何らかの関係を生じます．その関係が協力関係になる場合も敵対関係になる場合もありますが，最も望ましいのは，お互いに切磋琢磨する良きライバル関係でありながら，疾患によっては二者が協力して治療に当たるような関係であろうと思っています．

　眼瞼・眼窩・涙道においても，眼科と形成外科がそのような望ましい関係になって，益々この分野が進歩し発展していってほしいと思います．そのような思いも込めて，本書では眼科の先生方と形成外科の先生方が協力しながら執筆するという編集方針にしました．形成外科医の私としては，やはり眼科の先生方が執筆された項目に目を開かされることが多かったように思います．逆に眼科の先生方には，形成外科医が書いた項目の中に含まれる形成外科的発想に目からウロコが落ちるかもしれません．

　本書の刊行により，眼科と形成外科との相互の協力的かつ競争的関係によって，眼瞼・眼窩・涙道の外科が発展していくことになれば編集者として至福の喜びです．

2017年3月
大阪大学形成外科　細川　亙

目次 CONTENTS

- ● 序文 .... 細川　亙　iii

1. 手術に役立つ解剖と生理 .... 細川　亙・不二門　尚　1
眼瞼の解剖生理　1／眼窩の解剖生理　6／涙器の解剖生理　6／編者のヒトコト　7

2. 胎生発生と先天性疾患（眼瞼下垂症を除く） .... 吉岡直人　9
先天奇形発生に関する基本的事項　10／眼瞼・眼窩の発生　10／眼瞼・眼窩の先天性疾患　12／編者のヒトコト　24

3. 先天性眼瞼下垂症 .... 冨田興一・細川　亙　25
診断と手術時期　25／術式の選択と基本手技　27／編者のヒトコト　35

4. 後天性眼瞼下垂症 .... 垣淵正男　37
後天性眼瞼下垂症の診断　38／インフォームドコンセント　41／各疾患の治療方針　42／手術方法　45／編者のヒトコト　50

5. 眼瞼内反症・睫毛内反症 .... 福田健児　51
退行性下眼瞼内反症・睫毛内反症　51／退行性下眼瞼内反症に対する著者の方法　58／退行性上眼瞼内反症・睫毛内反症　59／瘢痕性内反症・睫毛内反症　62／編者のヒトコト　65

6. 眼瞼外反症 .... 藤田和敏・垣淵正男　67
各種眼瞼外反症の原因　67／治療法　68／編者のヒトコト　80

7. 甲状腺眼症・眼瞼後退 .... 藤原敏宏　81
疫学　82／病因　82／症状　82／検査　82／保存的治療　84／外科的治療　86／編者のヒトコト　97

8. 顔面神経麻痺 .... 松田　健　99
眉毛・額　100／上眼瞼　104／下眼瞼　108／側頭筋移行術（Gillies-Andersen 法）　109／編者のヒトコト　110

9. 涙道閉塞・涙道再建術　　　　　　　　　　　　　　　眞野福太郎・大江雅子　111
疾患各論　111／診療の実際　114／トラブルシューティング　126／編者のヒトコト　127

10. 眼瞼・眼窩腫瘍　　　　　　　　　　　　　　　　　　久保盾貴・相馬剛至　129
眼瞼腫瘍　129／眼窩腫瘍　133／眼表面の腫瘍性疾患　141／編者のヒトコト　144

11. 眼窩骨折　　　　　　　　　　　　　　　　　　　　　　　　　　中井國博　145
眼窩骨折　145／眼窩骨折の種類　148／症状　150／診断　150／手術適応　152／
術式　153／眼窩壁再建材料　157／術後管理　158／編者のヒトコト　158

12. 眼瞼の外傷　　　　　　　　　　　　　　　　　　　　　　　　髙木誠司　159
眼瞼裂創（涙管の損傷は伴わない）　160／涙小管断裂　164／熱傷・化学損傷　168／
ドレッシング材や創処置について　168／編者のヒトコト　169

13. 眼窩再建・義眼床再建　　　　　　　　　　　　　　　　　　　曽束洋平　171
解剖・名称　171／眼窩再建　172／義眼床　179／義眼床の長期経過　183／
編者のヒトコト　184

14. 眼瞼再建　　　　　　　　　　　　　　　　　　　　　　　　河合建一郎　185
眼瞼の解剖　186／術式の選択　186／その他　193／症例　193／編者のヒトコト　194

15. 眼窩骨切り　　　　　　　　　　　　　　　　　　　　　　　　西本　聡　195
眼窩上壁骨切り　195／眼窩外側壁骨切り　197／眼窩下壁骨切り　199／眼窩上・外側壁
骨切り（fronto-orbital advancement）　203／眼窩外・下・内側骨切り（Le Fort Ⅲ型骨切
り術）　204／眼窩全周骨切り術（box osteotomy）　206／編者のヒトコト　208

16. 眼球陥凹　　　　　　　　　　　　　　　　　　　　　　　　　清家志円　209
診察および検査　209／原因　211／治療　212／症例　215／編者のヒトコト　217

● 索引　　　　　　　　　　　　　　　　　　　　　　　　　　　　　　　　　218
● おわりに　　　　　　　　　　　　　　　　　　　　　　　　　　　垣淵正男　223

1 手術に役立つ解剖と生理

大阪大学医学部形成外科
細川　亙
大阪大学医学部附属病院眼科
不二門　尚

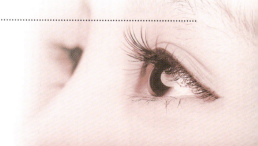

> **Point !**
> ❶ 上眼瞼では前葉と後葉を意識することが重要である。
> ❷ 上眼瞼挙筋の走行と停止位置を理解することが重要である。
> ❸ 形態覚遮断性弱視の発生について注意を払うべきである。
> ❹ 下眼瞼はよく動くことを意識すべきである。
> ❺ 眼窩骨を理解するためには，常日頃から頭蓋骨標本と対坐するのがよい。

はじめに

　本稿では，通常の解剖学書や生理学の教科書とは異なり，手術に重要な事柄に絞って，また著者らによる臨床的な知見に基づいて解剖および生理を著述する。いまだに必ずしも眼瞼・眼窩・涙道の解剖や生理については諸家の見解が一致しないところもあるが，著者らの知見に矛盾しない模式図（図1）を供覧しながら解説する。

I　眼瞼の解剖生理

1 上眼瞼

1）前葉と後葉

　上眼瞼の外科解剖において重要なことは，前葉と後葉を意識することである。前葉は皮膚，皮下組織，眼輪筋よりなり，後葉は眼瞼結膜，瞼板，上眼瞼挙筋・ミュラー筋複合体からなる。今から約30年ほど前に，学術集会か研究会の討論で，「眼瞼への植皮」について論争があり，当時の2人の重鎮の形成外科医の意見が真っ向から対立したことがあった。片や，上眼瞼への植皮は植皮の中でも最も整容性が得られやすいという意見であり，他方は上眼瞼への植皮で

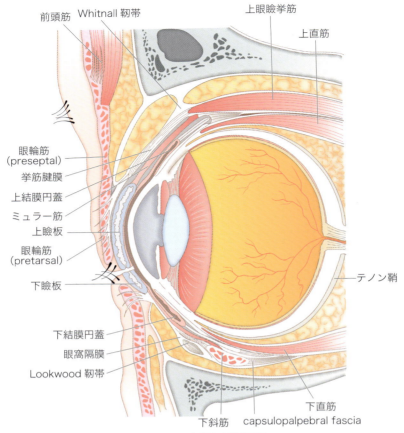

図1 ▶ 眼窩部矢状断面図

整容性を得るのは大変難しいという意見であった。両者は歩み寄ることなく討論は終了したが、どちらの意見も一面の真実と思われる。上眼瞼の色素性母斑等をほぼ皮膚だけ切除したような場合には、エステティックユニットを考慮したうえで耳後部や耳介後面等を採皮部とする植皮をすれば大変良好な整容性が得られる。一方、外傷等で前葉がなくなり後葉が露出している創面は植皮の生着そのものには何ら支障がないが、生着した植皮片と後葉とが癒着することによって実に不自然な外貌を呈することになり、これを予防することまたは修正することは至難の業である。

つまり、重鎮の1人は眼瞼後葉に達しない皮膚欠損への植皮について、もう1人は眼瞼後葉に達する皮膚欠損への植皮について、いずれも正しい意見を述べておられたのであろうと推察する。前葉と後葉は別に動く組織であるという認識が眼瞼の外科解剖では重要である。なお、sunken eyelid（上眼瞼陥凹）は前葉と後葉がほぼ一緒に動く病態である。

上眼瞼の挙上は主に上眼瞼挙筋の収縮によって起こるが、前頭筋にもいくぶんかの役割がある。前頭筋は眉毛を挙上する機能をもち、それに伴って眼瞼皮膚が引き上げられる。しかし、鏡で自分の顔を見ながら指で眉毛を押し上げてみると、瞼縁はほとんど挙上しないことがわかるであろう。前頭筋による眉毛挙上を介しての

眼瞼挙上作用はほぼ前葉に対してだけに働き，瞼板など眼瞼後葉にその作用が及ぶことは少ない。

2) 後葉（挙筋，ミュラー筋，瞼板）

後葉において最も重要なことは挙筋の走行と停止位置である。挙筋の起始部は眼窩最深部の総腱輪であり，停止部は眼瞼の皮膚および瞼板である。挙筋は後葉であり皮膚は前葉であるから，挙筋が眼瞼皮膚に停止する位置で前葉と後葉が癒着することになる。挙筋が収縮して後葉が挙上される時に，癒着部皮膚は一緒に引き上げられ最も頭側端の癒着位置が上眼瞼溝（二重瞼線）となる。ただし，東洋人においては挙筋が皮膚に停止しない人もあり，その場合前葉は瞼板とともには挙上しない。後葉の挙上で生じた前葉組織の余剰は瞼縁で垂れ下がり，一重瞼の外観を呈する。なお，皮膚への停止があっても停止位置が瞼縁に近いと上眼瞼溝頭側の皮膚が瞼縁を越えて垂れ下がり，上眼瞼溝が見えなくなるので外観上は一重瞼のように見える。この状態は奥二重瞼と呼ばれる。一方，挙筋の瞼板への停止については，挙筋は直接に瞼板上縁には停止せず瞼板前組織に停止するとみるのが臨床解剖としては正しい。ただし，瞼板上縁にもミュラー筋（上瞼板筋）を介して停止している。

ミュラー筋は挙筋の裏面で筋腱移行部付近から起こり，瞼板上縁に停止する。交感神経支配で眼瞼を挙上する機能を有する平滑筋で，Horner症候群ではこの筋の麻痺による眼瞼下垂を生じる。最近はミュラー筋機能について縷々語られることが多くなっているが，少なくとも眼瞼下垂症患者（先天性と後天性とを含めて）におけるこれまでの筆頭著者らの手術経験からすれば，ミュラー筋に対する操作が手術結果に及ぼす影響は大きいものではない。

瞼板は組織学的には軟骨ではないが，軟骨様の硬さを有する結合組織である。眼球の保護と眼瞼形態の維持のためにはこの程度の硬さが必要なのであろうと思われる。上眼瞼の瞼板は高さ8 mm幅20 mm程度である。眼瞼の手術において瞼縁を全層で切除し，皮膚・瞼板・結膜をそのまま寄せる（すなわち眼瞼全層の単純切除縫合の）場合，この切除を将棋の駒形（あるいはペンタゴン型）にデザインすべきなのは，眼瞼形成における初歩中の初歩の注意事項である。楔状に切除してしまうと縫合後の瞼縁にnotch（窪み）を生じるのである。その理由として瘢痕拘縮を挙げる成書が多いが，そうではない。瘢痕拘縮が原因であれば，口唇など眼瞼以外の遊離縁でも楔状切除を避けなければならなくなるはずである。眼瞼においてのみ楔状切除が禁忌とされる理由は，瞼板の硬さにある。また，瞼縁が直線状でなく弧状であることも一因である（図2）。

上眼瞼の背面をなす眼窩隔膜は眼窩上縁から尾側に垂れ，上眼瞼挙筋腱膜に達すると反転して上眼瞼挙筋の上面に沿って後上方に向かう。眼窩隔膜が瞼板に付着するように書かれている解剖学書をたまに見かけるが，間違いである。

3) 前葉（皮膚と眼輪筋）

眼瞼の皮膚は，耳介の皮膚や包皮などに匹敵して極めて薄い。眼瞼皮膚の欠損に対して厚めの皮膚を補充すれば，眼瞼の動きに支障を生じることもある。したがって，眼瞼への遊離植皮の採皮部としては対側上眼瞼，耳介後面，耳介後部（乳様突起上），上腕内側などの薄い皮膚が用いられることが多い。なお眼瞼では，真皮が薄いため真皮縫合は行わないのが通例である。

眼輪筋は眼瞼の皮膚直下にあり閉瞼を行う筋肉であり，瞼裂周囲に比較的広範囲に存在する。この筋肉は眼窩部，眼瞼部（これをさらにpresep-

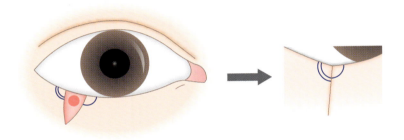

図2 ▶ 瞼縁の楔状切除の問題点
楔状切除では，残存瞼板の角度が鈍角となる。鈍角の2枚の板を合わせるのであるから，瞼縁は直線にならないのは当然である。

tal, pretarsal に分ける），涙嚢部というように分けられることが多い。また，涙小管・涙嚢・瞼縁付近ではさらに眼輪筋の筋束の一部に Horner 筋，Jones 筋，Riolan 筋などという名称も付けられている。眼輪筋は顔面神経支配の筋肉で麻痺が問題とされることが多いが，逆に眼瞼痙攣を呈する患者も決して少なくない。眼瞼痙攣症において，もしも手術治療を行う場合に十分な効果を得ようとすれば，眼瞼・眼窩部のかなりの範囲の眼輪筋を切除する必要がある。

4）形態覚遮断性弱視

形態覚遮断性弱視は，眼瞼を扱う医師であれば必ず知っておかなければならない基本事項であり，視性刺激遮断弱視とほぼ同意語といってよい。乳幼児期の視覚が発達してくる時期（3カ月〜3歳程度）に視性刺激を遮断されることによって視力の発達が不十分になるもので，刺激遮断の原因が眼球そのものにある場合（先天性白内障等）もあるが，眼球そのものは正常である場合が少なくない。形態覚遮断性弱視になりやすいか否かはかなり個人差があると思われるが，感受性が高い子どもでは眼帯による数日の視性刺激遮断でも弱視が起こり得るとされる。眼瞼部乳児血管腫（苺状血管腫），重度の先天性眼瞼下垂症，乳幼児の眼瞼・眼窩手術後等の創部管理において形態覚遮断性弱視を生じないように留意しなければならない。また，乳幼児の眼部周辺の外傷・熱傷等の初期治療に際し，眼帯やガーゼ等で被覆して視野を妨げることは厳に慎むよう一般家庭医にも啓発する必要がある。

2 下眼瞼

1）下眼瞼の動き

下眼瞼には上眼瞼の挙筋に当たるようなよく動く筋肉が付いておらず，ほぼ動かないものと思われているが，実はかなり動いている。この下眼瞼の動きは眼球運動に伴って起こるので，自分の顔を鏡で観察する方法では動きを確認することができない。他人で観察する際には，被験者に顔を動かさずに上方視〜下方視してもらう。定量的に計測したければ，メジャーを眼瞼近傍皮膚に接触させず宙に浮かした状態で計測する。この方法で，下眼瞼は上下方向に約10 mm 程度動くことを認識できるだろう。ついでに，外眼瞼交連と内眼瞼交連の動きについても観察するとよい。内眼瞼交連の動きは比較的小さいが，外眼瞼交連は大きく上下する。下眼瞼や外眼瞼交連は眼球運動とともにかなり大きく動く組織であるという認識が重要で，下眼

瞼を動かないものと理解して下眼瞼再建を行えば支障を生じかねない。

2）動きの力源

さて，下眼瞼を動かしている力源は何であろうか？　眼輪筋の収縮によって下眼瞼はある程度挙上するので，眼輪筋も下眼瞼の動きの力源の1つではある。しかし，主に下眼瞼が動くのは眼球が動く時で，この際の下眼瞼の動きは完全に眼球の運動と連動している。この動きの力源は下直筋である。下直筋から分かれたlower eyelid retractorが瞼板に付いて，眼球の下転に際して瞼板を牽引するのである。lower eyelid retractorの一部の線維は瞼板ではなく円蓋の最深部結膜に付き，また他の一部の線維は眼窩脂肪組織内を前進するといわれる。このlower eyelid retractorは眼瞼内反症の発生原因として重要で，また治療に際しても重要な組織であるが，治療時の適切な処理法については諸説あり，まだ統一的な見解は出ていない。

3）上眼瞼との違い

また，上眼瞼と下眼瞼の大きな違いとして重力のかかり方がある。上眼瞼では閉瞼の向きに，下眼瞼では開瞼（下垂）の向きに重力が作用する。したがって，下眼瞼の手術の際には兎眼（lagophthalmos）の発生に十分注意することは基本中の基本である。

下眼瞼の眼瞼皮膚，眼輪筋，瞼板については上眼瞼のそれらの記述に準ずるが，下眼瞼の瞼板は上眼瞼の瞼板より小さく，高さ4mm幅17mm程度である。

3 内眥・外眥

1）「眥」「交連」「眼角」の意味

上眼瞼と下眼瞼の瞼縁の合するところを，内側では内眥，外側では外眥と呼ぶ。これと混同される解剖学用語に眼瞼交連がある。眥は上下の瞼縁が合するところであるが，一方眼瞼交連は上・下眼瞼の合するところで，内外側はそれぞれ内（側）眼瞼交連，外（側）眼瞼交連と呼ばれる。眥と交連の違いをわかりやすく例示すれば，内眥の位置は蒙古襞の影響を受けないが，内眼瞼交連は蒙古襞がある場合には内眥よりも耳側に位置することになる。眥の位置と交連の位置は異なり，かつ外貌に大きく影響する要素であるにもかかわらず，形成外科の論文や成書で「眼瞼交連」という用語を見かけることはほとんどない。

因みに，内眼角・外眼角は解剖学用語としては内眥・外眥と同義であるが，形成外科医の一部では「眼角」という言葉を「交連」と同義で使っている可能性がある。いずれにせよ，このあたりのことを論じる際には用語の意味を十分に当事者同士で確認しておかないと意思疎通の齟齬を生じる。なお，「眥」の字が「嘴」の字と誤用されているのをしばしば見かけるので，それも注意しなければならない。前者は「まなじり」を，後者は「くちばし」を意味する漢字である。

2）内眥靭帯と外眥靭帯

内眥靭帯は涙嚢稜と内眥とを繋ぐ靭帯である。前葉と後葉とに分かれ，前葉は前涙嚢稜，後葉は後涙嚢稜に付き，その間に涙嚢が存在するのであるが，後葉は存在しないとする説もある。いずれにせよ，臨床的な経験のうえでは，前涙嚢稜から起こる靭帯を外すのみでは内眥の変位（外方異動）は起こらない。外眥靭帯は，眼窩外縁ではなく眼窩縁よりもやや深部にあるWhitnall's tubercleに付着する。外眥を耳側に牽引しようとして眼窩縁方向に引っ張れば，外眥付近の眼瞼結膜が眼球から離れ宙に浮くのはそのせいである。

II 眼窩の解剖生理

1 眼窩内の支持組織

　眼窩脂肪は身体他部位の皮下脂肪等と比べればかなり軟らかい性質をもっており，眼窩内において大きな体積を占めている。眼球を後方から包むテノン鞘は，眼球に対して関節窩のような形と働きをもち，鞘と眼球の隙間はテノン腔と呼ばれ，眼球は球関節の関節頭のようにこの中で回転するという。このように大変軟らかい眼窩脂肪の海に浮かび，かつテノン腔の存在により眼球は大きな自由度を与えられている。

　一方，眼球の位置を保つ支持組織は capsulopalpebral fascia といわれる。内側および外側直筋の筋膜と眼窩骨膜との間には眼球支帯という小帯がいくつか発達しているが，これも capsulopalpebral fascia の一部をなす。この fascia を介して外眼筋やテノン鞘が眼窩壁に固定されることで，間接的に眼球の位置が保持されることになる。

　Whitnall 靱帯は挙筋が走行を変える支点の役割をもつといわれるが，挙筋の前上面に存在する靱帯であり，その役割を果たすとは考えにくい。むしろ，Whitnall 靱帯とほぼ同位置で挙筋下にある靱帯（intermuscular transverse ligament）がこの役割を担っていると考えるのが自然であろう。また，下眼瞼にある Lockwood 靱帯は上眼瞼の Whitnall 靱帯に相当するもので，capsulopalpebral fascia が肥厚したものといわれ，下眼瞼の主要な支持組織である。

2 眼窩骨

　眼窩骨の臨床解剖として重要なのは，眼窩の形態と各眼窩壁の厚さ等の知識である。例えば，視神経管の開口部が眼窩内側壁と上壁の境の最深部にあることなどは，眼窩骨に関する最も基本的な知識である。視神経管のほか，上眼窩裂，下眼窩裂，眼窩下溝等の位置や方向が視覚的に記憶され，周辺副鼻腔と眼窩の位置関係等を理解した状態になっておくのが望ましい。そのためには，日頃から解剖学書のほか頭蓋骨標本を常に観察しておくのが役に立つ。もっとも，頭蓋骨標本は日本人のものではないことが多く個人差もあるので，その点に関する留意は必要である。なお，標本と比べると頭蓋骨模型は骨の厚さに関して忠実でないことが多い。

　眼窩骨に関して大変興味深くかつ臨床的に意味のある知識は，骨膜がない皮質骨であっても眼窩骨上では植皮が大変よく生着するということである。骨膜下で剥離して眼窩内容摘出術を行いその場で分層植皮術を行うのは，最も簡単な眼窩内容摘出後の創部閉鎖法である。

3 その他

　眼球そのもの，外眼筋，眼球後方の血管，神経等については本稿では割愛する。

III 涙器の解剖生理

1 涙道

　涙道は涙の排出路である。眼瞼から涙点・涙小管・涙囊・鼻涙管と続き，下鼻道の前端部（外鼻孔から約 3 cm）に開口する。涙小管は涙点に始まり，上眼瞼では上内側，下眼瞼では下内側に約 2 mm 走った（垂直部）後に後内側（水平部）に曲がる。この走行の知識は，愛護的に涙管ブジーを挿入する際などに必要である。なお，涙小管の屈曲部分は膨れており，涙小管膨大部と呼ばれる。上下の涙小管は合流して総涙小管として，あるいは時に合流せず別々に涙囊に入る。

さて，涙が涙点から入り下鼻道まで流れていくにはいくつかの条件を満たす必要がある。もちろん，この経路のどこも閉塞していないことは絶対条件であるが，ほかにも涙点が眼球結膜に接していること，能動的にポンプ作用が働くことなどの条件が満たされる必要がある。ポンプ作用を発揮する主な部位については，涙囊とする見解と涙小管とする見解とがあるが，おそらくどちらも機能しているものと思われる。いずれにせよ眼輪筋が力源となっている。そのほかにも毛細管現象や鼻腔内の気圧などが涙道経由の涙排出に影響している可能性がある。顔面神経麻痺患者に見られる流涙は，眼輪筋麻痺性の弛緩性眼瞼外反により涙点が眼球結膜から離れること，眼輪筋によるポンプ作用が失われることなど，いくつかの要因が絡んで生じると考えられている。

2 涙 腺

涙腺は上眼瞼挙筋の腱膜により眼窩部と眼瞼部の2部に分かれるが，腱膜の lateral horn の外側では両部は1つに合する。眼窩部は前頭骨の涙腺窩の中にあって骨膜に接し可動性が小さく，眼瞼部は上結膜円蓋の上にあり結膜に接する。眼窩部は，上眼瞼の手術中に眼窩脂肪の外側に現れることがある。色調は脂肪よりも灰白色に近く，腺組織の構造を有してやや硬いが，判別がつきにくい症例もあるため意識しておく必要がある。

涙腺の導管はすべて眼瞼部涙管を介して上結膜円蓋の外側部に開口する。涙腺は多形腺腫等の涙腺腫瘍の発生母地となるほか，下垂して眼瞼の外側の膨らみを呈することもある。

文 献

1) Lemke BN: Anatomy of the ocular adnexa and orbit（Chapter I）. Ophthalmic Plastic and Reconstructive Surgery, edited by Smith BC, et al, Vol.1, pp3-74, The C. V. Mosby Company, St. Louis, 1987
2) 北口善之, 柿崎裕彦：眼窩の基礎医学；解剖学と生理学. 形成外科 60：5-16, 2017

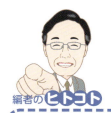

編者のヒトコト

とりあえず，この項を立ち読みでいいので読んでみましょう！
きっと購入したくなります。

2 胎生発生と先天性疾患（眼瞼下垂症を除く）

大阪府立母子保健総合医療センター形成外科
吉岡直人

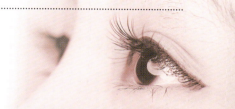

Point！

1. 先天奇形発生の原因は，染色体や遺伝子の異常と，環境因子（催奇形因子）による影響とに大別される。
2. 急速に分化が進行する胎生3週半ばごろから9週にかけてを臨界期といい，催奇形因子等による影響を最も受けやすい。
3. 眼球およびその付属器は外胚葉および神経堤細胞から発生する。眼瞼は胎生第7週に鼻涙管の原基が，8週のはじめに眼窩の上下の皮膚が発育し，5カ月の終わりに眼裂を形成する。
4. 眼窩は，胎生ほぼ5週の間葉組織から生じる神経頭蓋・顔面頭蓋の軟骨内骨化・膜性骨化により生じる。
5. 眼瞼や眼窩の先天疾患を部分症とする症候群として，Goldenhar症候群（第1第2鰓弓症候群）やTreacher Collins症候群等が知られている。

はじめに

　形成外科が治療に関与する疾患の中で先天性疾患の占める割合は大きい。本稿では，眼瞼・眼窩に見られる先天性疾患について述べる。ただし，先天性眼瞼下垂等の機能不全は除き，形態異常いわゆる先天奇形を取り上げる。

　先天奇形は，個体の発生の途上に何らかの障害，つまり遺伝子，染色体や分化途中の細胞に物理的・化学的要因が好ましくない形で影響を及ぼした場合に発生する。これらの障害は，その程度によって致死的なものから，変化を受けた遺伝子，染色体，細胞等の要素の組み合わせによってさまざまな表現型をとって発現する。

　したがって，まず奇形発生に関する基本的事項や眼瞼・眼窩の発生を述べ，形成外科の診療において比較的遭遇する機会が多く，治療の対

象となり得る同部の先天性疾患を網羅的に取り上げる。また，これらは単独の疾患としてだけではなく，先天奇形症候群の部分症としてもしばしば見られるため，関連する代表的な症候群にも言及する。

I 先天奇形発生に関する基本的事項

1 染色体・遺伝子の異常

先天奇形の原因の中に染色体・遺伝子の異常が大きな比重を占めていることは知られている[1]。全出生のおよそ数％に何らかの先天異常が認められ，そのうち約1％が単一の遺伝子の変化によるもの，1％弱に染色体異常由来のもの，3～4％に多因子遺伝・環境因子によるもの，原因不明のものによるものなどが含まれるとされている。

染色体異常の多くは，トリソミー（trisomy），モノソミー（monosomy）や部分欠失（deletion）等，数の異常，構造の異常等に由来する。

2 発生の時系列

発生の過程は，胎生2週までの分化が始まる以前の前分化期（predifferentiation stage），3週から8～9週の器官の分化が活発となる胚子期（embryonic stage），分化した器官が成長する胎児期（fatal stage）に大きく分けられる[1]。

受精によって生まれた接合子は分裂を続け，第2週の終わりまでに二層性胚子に至る。この期間が前分化期に当たる。この時期では，外的因子による胚子の損傷が大きければ発生は中断し胚子は死んでしまうが，程度が軽ければ他の細胞により代償され発生は進行するため，奇形を伴って出生することは少ない。

3週半ばごろから頭部では眼の発生，上顎突起，鰓弓などの発達が見られ，顔面の分化形成が7～9週にかけて進行する。急速に分化が進行し，催奇形因子等による影響を最も受けやすい時期を臨界期という。

10週以降の胎児期に入ると分化した器官の成長発達が進行し，外的な因子の影響に対してさほど敏感ではなくなるが，小さな形態的変化，機能障害は起こることがある[2,3]。

3 環境因子（催奇形因子）

環境因子による発生途上の障害は，奇形発生の原因として遺伝子および染色体の異常とともに挙げられる。これらの因子の中には遺伝子および染色体に作用し突然変異を引き起こすものもあり，両者を明確に分けることは難しい。むしろ両者が原因となって発生する多因子遺伝の形式をとるものが大多数であるとされている。環境因子を大別すると，感染症，薬剤，放射線，環境公害因子等に分けられる。

II 眼瞼・眼窩の発生

1 眼の発生

眼球およびその付属器は神経外胚葉（neuroectoderm），表層外胚葉（surface ectderm）および神経堤細胞（neural crest cells）から発生する。神経堤は，神経管が形成される時期に神経管と表皮との間に位置する組織で，神経胚形成期に急速な遊走を行う。各胚葉由来の組織は相互に誘導し合いながら分化，発育する。

眼の原基は胎生2週ころ，神経管の両側の浅い窪み，眼小窩（foveolae opticae）として出現する。胎生3週の半ばに前脳胞より左右に突起を出し，眼胞（optic vesicle）が形成され，これが外表の外胚葉と接する。接した外胚

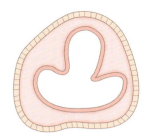
(a) 4 mm 胎児：前脳前部と眼胞

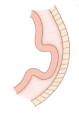
(b) 第一次眼胞

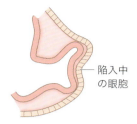
(c) 胎生 4 1/2 週齢におけるもの

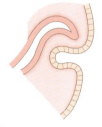
(d) 眼杯の形成と外胚葉の陥凹

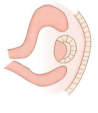
(e) 眼杯と水晶体小胞

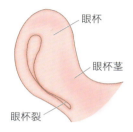
(f) 第6週における立体図

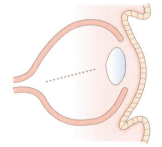
(g) 毛様部と虹彩
前房硝子体動脈および
眼瞼皺襞の形成

図1 ▶ 眼の発生模式図
（前田華郎：眼の奇形，新小児医学大系 34B 小児形成外科学，pp73-81，中山書店，東京，1982より引用一部改変）

葉は肥厚して，ここに水晶体板（lens placode）ができる。胎生4週になると，眼胞の先端は窪んで二重となり，盃状の形をなして眼杯（optic cup）に変化し，眼杯茎（optic stalk）ができる。眼杯茎は後に視神経となる[4]（**図1**）。

2 眼瞼の発生

胎生第7週に，内眼角部から鼻に至る外側鼻突起と上顎突起の境界部に鼻涙溝と呼ばれる溝が生じ，両突起が癒合する時に埋没され鼻涙管の原基となる。

眼瞼は胎生8週のはじめに上下の皮膚が皺襞の形をとり，互いに向き合って発育し，3カ月のはじめには瞼縁がいったん癒合して眼裂は閉鎖する。5カ月の終わりになると癒合部は分離して再び眼裂を形成する。10カ月には眼瞼深部に中胚葉要素の瞼板原基が出現し，明瞭に瞼板の形をとるようになる[4]。

3 眼窩の発生

眼窩は前頭骨，頬骨，上顎骨，涙骨，篩骨，蝶形骨，口蓋骨の7つの骨から構成される。

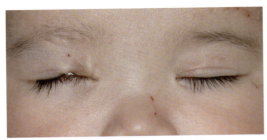

図2 ▶ 上眼瞼欠損（右内側部）
（吉岡直人：眼瞼・眼窩の先天性疾患. 形成外科 60：17-25, 2017 より引用）

眼窩を構成する各骨の発生については以下のごとくである。

頭蓋は間葉から生じ，脳を入れる脳頭蓋（neurocranium：神経頭蓋）と顔面の骨格を形成する顔面頭蓋（viscerocranium：内臓頭蓋）とに分けられる。神経頭蓋はその骨形成の違いから，軟骨内骨化を行う頭蓋底と，膜性骨化を行う扁平骨に分けられる。

頭蓋底の発生は，胎生ほぼ5週の胚子の脊索を取り囲む間葉組織内に軟骨芽細胞が前軟骨を形成することにより始まる。後頭骨の基底部は，旁索軟骨（parachordal cartilage）と3個の後頭椎板（occipital sclerotome）で形成される。後頭骨基底板の前方に下垂体軟骨（hypophyseal cartilage）と梁柱軟骨（trabeculae cartilage）が生じ，これらはまもなく癒合してそれぞれ蝶形骨と篩骨を形成する。このようにして鼻域から大後頭孔（foramen magnum）の前縁に広がる軟骨性正中板が形成される。胎生7週に正中板の最も前方に眼窩翼（ala orbitalis）が，後方には側頭翼（ala temporalis）が生じ，それぞれ蝶形骨小翼・大翼を形成する。さらに，第3の要素である耳嚢（periotic capsule）から形成される側頭骨錐体部と乳様突起とが互いに癒合して頭蓋底をなし，引き続いて軟骨内骨化により前顎骨，上顎骨，頬骨および側頭骨の一部を生じる。

顔面骨は，第1鰓弓の上顎突起の上部に涙骨，鼻骨の膜性骨化中心が，深部に口蓋骨，鋤骨，蝶形骨翼状突起の原基が出現する。また前顎骨，上顎骨，頬骨，側頭骨鱗部も上顎突起に起源をもつ[4)5)]。

III 眼瞼・眼窩の先天性疾患

1 眼瞼の先天性疾患

1）コロボーマ（coloboma of lid）

コロボーマとは，眼に関係した部分（虹彩，毛様体，脈絡膜等）のさまざまな形の披裂であるが，形成外科的問題となるのは眼瞼部のそれ（congenital blepharocoloboma）である（図2）。

Duke-Elder[6)]によると1585年のGacques Guillemeauの報告が最初で，本邦においては1898年の須田[7)]以来多くの報告がある。男女比は女性にやや多い傾向にあるとされる。

欠損には定型的欠損と非定型的欠損があり，定型的欠損は上眼瞼の特に鼻側に見られる。程度はさまざまであるが，上眼瞼の1/3～1/2の欠損であることが多く，全欠損はまれである。角膜輪部の類皮腫（dermoid），類皮脂肪腫（dermolipoma）との合併や，涙点や涙小管の欠損，ぶどう膜欠損等を伴うことがある。全身的な合併症として副耳，指の末端骨異常等が見られることもある。原因としては羊膜索圧迫説（van Duyse）と眼瞼癒合不全説（Seefelder）が有力である[6)]。非定型的欠損は，Treacher Collins症候群等の下顎顔面異骨症（mandibulofacial dysosteosis）やまれな顔面裂に合併する下眼瞼の欠損であり，眼瞼全層の欠損もしばしば見られる（図3，4）。

症状は醜状以外に，欠損が大きいと兎眼による角膜潰瘍を生じる。

治療は，角膜潰瘍の危険がある症例では早期

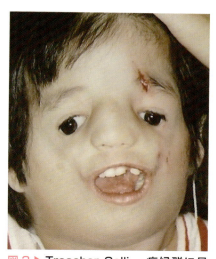

図3 ▶ Treacher Collins 症候群に見られる下眼瞼欠損
(吉岡直人:眼瞼・眼窩の先天性疾患. 形成外科 60:17-25, 2017 より引用)

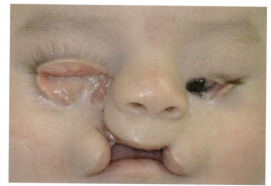

図4 ▶ 顔面裂に見られる下眼瞼欠損

の手術が望ましい。欠損が眼瞼の1/4以下のものでは欠損部を楔形切除(wedge excision)した後、単純に縫縮することも可能だが、欠損が大きくなると交叉皮弁(switch flap)や、田邉ら[8]が報告した瞼板および眼瞼挙筋を含むmyotarsocutaneous flap を用いた再建を要することもある(図5)。

2) 眼角隔離(開離)症(telecanthus)

内眼角部において過剰な皮膚によって内眼角が覆われ、両内眼角間距離が広く、一見眼と眼の間が広く見える先天的な変形である。決してそれだけで疾患と呼べるものではない。瞳孔距離は正常であり、瞳孔間距離の異常を来たす眼窩離開症(orbital hypertelorism)と混同してはならない。

内眼角部の過剰な皮膚を内眼角贅皮(epicanthus)といい、上眼瞼から半月状のひだを形成し内眼角を覆う。上下が逆になったものは逆内眼角贅皮(inverse epicanthus)という。人種によって異なるが、すべての人種において、胎生3～6カ月で内眼角贅皮は存在する。白人、黒人、イヌイットでは出生時には消失するのに対し、蒙古人種では出生後も残存することが多いため、蒙古襞(plica mongoloica)とも呼ばれる。また、ダウン症候群でも内眼角贅皮が見られる。ダウン症患者と蒙古人種以外に見られる内眼角贅皮も遺伝性と考えられており、その遺伝形式は常染色体優性遺伝である[9]。

蒙古人種に見られるものは成長に伴い鼻が高くなると軽減していくが、内斜視様顔貌を呈し整容的改善を必要とする場合は内眼角形成術を行う。内眼角形成術は Mustarde[10][11] が報告した四弁形成術(four-flap plasty)やZ形成術、内田法[12]等の方法が報告されているが、内眼角部の瘢痕は比較的目立つため、そのことを念頭に置いて術式を選択する必要がある(図6)。

3) 瞼裂縮小症(blepharophimosis)

瞼裂縮小とは、瞼裂の水平径と垂直径はともに縮小しているが、瞼裂の形態は正常に保たれているものを指す。瞼裂縮小のみを呈する例と瞼裂縮小のほかに、眼瞼下垂、逆内眼角贅皮、内眼角開離を伴う瞼裂縮小症候群(blepharophimosis, ptosis, epicanthus inversus syndrome:以下、BPES)がある。

BPESの遺伝形式は常染色体優性遺伝である[13]。顔貌から知的発達の遅れを想像させるが、一般的には知的発達の障害はない[14]。また女性

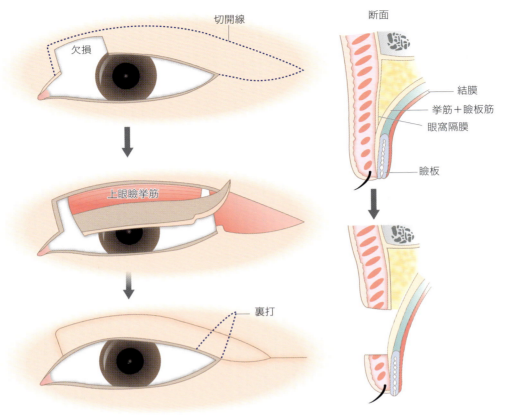

図5 ▶ myotarsocutaneous flap のシェーマ
(田邉吉彦ほか：先天性眼瞼欠損の形成手術(III)；Myotarsocutaneous Flap 法. あたらしい眼科 1：557-559, 1984 より引用一部改変)

患者では，原発性卵巣機能障害により不妊となるI型と，不妊を伴わないII型に分類される。

BPES の基本病態は眼瞼部組織の低形成と眼瞼下垂である。加えて眼窩の大きさは正常であるが，鼻骨の発育が悪いため鼻が低く内眼角贅皮を来たす。瞼板も小さいため，瞼板の内側端に存在する涙点も外側に偏位している。

治療は，まず瞼裂の水平径を内眼角形成術や外眼角形成術にて延長し，次いで垂直径の拡大を目的として眼瞼下垂手術を行う。外眼角形成術については，外眼角の鈍化などの変形を来たすことがあることや，切開を大きくしすぎると，もともと外反ぎみの下眼瞼外側部がより強調され植皮が必要となる症例もあることから慎重に行うべきと考える。最後に，内眼角形成術に加え内眥靭帯短縮術を行う。眼瞼下垂に対しては挙筋短縮術か吊り上げ術を行う（図7）。

4）眼瞼内反症（entropion of lids）

原発性の先天性内反症（congenital entropion of lids）は，瞼板の欠損や眼輪筋の瞼縁部の肥大によって引き起こされる。極めてまれで，遺伝性で，遺伝形式は常染色体優性遺伝である[15]。

5）睫毛内反症（ciliary entropion）

眼瞼自体は内反しておらず眼瞼内反症とは異なる。乳幼児にしばしば認められ，下眼瞼の鼻側に見られる（図8）。過剰な皮膚のために睫毛が内方に向かう。成長に伴い1歳前後で自然治癒することが多い。重症例では内反する睫

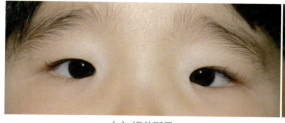 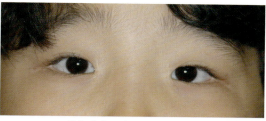

（a）術前所見　　　　　　　　　　　　　（b）術後2年6カ月の所見
（吉岡直人：眼瞼・眼窩の先天性疾患．形成外科60：17-25, 2017より引用）

図6 ▶ 眼角隔離症
内眼角形成術（内田法）を施行した．

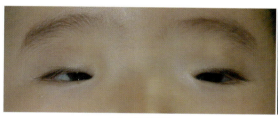 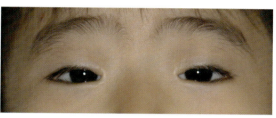

（a）術前所見　　　　　　　　　　　　　（b）術後1年の所見

図7 ▶ 瞼裂縮小症候群（BPRS）
内眼角形成術（内田法），内眥靱帯短縮術および挙筋短縮術を施行した．
（吉岡直人：眼瞼・眼窩の先天性疾患．形成外科60：17-25, 2017より引用）

毛が角膜および結膜を刺激することで，自覚的には異物感，流涙，羞明，眼脂，他覚的には角膜びらん，混濁結膜充血を来たす．

　治療は，眼脂・流涙に対しては清拭または抗生物質の点眼で対症療法を行うが，症状が高度な場合は手術適応となる．術式はHotz法やその変法（Celsus法）がよく知られている．lowerlid retractor（LLR）を短縮するJones法なども有効である[16]（図9）．

6）眼瞼外反症（ectropion）

　瞼縁が眼球より離れて外方へ向き，瞼結膜の一部が眼球に接さずに露出している状態を指す．先天性のものはまれであり，先天的な眼瞼皮膚の不足や眼窩中隔の短縮が原因と考えられている．治療は，不足している前葉を再建する．

7）瞼縁癒着（ankyloblepharon）

　瞼縁癒着は上下眼瞼が瞼縁に沿って癒着，癒合した状態で，胎生期に癒着していた上・下眼瞼が分離する際の遺残物と考えられる．全瞼縁癒着では無眼球症のように見える．部分癒着は一般に外眼角部に生じる（図10）．

　治療は上・下眼瞼の分離であるが，皮膚移植等の再建術を要する症例もある．

2 眼窩の先天性疾患

　眼窩の先天異常は，眼窩形態の異常と，眼窩間距離の異常等の位置の異常とに分類される．

1）眼窩の形態異常―無眼球症（anophthalmos），小眼球症（microphthalmos）―

　眼窩の形態異常には，頭蓋顔面骨縫合線早期癒合症に伴い眼球突出等を呈するもの以外に，無（小）眼球症に伴う骨性眼窩の発育不全に起因するものがある．本稿では無（小）眼球症に伴う形態異常について述べる．

　無眼球症では眼窩内に眼の痕跡すら認められない．極めてまれで，多く（75％）が両側性

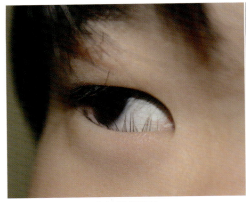

(a) 術前所見　　　　　　　　　　(b) 術後10カ月の所見

（吉岡直人：眼瞼・眼窩の先天性疾患．形成外科 60：17-25, 2017 より引用）

図8 ▶ 睫毛内反症
Celsus法（Hotz変法）を施行した。

(a) Hotz法

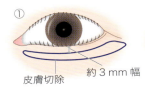
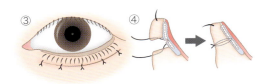

①前葉を切除　　②瞼板に楔状の溝を作成し，皮膚と瞼板を縫合　　③④終了時。瞼板に溝を作らなければCelsus法（Hotz変法）である。

(b) Jones法

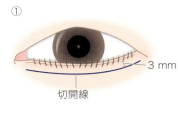
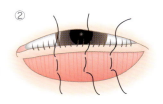
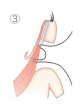
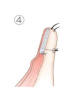

①デザイン　　②LLRを瞼板に縫着　　③②の横断図　　④終了時の横断図

図9 ▶ 先天性睫毛内反症に対する術式
（田邊吉彦：眼瞼．眼科学（第2版），大鹿哲郎編，pp1266-1280，文光堂，東京，2011 より引用一部改変）

である[4]。発生学的には，眼胞の生じる以前に起こるべき誘導が障害されて起こるものが多い。この場合，他の器官は正常のことが多い。発育途上で神経管の前部の全域にわたって発育が抑制されるものや，異常な発育によって二次的に起こるものもあり，この場合は他の重症奇形を合併することが多い。また，いったん形成された眼胞が萎縮し退行変成するものもある。

小眼球症は妊娠3カ月ころの異常で，眼杯裂の癒合閉鎖の不全，原始眼胞の発育異常や眼

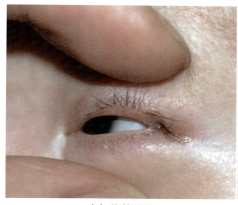
（a）術前所見
（吉岡直人：眼瞼・眼窩の先天性疾患．形成外科 60：17-25, 2017 より引用）

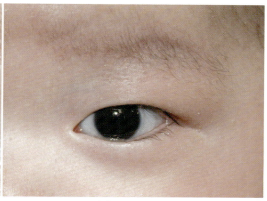
（b）術後の所見
癒着部を切開し，前葉と後葉を縫縮した．

図 10 ▶ 瞼縁癒着症

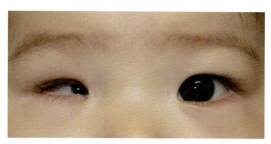
図 11 ▶ 矮小眼球〔光覚弁（＋）〕
（吉岡直人：眼瞼・眼窩の先天性疾患．形成外科 60：17-25, 2017 より引用）

球発育遅延により生じる[17]。一見して眼球が認められず MRI や CT 等で精査して初めて眼球の遺残を認めるものから，眼球そのものが一様に小さい矮小眼球（nanophthalmus：図 11）と呼ばれるものまで含まれる。前者は臨床的無眼球症（clinical anophthalmos）と呼ばれる。矮小眼球では視機能障害を認めることもある。発生頻度は 10 万人に 9～12 人といわれている[17]。

（1）分　類

わが国においては馬嶋[18]と Duke-Elder[19]の分類がよく知られている。馬嶋は，成人において機能的または器質的異常により眼軸長が男性 20.4 mm，女性 20.1 mm 以下を小眼球症と定義し，発生病理学的に眼胞発育障害，眼杯形成障害，前眼部間葉異発生，水晶体起因性，硝子体起因性，胎生裂閉鎖不全，眼球壁発育障害に分類した。

Duke-Elder は臨床的に以下の 4 群に分類した。

① pure anophthalmos（nanophthalmos）：胎生 6 週ごろ眼杯裂閉鎖後に眼球の発育が停止したもの。真性小眼球症。

② colobomatous anophthalmos：眼窩・眼瞼嚢腫等の圧排による胎生裂閉鎖不全によるもの。

③ complicated anophthalmos：さまざまな眼組織の形成異常を合併するもの。臨床的無眼球症が含まれる。

④ anophthalmos as part of a syndrome：中枢神経系の異常を主体とする全身的症候群の一症候として出現したもの。

（2）成　因

遺伝性が指摘されているが，常染色体優性遺伝，常染色体劣性遺伝や性染色体劣性遺伝が考えられ，X 染色体ないし伴性遺伝が認められているとの報告もある。

環境因子としては，①妊娠中の X 線照射，②妊婦の飲酒，③母体内感染：風疹，麻疹，ト

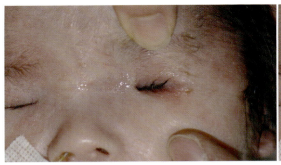 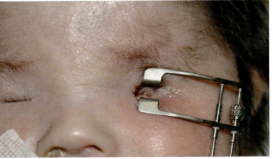

(a) 上下眼瞼は高度に内反している。　　　(b) 開瞼器をかけると，極端に小さい結膜嚢を認める。

図12 ▶ 臨床的無眼球症
（吉岡直人：眼瞼・眼窩の先天性疾患．形成外科 60：17-25, 2017 より引用）

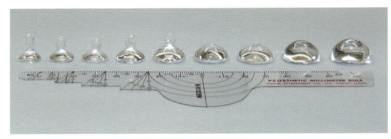

図13 ▶ インプラント
徐々にサイズを大きくしていく。
（吉岡直人：眼瞼・眼窩の先天性疾患．形成外科 60：17-25, 2017 より引用）

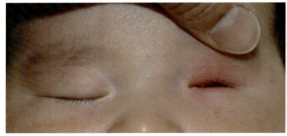

(a) 初診時（生後2カ月）の所見（治療開始前）　　　(b) 4歳時の所見（義眼を装着した状態）

図14 ▶ 左小眼球症（臨床的無眼球症）
（吉岡直人：眼瞼・眼窩の先天性疾患．形成外科 60：17-25, 2017 より引用）

キソプラズマ，感冒，④Rh不適合，⑤鉄欠乏性貧血，ビタミンA欠乏・過剰，⑥鎮痛剤，貧血治療剤，などが挙げられる[20]。

（3）治　療
　視機能を有するものは現存の視機能を最大限に生かすことが最優先される。一方，視機能の改善がまったく望めない無眼球症や高度な小眼球症では，放置すると眼球の発育不全によって上・下眼瞼および結膜嚢が萎縮し，眼窩の発育遅延ひいては前頭骨・顔面骨の発育遅延が起こる。したがって，患側の眼窩の成長を促し顔面の非対称を防ぐことと，義眼を装着させることで，整容的に許容可能な状態にもっていくことが治療方針となる。

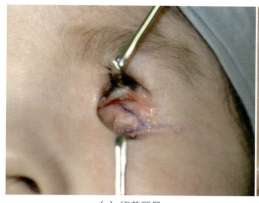

(a) 術前所見
(吉岡直人：眼瞼・眼窩の先天性疾患. 形成外科 60：17-25, 2017 より引用)

(b) 術後6年の所見
外眼角形成術と粘膜移植を施行した。インプラントを挿入できるようになり治療を再開した。

図15 ▶ 外眼角形成術
外眼角が裂け結膜嚢が浅くなったため，インプラントの安定的保持が困難になった症例。

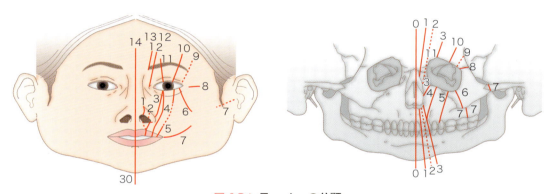

図16 ▶ Tessierの分類
(Tessier P: Anatomical classification of facial, cranio-facial and latero-facial clefts. J Maxillofac Surg 4: 69-92, 1976 より引用一部改変)

　眼窩骨の発達は，眼窩径に関しては出生直後が成人の55％，7歳で94％に達し，10～12歳で成人とほぼ同じくらいになる。奥行きに関してはやや遅れて18～19歳ころに成人の大きさになる[21]。小眼球症に対する治療は発見次第，できるだけ早く開始することが望ましい。また小眼球症は，眼窩だけでなく眼瞼および眼周囲の軟部組織の発達にも大きな影響を及ぼすと考えられる。未治療の小眼球症患者において，瞼裂幅は健側に比べて水平方向にも垂直方向にも著しく小さく，上・下眼瞼とも強く内反し，結膜嚢も極めて小さい（図12）。

　治療は，まずは適当な大きさのインプラントを結膜嚢に挿入し，眼窩の骨および周囲軟部組織の成長を促すことになる。初期段階においては，狭い瞼裂と小さな結膜嚢のため大きなインプラントの挿入は困難であり，ごく小さいものから始めることになるが，乳幼児期は眼窩の発育が早いため，経過観察を密に行い，頻回にインプラントのサイズアップを図る必要がある（図13）。インプラントの素材についてはプラスチックやシリコンゴム，アクリル等の報告がある[22]。作り替えの回数を減らすとともに眼角部への刺激を与える目的で，拡張機能付きイン

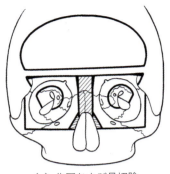 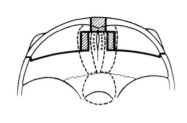 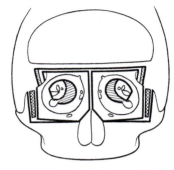

(a) 作図および骨切除　　(b) 頭蓋底における作図および骨切除　　(c) 眼窩移動および骨移植

図 17 ▶ **眼窩離開症に対する眼窩移動術のシェーマ**
（難波雄哉：頭蓋・顎・顔面外科. pp127-148, 克誠堂出版, 東京, 1985 より引用）

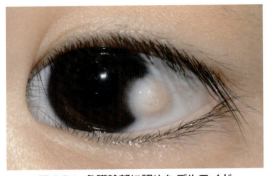

図 18 ▶ **角膜輪部に認めたデルモイド**
（吉岡直人：眼瞼・眼窩の先天性疾患. 形成外科 60：17-25, 2017 より引用）

プラントを使用する報告もある[23)24)]。

インプラントおよび義眼による保存的治療だけで，多くの症例において良好な結果が得られる（図14）。しかし，まれに拡張を急ぎすぎ，外眼角が裂けてインプラントの安定的な挿入・維持ができなくなる症例が認められる。この場合，放置すると急速に結膜嚢が縮小するため，外眼角再建と結膜嚢拡大のための粘膜移植が必要となる（図15）。重症例や治療開始が遅れた症例において，保存的治療だけでは満足のいく顔面の対称性が得られない場合，眼窩周囲の骨切り術等を検討する必要が生じることもある[25)]。

2）眼窩位置の異常

（1）眼窩離開症（orbital hypertelorism）

眼窩離開症は骨性眼窩間距離（interorbital distance：IOD）の異常な開大として定義される。それ自体はさまざまな疾患に随伴する一症候であり，必ずしも治療を必要とする疾病ではない。

眼窩離開症は一部の顔面裂や頭蓋顔面骨縫合線早期癒合症において認められる。眼窩間距離の開大は，Tessier[26)]の分類（図16）でNo.0 (-14), No.1 (-13), No.2 (-12), No.3 (-11)の顔面裂で見られる。No.0 (-14) 以外の裂では左右非対称となる。また，アペール症候群やクルーゾン病等の頭蓋顔面骨縫合線早期癒合症では，眼球の突出とともに眼窩離開症を認める。前頭部に生じる髄膜脳瘤でも症例によっては眼窩離開を呈する。

眼窩離開症は左右隔離の程度によりⅠ°〜Ⅲ°に分類される。前涙嚢稜間距離が30〜34 mmをⅠ°，34〜40 mmをⅡ°，40 mm以上をⅢ°とする。Ⅰ°〜Ⅱ°では整容的改善を目的とした手術が行われる。Ⅲ°に分類される重症例では両眼視機能の面からも手術適応がある。3〜4歳までに手術が施行されないと両眼視機能の獲得は難しいとされる[27)]。治療はcraniofacial surgeryによる（図17）。

（2）眼窩狭小症（orbital hypotelorism）

眼窩狭小症は全前脳症（holoprosencephaly）

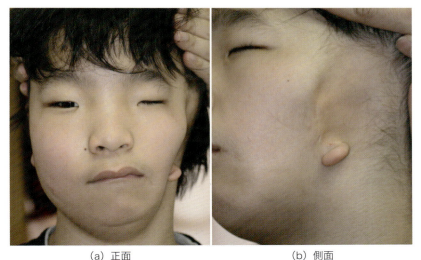

(a) 正面　　　　　　　　(b) 側面
図 19 ▶ Goldenhar 症候群
患側の下顎の低形成と小耳症および小眼球症を合併している。

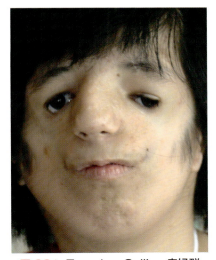

図 20 ▶ Treacher Collins 症候群
特徴的な顔貌を呈する。この症例では両側の小耳症を合併した。
（吉岡直人：眼瞼・眼窩の先天性疾患．形成外科 60：17-25, 2017 より引用）

において認められる。このほか，三角頭症（trigonocephaly），oculodento dysplasia（ODD），13-trisomy syndrome，chromosome-18 syndrome，ダウン症候群，小頭蓋症でも認められる。治療は craniofacial surgery による。

3 眼瞼・眼窩の異常を伴う代表的な症候群

1）Goldenhar 症候群

1952 年 Goldenhar が，眼球結膜のデルモイド（dermoid）（図 18），副耳，耳前瘻孔を 3 主徴とした疾患を報告した。現在では眼の異常を伴った第 1 第 2 鰓弓症候群の一亜型と考えられている（図 19）。oculoauricular dysplasia に属し，しばしば脊椎の奇形を伴うことより，眼・耳介・脊椎スペクトラム（oculo-ariculo-vertebral spectrum）と総称されることもある[28)29)]。発生頻度は 3,500～5,600 人に 1 人とされる。多くは孤発例だが，一部で優性遺伝形式の家族例が知られる[28)]。

眼球に見られるデルモイドは，皮膚組織が角結膜に迷入して異常分化した分離腫の一種であり，皮膚様の角化した重層扁平上皮の下に密な結合組織，皮膚付属器，毛嚢等を含む。それ以外に脂肪組織を含んだ例の報告もあり，その場合はデルモリポーマ（dermolipoma：脂肪類皮腫）と呼ばれる。デルモリポーマは眼球結膜に限局せず眼窩内に深く進展していることが多い。腫瘍が瞳孔領を覆うほど大きい場合は，形

態覚遮断弱視を引き起こすため早期の手術を行う必要がある．また，約半数で乱視を合併する．

2) Treacher Collins 症候群

第一鰓弓の発達阻害によって起こり，頬部，下顎および聴覚器（外耳，内耳）の低形成を主徴とする症候群である（図20）．1846年Thomsonが第1例を報告し，1900年にTreacher Collinsが2例をまとめ報告した[30]．1949年にFranceschettiらが詳細な分析を行いMandibulo-facial dysostosisと命名し，顔面の奇形を臨床像によってcomplete form，incomplete form，abortive form，unilateral form，atypical formに分類した．Franceschetti症候群とも呼ばれる[30]．

主な症状は以下のごとくである．
①眼瞼：反蒙古人様に瞼裂が傾斜する（垂れ目）．
②下眼瞼：下眼瞼外側の切痕（notching）あるいは下眼瞼欠損（coloboma）が約75％の症例に認められる．下眼瞼内側の睫毛が欠損する．
③顔面骨：頬骨・下顎骨に形成不全を認め，鳥様顔貌（bird face）を呈する．
④副耳，瘻孔：耳介から口角にかけて副耳，瘻孔が存在する．
⑤口：巨口症，高口蓋，不正咬合，歯列不正を認める．
⑥被髪線：いわゆるもみあげが舌状に頬部中央に向けて前方に伸びる．
⑦その他：骨格の奇形，顔面裂，眼窩異常を伴うことがある．

治療は，下眼瞼欠損に対する再建術や，それと同時に頬骨形成不全に対して骨移植術等が行われることもある[31]．

3) その他，眼瞼・眼窩の先天性疾患を伴う主な症候群

眼瞼・眼窩の先天性疾患は単独の疾患としてだけではなく，先天異常症候群の部分症としてもしばしば見られるため，それらを伴う主な症候群の一覧を示す（表）[16]．

===== 文　献 =====

1) 安瀬正紀：形成外科に関連した症候群．新外科学大系 29B 形成外科II，出月康夫ほか編，pp343-358，中山書店，東京，1987
2) Moor KL（星野一正訳）：受精卵からヒトになるまで（第2版）．医歯薬出版，東京，1987
3) Sadler TW: Langman's Medical Embryology (5th ed). Williams & Wilkins, Baltimore, 1985
4) 前田華郎：眼の奇形．新小児医学大系 34B 小児形成外科学，小林登ほか編，pp73-81，中山書店，東京，1982
5) Sadler TW（沢野十蔵訳）：ラングマン人体発生学；正常と異常（第5版）．pp115-121，医歯薬出版，東京，1987
6) Duke-Elder S: System of Ophthalmology. Vol. III, pp836-840, Henry Kimpton, London, 1964
7) 須田卓爾：眼瞼コロボーム及び術式．日眼 2：203-208, 1898
8) 田邉吉彦, 浅野隆, 柳田和夫ほか：先天性眼瞼欠損の形成手術（III）；Myotarsocutaneous Flap 法．あたらしい眼科 1：557-559, 1984
9) 丸尾敏夫：眼瞼・涙器・結膜・眼筋疾患．眼疾患の遺伝，p46，医学書院，東京，1977
10) Mustarde JC: The treatment of ptosis and epicanthal folds. Br J Plast Surg 12: 252-258, 1959
11) Mustarde JC: Epicanthus and teiecanthus. Br J Plast Surg 16: 346-355, 1963
12) 内田準一：内外眥切開における三角弁法．形成外科 10：120-123, 1967
13) 福嶋義光：眼瞼裂狭小症候群．新先天異常症候群アトラス（改訂第2版），梶井正ほか監，pp148-149，南江堂，東京，2015
14) 伊藤大蔵：先天性瞼裂縮小症の視機能と管理．眼科 28：803-812, 1986
15) 丸尾敏夫：眼瞼疾患．新小児医学大系 37 小児眼科学，小林登ほか編，pp211-219，中山書店，東京，1981
16) 臼井正彦：眼症状を伴う症候群．眼科学（第2版），

表 眼症状を伴う主な症候群

症候群名	主な眼症状	主な眼外症状
Benedikt	眼瞼下垂，瞳孔散大，病側の動眼神経麻痺による眼球運動障害	対側の片麻痺，他の神経症状，企図振戦
Boumeville-Pringle（病）	眼瞼結膜，網膜の結節（過誤腫）	顔面の皮脂腺腫，てんかん
craniometaphyseal dysplasia	両眼角隔離，視神経萎縮，兎眼，眼振	顔面神経麻痺，聴覚障害
Crouzon	眼球突出，（両眼）隔離症	頭蓋顔面骨形成不全，水頭症
Dandy-Walker	上転障害，眼瞼下垂，外転神経麻痺，視神経萎縮	第4脳室拡大，頭位増大，泉門拡大，四肢運動麻痺，発育遅延
Déjerine-Klumpke	縮瞳，瞼裂狭小，眼瞼下垂，眼球陥凹	前腕の屈筋群・伸筋群の麻痺・萎縮，前腕の知覚障害・痛み
de Lange	長くカールした睫毛，逆内眼角贅皮，眼振，眼瞼下垂	四肢奇形，特異顔貌，小首，短首，低出生体重，小人症，精神発達遅延
Down	内眼角贅皮，白内障，瞼裂走行異常，眼位異常	21トリソミー，短頭，精神薄弱，低身長，先天性心疾患
Eaton-Lambert	筋無力症症候群，眼瞼下垂，眼球運動障害	四肢筋の筋力低下，腱反射の減弱，消失
Edwards	両眼隔離，内眼角贅皮，眼瞼下垂，瞼裂狭小	後頭部突出，低位耳介，足の異常，知能障害
Ehiers-Danlos	眼瞼皮膚の過伸展性，網膜色素線条（症），円錐角膜	皮膚，関節の過伸展性，コラーゲンの代謝異常
Franceschetti	（眼）瞼裂外側の下方傾斜，下眼瞼側方の欠損	遺伝性，下顎顔面異骨症，巨口，鳥様顔貌
Goldenhar	角膜の類皮腫（70%），眼瞼および虹彩欠損	難聴，耳介形成不全
Gorlin-Goltz	下眼瞼の基底細胞上皮腫，眼球突出，眼瞼下垂，斜視，白内障，緑内障，視神経欠損	広い鼻根部を有する顔貌，精神発達遅延，骨嚢胞，基底細胞上皮腫の多発
Greig	両眼隔離症，内眼角贅皮，青色強膜	高口蓋弓，上顎骨形成不全，知能障害
Guillain-Barré	外眼筋麻痺，顔面神経麻痺，兎眼，視神経炎	多発性神経炎，下肢に始まる運動麻痺
Hallermann-Streiff	先天白内障，小眼球	鳥様顔貌，オウムのくちばし様鼻
Hand-Schüller-Christian病	眼球突出（30%）	類脂質沈着症，肝脾リンパ節肥大
Hormer	眼瞼下垂，（眼）瞼裂狭小，眼球陥凹，縮瞳	頸部交感神経麻痺
Hunt	兎眼，瞬目反射消失，涙液分泌減少	外耳道帯状ヘルペス，耳鳴，めまい
Kasabach-Merritt	眼瞼，結膜，硝子体の出血	血小板減少，線溶亢進，血管腫
Kleeblutthädel	眼球突出，小眼球症，兎眼	クローバー葉状頭蓋
Klippel-Feil	眼振，外眼筋麻痺，ワニの涙現象	扁平頭蓋底，脊髄の側弯，短頸，後頭部の頭髪の生えぎわが低い
Klipel-Weber	眼球突出，牛眼，緑内障，網膜静脈瘤	片側四肢肥大，血管性母斑
Letterer-Siwe	眼球突出	尿崩症（急性組織球増殖症）
Louis-Bar	結膜，眼瞼皮膚の毛細血管拡張	運動失調，身体成長遅延
Marcus Gunn	眼瞼下垂（片側）	下顎運動（開口等）により開瞼
Meige	眼瞼痙攣	頸部後屈痙攣，口角後退
Möbius	兎眼，下眼瞼外反，外転神経麻痺	両側顔面神経麻痺，四肢奇形
multiple pterygium	内眼角贅皮，眼裂斜下，眼瞼下垂	低身長，多発性翼状皮膚，特異顔貌，関節拘縮
Peget	眼窩狭小化，視神経乳頭浮腫や萎縮	骨性獅子面，頭蓋骨変形
Parry-Romberg	眼球陥凹，眼瞼萎縮，瞼裂縮小，眼瞼下垂	片頭痛，てんかん，脳波異常，脱毛，白髪，母斑
Patau	小眼球，（両眼）隔離症，ぶどう膜欠損，白内障	心奇形，多指症，兎唇
Pierre Robin	眼球突出，先天白内障，緑内障，小眼球	口蓋裂，鳥様顔貌，骨格異常

症候群名	主な眼症状	主な眼外症状
Rochon-Duvigneaud	全眼筋麻痺，眼瞼下垂，Ⅲ・Ⅳ・Ⅵ神経障害による眼球運動障害	上眼窩裂症候群，眼窩先端部症候群
Sjögren-Larsson	両眼隔離，小眼球，水晶体偏位，先天白内障	精神薄弱，魚鱗癬，痙性麻痺
Turner	斜視，眼瞼下垂	低身長，独特の体型，種々の奇形
Waardenburg	内眼角の側方偏位，眼瞼縮小，虹彩異色	鼻梁の肥厚，難聴，白毛
Weber	動眼神経麻痺，眼瞼下垂，調節麻痺，散瞳	対側の顔面神経，片麻痺

(臼井正彦：眼症状を伴う症候群．眼科学（第2版），大鹿哲郎編，pp1556-1560，文光堂，東京，2011より一部引用)

大鹿哲郎編，pp1556-1560，文光堂，東京，2011
17) 雨宮次生：人胎児にみられた眼異常の検討．眼科 17：761-766, 1975
18) 馬嶋昭生：小眼球症とその発生病理学的分類．日眼会誌 98：1180-1200, 1994
19) Duke-Elder S: Normal and abnormal development part2: congenital deformities. System of Ophthalmology, edited by Duke-Elder S, Vol.3, pp488-493, Henry Kimpton, London, 1964
20) 酒井成身：先天性小（無）眼球症の治療．形成外科 41：139-149, 1998
21) 田中靖彦：小眼球および無眼球症．小児外科・内科 6：889-894, 1974
22) 酒井成身, 黒木信雄, 太根節直ほか：高度な小眼球症にシリコンゴム・インプラントを用い眼窩拡大を計った2症例．日眼紀 34：792-797, 1983
23) 荒堀恭子, 吉岡直人：先天性無眼球症に対する拡大機能付きdilatorの使用経験．日形会誌 30：532-538, 2010
24) 田島宏樹, 吉岡直人：先天性無眼球症に対する拡大機能付きdilatorの使用経験（第2報）；眼窩容積の経時的変化．日形会誌 32：386-394, 2012
25) Krastinova D, Kelly MB, Mihaylova M: Surgial management of the anophthalmic orbit, part 1: congenital. Plast Reconstr Surg 108: 817-826, 2001
26) Tessier P: Anatomical classification of facial, cranio-facial and latero-facial clefts. J Maxillofac Surg 4: 69-92, 1976
27) 難波雄哉：頭蓋・顎・顔面外科．pp127-148, 克誠堂出版, 東京, 1985
28) Barisic I, Odak L, Loane M, et al: Prevalence, prenatal diagnosis and clinical features of oculo-auriculo-vertebral spectrum: a registry-based study in Europe. Eur J Hum Genet 22: 1026-1033, 2014
29) Beleza-Meireles A, Clayton-Smith J, Saraiva JM, et al: Oculo-auriculo-vertebral spectrum: a review of the literature and genetic update. J Med Genet 51: 635-645, 2014
30) 小崎健次郎：Treaher症候群．新先天異常症候群アトラス（改訂第2版），梶井正ほか監, pp164-165, 南江堂, 東京, 2015
31) 大森喜太郎：アトラス頭蓋顔面骨形成術（改訂新版）．pp98-120, 金原出版, 東京, 2004

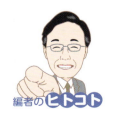

「奇形」という言葉は，患児やその家族の前では使わないようにする気配りが必要ですが，医学用語としては，これに完全に相当する別の用語がありません．本書は医師に対して情報を提供する目的で書かれていますから，正確な用語として「奇形」をそのまま使用してもらいました．

3 先天性眼瞼下垂症

大阪大学医学部形成外科
冨田興一・細川 亙

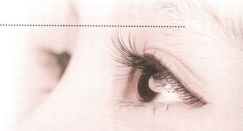

> **Point!**
> ❶ 先天性眼瞼下垂症の治療では，挙筋機能低下の程度や片側・両側性に応じて，適切な手術法および手術時期を選択することが重要である。
> ❷ 小児患者における重症度診断は，成人と異なり困難であることも多く，視診を主とした多くの情報から総合的に判断する。
> ❸ 特に片側眼瞼下垂症では両眼視機能に留意した治療を行う必要がある。

はじめに

先天性眼瞼下垂症は上眼瞼挙筋の先天的な機能低下・欠損が原因であり，腱膜性眼瞼下垂症のような挙筋機能に障害がない病態とはまったく異なる。

その治療は機能面と整容面の両方を考慮して行う必要がある。特に生後1～2歳までは両眼視機能を獲得する重要な時期であり，同時期における正面・上方視の視野障害は形態覚遮断弱視につながる可能性がある。一方で，早期の手術はその後の成長への影響を考慮して行う必要もある。したがって，先天性眼瞼下垂症の治療では挙筋機能低下の程度や片側・両側性に応じて，症例ごとに適切な手術法および手術時期を選択することが重要である。

本稿では，先天性眼瞼下垂の診断と，代表的手術法である挙筋短縮術，筋膜およびゴアテックスによる吊り上げ術について述べる。

I 診断と手術時期

1 診 断

幼少時期においては，成人で行うような診断は困難であることが多い。したがって，視診や親への問診から得られる情報が重要となる。代表的な評価項目として以下のものが挙げられる。

1) 挙筋機能の評価

5歳程度になれば，眉毛の動きを抑制した状

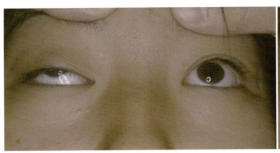

(a) 正面視　　　　　　　　　　　　　　(b) 下方視

図1 ▶ 眼瞼挙筋機能の評価
眉毛挙上の動きを制限した状態において上方視と下方視を比較し，上眼瞼の運動を確認する。

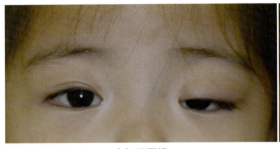 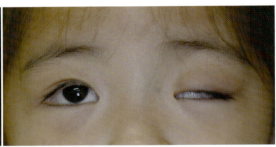

(a) 正面視　　　　　　　　　　　　　　(b) 上方視
両側とも瞳孔は遮蔽されていない。　　　　片側瞳孔が遮蔽されても下顎挙上等の動作がないので，両眼視機能の異常が疑われる。

図2 ▶ 上方視における両眼視機能の評価

態において上方視と下方視をさせて比較することで挙筋機能を評価できる（図1）。それ以下の年齢では患児の自然な動きの中で挙筋機能を観察し，ある程度の評価をするほかない。

2）両眼視の評価

この評価は術式選択において非常に重要である。両側同程度の下垂であれば，重度の下垂があっても両眼視機能が侵されることはほぼない。しかし，片側のみの瞳孔に瞼縁が被さるような片側性眼瞼下垂ではしっかりと評価しなければならない。評価の手段は視診と家族への問診であり，患側眼の瞳孔に瞼が被さることを患児が気にするかどうかを確認する。上方視の際に眼球が上転し，瞼縁で瞳孔が隠れる状態になっても患児が気にしないようだと，患側眼か

らの視覚情報を使っていないことが疑われる（図2）。逆に，その際に顎を挙上して瞳孔がふさがらないようにする（顔そのものを上に向ける）ような動作をすれば，両眼視を行っている証左になる。聞き分けのない子どもであっても，診察室で5～10分程度，上方視する際の動きを観察しているとほぼ評価できる。また，日常生活の中で両親等にその点を観察させて報告させるのもよい。

3）眉毛挙上の評価

眉毛挙上については，眉毛の部位別（耳側，鼻側，中央）にどの程度動くかを評価するのが有意義である。この情報は，吊り上げ術の適応や吊り上げ術時の眉毛上切開の位置にも影響を与える。しかし，聞き分けのない幼少児での評

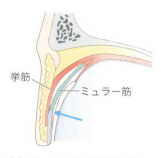
(a) ミュラー筋-結膜間に局所麻酔薬を注入する。

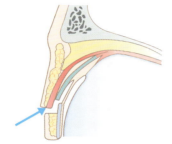
(b) 挙筋・ミュラー筋複合体と結膜との間を剥離する。

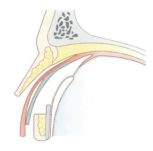
(c) 挙筋・ミュラー筋複合体と眼輪筋-眼窩隔膜との間を剥離する。

図3 ▶ 上眼瞼挙筋短縮術における眼瞼挙筋の剖出

価はなかなか困難である。

4）病歴（既往の手術）

重度の先天性眼瞼下垂症では乳児期にすでに手術を受けていることが少なくない。挙筋短縮術と吊り上げ術の別，吊り上げ術の場合には吊り上げ材料の別，また，眼科と形成外科の別などにより既往手術を評価して術式選択の判断材料にする必要がある。

5）特殊な先天性眼瞼下垂

症候群性のものなど特殊な先天性眼瞼下垂を診断することも重要であるが、これらについて本稿では簡単に説明するに留め，詳細は本書別稿〔「2．胎生発生と先天性疾患（眼瞼下垂症を除く）」〕に譲る。

（1）Marcus Gunn 現象

開咬運動や嚥下時に下垂した患側眼瞼が挙上する現象で，通常思春期ころに異常に気付かれることが多い。眼瞼挙筋を支配する動眼神経と，咀嚼筋を支配する三叉神経の過誤支配によるなどの説がある。

（2）先天性動眼神経麻痺

胎生期や出産時に動眼神経麻痺を生じることが原因とされている。眼瞼下垂のほか，外眼筋麻痺による眼球運動障害，斜視を呈する。

（3）blepharophimosis（瞼裂狭小症）

眼瞼下垂のほかに，瞼裂の狭小，逆内眼角贅皮の症状を有する症候群である。blepharo は眼瞼を意味し，phimosis は包茎を意味する語であり，いかにも瞼裂周囲の皮膚が過剰であるかのようなネーミングであるが，むしろ皮膚の不足がこの疾患の本態である。

2 手術時期

片側性眼瞼下垂においては，両眼視機能の障害が発生することを防止するのが最重要となる[1]。代償性の眉毛挙上を認めないものや，経過観察中に両眼視機能が消失するような症例においてはなるべく早期の手術を行う必要がある。その時期としては，遅くとも両眼視機能の発達が著しい1歳半〜2歳ころまでに行うことが好ましいと考えられている。

一方で，両側眼瞼下垂症例においては両眼視機能は維持されることが多いため，早期の手術を必要とすることは少ない。

II 術式の選択と基本手技

1 上眼瞼挙筋短縮術

1）適応と特徴

上眼瞼挙筋機能の存在が認められる先天性眼瞼下垂症が本術式の適応となる。本術式においては，眉毛の運動性や視力の有無に上眼瞼の動

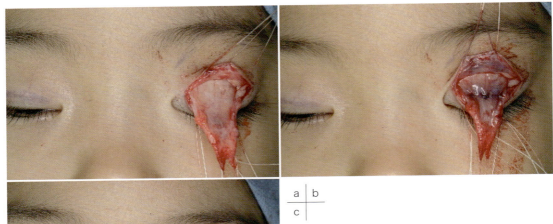

(a) lateral horn と medial horn の切離を行い，挙筋・ミュラー筋複合体を引き出す。
(b) 挙筋・ミュラー筋複合体を短縮し，瞼板上に固定する。
(c) 上眼瞼縁が瞳孔の上縁を越えない程度の短縮量とする。

図4 ▶ 眼瞼挙筋の引き出しと固定

きがあまり影響されず，また生理的な方向への挙上となるため上眼瞼運動が自然であることが利点である。一方で，挙筋運動量自体は変化しないことが最も大きな欠点である。また，過矯正に起因する高度の兎眼による角膜損傷の危険性や，下方視において lid lag が生じることが欠点である。

2）手術手技の実際

　健側に重瞼線を有する場合の皮膚切開は，健側よりもやや瞼縁に近い高さに置く。左右での挙筋機能の差に基づき，まったく同じ高さに置くと術後の患側重瞼が健側に比べて幅広くなりがちである。健側に重瞼線がない場合は，瞼縁に近い位置に皮膚切開を置く。まず，上眼瞼結膜側から瞼板頭側のミュラー筋と結膜の間に局所麻酔薬（全身麻酔では生理食塩水で可）を注入し，その層を hydrodissection しておく（図3-a）。皮膚切開から瞼板に達し，瞼板前組織を瞼板から頭側に剥離・挙上する。瞼板上縁に達したらミュラー筋の瞼板上端への停止部を離断し，さらに hydrodissection したミュラー筋と眼瞼結膜の間の層を頭側に剥離していく（図3-b）。続いて挙筋・ミュラー筋複合体と眼輪筋-眼窩隔膜の間を剥離する（図3-c）。これら複合体両面の剥離操作は交互に少しずつ進めていくが，その際には，瞼縁，皮膚切開頭側皮膚縁，挙筋・ミュラー筋複合体前縁の3カ所にそれぞれ2本ずつ牽引糸をかけておくと操作が容易になる。

　眼窩隔膜に到達した時点で複合体を内側・外側へ引きながら，それぞれ lateral horn と medial horn の切離を行う。この操作により複合体の可動性が格段に高まり，さらなる剥離操作が可能となる（図4-a）。複合体の瞼板への固定は 6-0 モノフィラメント吸収糸またはナイロン糸を用いて，瞼板の頭側1/3の位置におい

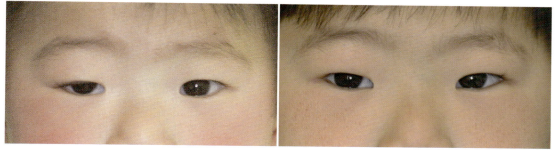

(a) 術前所見　　　　　　　　　　　　　　　　(b) 術後1年の所見

図5 ▶【症例①】1歳8カ月，男児，右先天性眼瞼下垂（挙筋短縮術）

て水平マットレス縫合を3針程度行う（図4-b）。局所麻酔下での固定位置（短縮量）は，仮止めと患者による開閉瞼を繰り返しながら決める。全身麻酔下では，瞳孔と角膜上縁の間に瞼縁がくる程度に短縮する（図4-c）。皮膚縫合は6-0または7-0ナイロン糸による単結節縫合で行うが，重瞼を作成する場合は瞼板上に固定した挙筋筋膜の先端を拾いながら縫合する。

この術式では，ミュラー筋は部分的にあるいは全部切除される。著者らは，ミュラー筋を残す術式を試みて比較したこともあるが，結果に差はないと考えている。

3）症　例

【症例①】1歳8カ月，男児，右先天性眼瞼下垂

下垂の程度は中等度で挙筋機能が存在すると判断し，挙筋短縮術を施行した。術後1年目において，下方視でのlid lagは存在するものの，正面視での開瞼幅は左右対称となった。閉瞼障害による角膜障害も認めていない（図5）。

4）術後合併症回避のための注意点

（1）結膜脱

挙筋の短縮量が20mmというような量になれば，眼瞼結膜にかなりの相対的な余剰を生じる。この余剰結膜が術後に上眼瞼縁から下垂して，角膜にかかるようなことも起こり得る。術中に結膜を切除するか，結膜が下垂しないように複合体と結膜を縫合しておけば予防策になる。

（2）過矯正による高度の兎眼

挙筋短縮術で最も問題となるのが，術後の高度の兎眼に起因する角膜障害である。軽度の兎眼であれば，動眼神経麻痺症例を除き，閉瞼時にはベル現象により眼球が上転するために角膜障害を来たすことは少ない。一方で，術後早期はやや過矯正ぎみとなることから注意を要し，就寝時には眼軟膏の使用を指導する。また眼科医による定期的な診察も望ましい。

（3）睫毛内反

瞼板を含む眼瞼後葉のみが上方へ引き上げられれば，睫毛や上眼瞼皮膚を含む前葉組織が取り残される形となり，睫毛内反を来たすことがある。その予防策としては，術中に重瞼術等の眼瞼内反症手術を施しておくことである。

（4）低矯正，左右差

本術式は挙筋機能を増幅させるわけではない，いわゆる静的手術である。前述した高度の兎眼を防ごうとすれば短縮できる量には限界があり，挙筋機能の程度によっては正面視での低矯正はやむを得ないこともある。

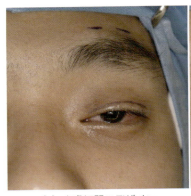
(a) 皮膚切開のデザイン

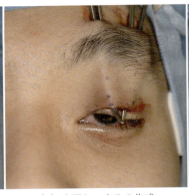
(b) 皮下トンネルの作成

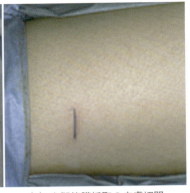
(c) 大腿筋膜採取の皮膚切開

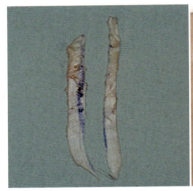
(d) 移植筋膜の作成

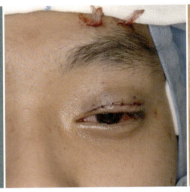
(e) 筋膜を皮下トンネルに通し瞼板に固定して眼瞼皮膚を縫合したところ

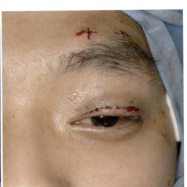
(f) 手術終了時の状態

図6 ▶ 大腿筋膜による吊り上げ術

2 筋膜移植による吊り上げ術

1) 適応と特徴

　眼瞼挙筋機能が欠如，または高度に低下している症例が本術式の適応となる。本術式においては，大きな可動域を有する前頭筋を力源とすることで上眼瞼の可動性を得ることができるのが最大の利点である。また両側例においては，左右が同じ力源で挙上されるために片側例に比べて左右対称な動きが得られやすい。一方で，前頭筋方向への動きのために挙筋短縮術に比べて動きが不自然であること，両眼視機能が悪く代償性眉毛挙上が欠如している症例では治療効果が得られにくいことなどが欠点として挙げられる。

　およそ10歳以下程度では全身麻酔下で，それ以上では局所麻酔下での手術としている。

2) 手術手技の実際

　本術式では，眉毛挙上による開瞼となり重瞼幅が広くなりがちである。したがって重瞼を作成する場合，眼瞼の皮膚切開は健側重瞼位置より低い位置に置く。まず，眼瞼皮膚と瞼板前組織を切開して瞼板前面に至る。次に眉毛上縁に5 mm程度の皮膚切開を2カ所行う(図6-a)が，この2カ所は術前に調べておいた眉毛の動きの大きい部位を参考にして決める。2カ所の眉毛上縁の小切開からそれぞれモスキートを刺入

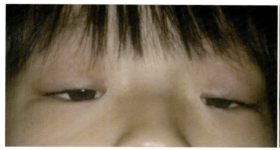
(a) 術前所見

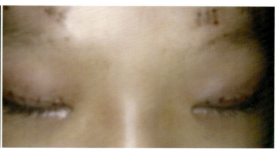
(b) 吊り上げ術終了時の所見
完全に閉瞼した状態で筋膜移植術を終了した。

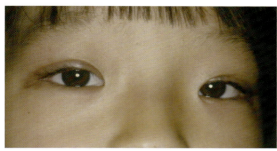
(c) 術後1年の所見（正面視）

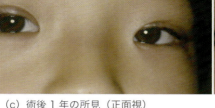
(d) 術後1年の所見（閉瞼）

図7 ▶ 重度の両側性眼瞼下垂例（4歳，男児）

し，瞼板上縁に至るトンネルを作成するが，その際に極力剥離操作をせず細いトンネルとする（図6-b）。剥離は筋膜を通すうえで不要な操作である。

大腿外側に約2cmの縦または横切開を1カ所加え（図6-c），1眼あたり幅5mm，長さ4〜5cmの大腿筋膜を採取する。これを幅約2.5mmに分割して移植を行う（図6-d）。先に作成しておいたトンネル内に筋膜を通し，筋膜を瞼板に6-0モノフィラメント吸収糸または透明ナイロン糸にて縫合固定する。筋膜の先端は重瞼作成のために少し長めに残しておく。瞼板上の頭尾側方向の固定位置は，頭側にするほど開瞼時における瞼板の浮き上がりが少なくなる反面，睫毛内反が生じやすい傾向にある。また，内・外側方向の固定位置は吊り目・垂れ目の形態に影響することを考慮する必要がある。重瞼を作成する場合は瞼縁側の眼輪筋と筋膜の先端を縫合する。

眼瞼の皮膚縫合を行った後，眉毛上切開創から筋膜を牽引することで眼瞼の形態を確認する（図6-e）。術前における眉毛の運動量や下垂の程度に応じて調整を行う。望ましい眼瞼の形態と位置が決まれば，眉毛上切開の部位において筋膜を真皮に挟み込む状態で真皮縫合と皮膚縫合を行う（図6-f）。眉毛の動きが極めて良好でかつ両眼視機能に問題のない患者であれば，ちょうど閉瞼した状態で筋膜を固定してもよい。この場合，完全な閉瞼と開瞼が得られlid lagもない術後となる（図7）。

3）症 例

【症例②】16歳，女性，右先天性眼瞼下垂

挙筋機能は乏しいが，両眼視機能を認めたため，大腿筋膜による吊り上げ術を施行した。術

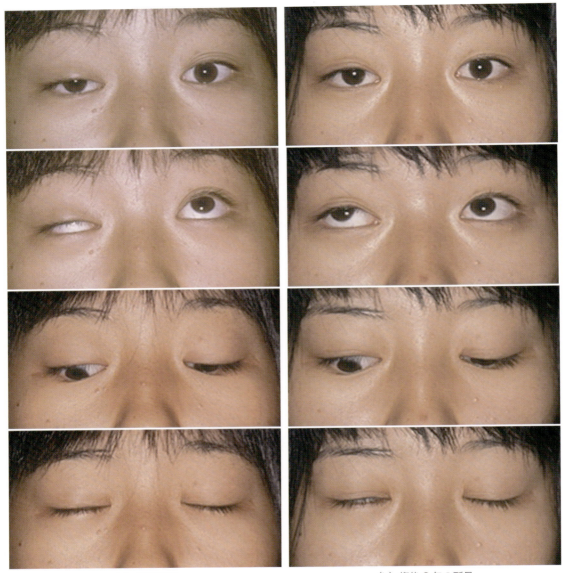

(a) 術前所見　　　　　　　　　　　　(b) 術後2年の所見

図8 ▶【症例②】16歳，女性，右先天性眼瞼下垂（筋膜移植による吊り上げ術）
上段より正面視，上方視，下方視，閉瞼

後2年において正面視での開瞼幅の改善を認める。下方視でのlid lagを認めるものの，閉瞼はほぼ可能で角膜障害も認めていない（図8）。

【症例③】19歳，男性，両側先天性眼瞼下垂
挙筋機能を認めなかったが，両側性であったが故に両眼視機能障害はなく，無治療での受診となった。大腿筋膜による吊り上げ術を施行し，術後7カ月において正面視，上方視での開瞼幅の改善を認める。lid lagは認めるが，閉瞼は可能で動きの不自然さは少ない（図9）。

4) 術後合併症回避のための注意点

基本的には挙筋短縮術と同様である。

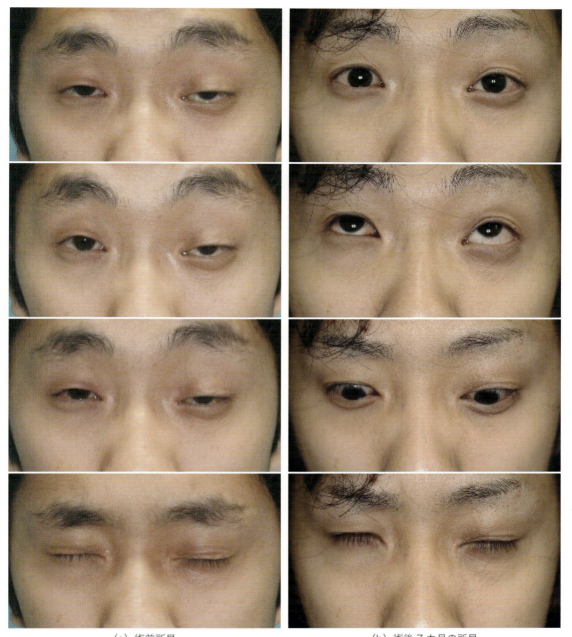

(a) 術前所見　　　　　　　　　　　　　　(b) 術後7カ月の所見
図9 ▶【症例③】19歳，男性，両側先天性眼瞼下垂（筋膜移植による吊り上げ術）
上段より正面視，上方視，下方視，閉瞼

（1）筋膜の収縮

　筋膜吊り上げ術では術後に筋膜の収縮による眼瞼の挙上が必発とする説[2]もあるようだが，われわれの術式では手術終了時点からの変化はほぼない。おそらく収縮は移植筋膜そのものではなく，皮下トンネルの拘縮によるものと考えられ，筋膜とトンネルを細くして皮下への侵襲を最小限に抑えるわれわれの術式ではほとんど

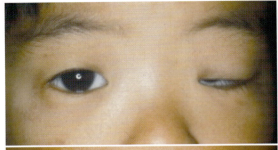
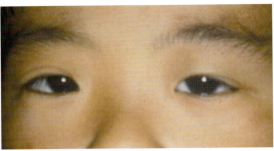
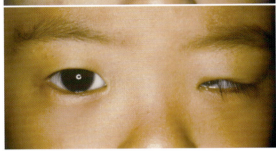

|a|b|
|c| |

(a) 術前所見
(b, c) 術後10カ月の所見
　左眉毛を挙げるように指示すれば良好に開瞼する。両眼視機能がないため平素眼瞼は挙がっていない。
図10 ▶ 重度の片側性眼瞼下垂例（2歳，男児）

起こらないものと考えられる。

　(2) 眉毛上瘢痕の凹み

　筋膜を眉毛上の真皮としっかり癒着させれば，瘢痕の凹みが生じやすい。しかし，それを避けるために真皮ではなく前頭筋と癒着させるに留めれば，固定は不十分となりやすい。固定が不十分となるよりも，この凹みについては容認し，その後の瘢痕修正により解消すべきものと考える。

　(3) static suspension

　本来の筋膜吊り上げ術は，dynamic suspensionを目指したものである。前頭筋の動きを眼瞼に伝えるために，前頭筋の作用点である眉毛皮膚と瞼板との間に伸び縮みしない筋膜を間置し，眉毛が1cm動けば眼瞼も1cm動くようになるというコンセプトである。もしも眉毛を動かさなければstatic suspensionとなり，筋膜吊り上げ術の最も大きな利点が失われることになる。そういう意味で，dynamic suspensionを目指した手術がstatic suspensionの結果に終われば，これも合併症の1つといえる

であろう（図10）。

　術前の両眼視機能評価，眉毛の随意的な動き等のしっかりとした観察評価が，この合併症を避けるためには必須である。

3 ゴアテックスによる吊り上げ術

　人工物であるゴアテックスを用いた吊り上げ術も行われており，ゴアテックスシートは製品化されている。ゴアテックスは生体親和性の高い材料ではあるが，異物反応や感染を完全には回避できない。眼瞼吊り上げ術後の遅発性の異物反応や感染による摘出例が報告されており[3]，術後長期間の安定性が求められる小児に対する使用は勧められない。成人に使用する場合も，定期的な診察と，異物反応や感染に対する適切な処置が必要である。

=== 文献 ===

1) 栗谷忍：弱視の治療基準. 眼科プラクティス35；弱視診療の実際, 丸尾敏夫編, pp44-45, 文光堂, 東京, 1998

2) Matsuo K, Yuzuriha S: Frontalis suspension with fascia lata for severe congenital blepharoptosis using enhanced involuntary reflex contraction of the frontalis muscle. J Plast Reconstr Aesthet Surg 62: 480-487, 2009

3) Ben Simon GJ, Macedo AA, Schwarcz RM, et al: Frontalis suspension for upper eyelid ptosis: evaluation of different surgical designs and suture material. Am J Ophthalmol 140: 877-885, 2005

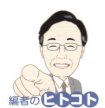

編者の ヒトコト

私の筋膜吊り上げ手術では，術後の縮みで吊り上がるということはほぼ起こりません。それどころか，幼少児に筋膜吊り上げ手術をして，成長につれて兎眼になってくる例さえもありません。筋膜が成長するのかどうか，興味あるところです。

4 後天性眼瞼下垂症

兵庫医科大学形成外科
垣淵正男

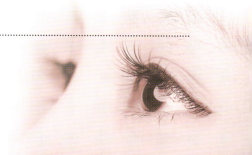

Point!

1. 後天性の眼瞼下垂症にはさまざまな病態があり，それらに応じた手術適応の判断と術式の選択が重要である。
2. 治療方針の決定には上眼瞼挙筋，眼輪筋，ミュラー筋，前頭筋の機能評価のほか，眼瞼のその他の組織，眼窩および眼窩内容の状態の把握が重要であるが，整容的な患者の要望を加味することも必要である。
3. 多様な術式が提案されているが，低侵襲であること，視機能に障害を来たさないこと，長期的な結果が良好であることなどが望ましい。
4. 術中に坐位で上眼瞼の形態や開閉瞼の状態を確認することが勧められる。

はじめに

　後天性眼瞼下垂症にはさまざまな疾患が含まれる。よく遭遇するのは，加齢等による退行性眼瞼下垂である腱膜性眼瞼下垂や上眼瞼皮膚弛緩症であるが，重症筋無力症，筋ジストロフィー等の神経筋疾患，特発性または脳血管障害や頭蓋内損傷による動眼神経麻痺等の神経麻痺，外傷等による挙筋腱膜の断裂や弛緩のほかに，眼窩骨折による眼球陥凹や，顔面神経麻痺に伴う眉毛下垂等のように眼瞼以外の要因によるものもある（**表1**）。

　したがって，眼瞼下垂の原因について診断をつけたうえで治療方針を決定する必要があるが，同じ病態であっても眼瞼皮膚，眼輪筋，挙筋腱膜，ミュラー筋，皮下・眼輪筋下・眼窩脂肪等の眼瞼内の組織や，前頭筋，眼窩，眼球等の近隣の組織の状態はさまざまである。また，主に整容的な観点から患者の要望も考慮に入れる必要があるため，治療方法は個々の症例ごとに総合的に判断することになる。

　眼瞼下垂に対する手術には多くの方法がある[1)～3)]が，各人がそれぞれの環境で学んで慣

表1 後天性眼瞼下垂症の原因

1. 腱膜性（ミュラー筋の変性も含む）	4. 外傷, 炎症, 変性
(a) 退行性（老人性）眼瞼下垂 　①加齢による挙筋腱膜の弛緩 　②ミュラー筋の変性（菲薄化） (b) 物理的刺激による腱膜性眼瞼下垂 　①コンタクトレンズの長期装用 　②眼科医手術時の開瞼器	(a) 直達外力による腱膜の断裂 (b) 腫脹による腱膜の弛緩 (c) 薬剤性眼瞼下垂 　副腎皮質ホルモン薬など
2. 筋原性（主に筋肉の変性, 筋力低下によるもの）	**5. その他の疾患**
(a) 重症筋無力症 (b) 眼筋ミオパチー 　①慢性進行性外眼筋麻痺（カーンズ・セイヤー症候群） 　②ミトコンドリア脳筋症 (c) 筋緊張性（強直性）ジストロフィー	(a) 眼瞼の異常 　①上眼瞼皮膚弛緩 　②眼瞼痙攣 　③眼瞼腫脹・浮腫 (b) 眼球・眼窩の異常 　①眼球癆 　②眼球陥凹 　③眼窩腫瘍 (c) 甲状腺機能低下症 (d) 顔面神経麻痺 　①眉毛下垂 　②眼輪筋の拘縮 (e) 外眼筋の異常 　下斜視
3. 神経原性（主に神経麻痺によるもの）	
(a) 動眼神経麻痺 　特発性, 脳血管障害, 頭蓋内損傷, Fisher症候群（全外眼筋麻痺）など (b) 交感神経麻痺 　Horner症候群	

れ親しんだ方法を土台にして，低侵襲で合併症が少なく，安定した成績を得られる方法を模索することが必要である。

I 後天性眼瞼下垂症の診断

1 問 診

まず，自覚症状をよく聞く。本人の訴えがなく，眼科での診察や検査のたびに眼瞼を挙上されて下垂を指摘されるという症例もあるが，「瞼が重い」「開きにくい」という訴えが多い。そのような症状が一日の後半に強くなるのは初期の腱膜性下垂に多いが，重症筋無力症の日内変動である場合もある[4]。眼痛や異物感および流涙が眼瞼痙攣の症状であることもある。眼瞼以外の症状として，頭痛や肩凝りは必ずしも眼瞼下垂とは関連がないが，腱膜性下垂によく見られる訴えではある。嚥下障害や全身の筋力低下，全身倦怠感等も神経筋疾患に関連する場合がある。

次に，発症時期の確認を慎重に行う。先天性眼瞼下垂であっても患者本人の自覚がなかったり，幼少時に手術を受けたことを知らされていなかったりすることがある。

最後に，問診票の記載以外に，発症の原因となり得る疾患や習慣を確認する。前述の重症筋無力症等の神経筋疾患のほか，全身倦怠感等の甲状腺機能低下症の症状，コンタクトレンズ装用歴，眼瞼の手術や開瞼器を用いるような眼科手術，眼周囲の外傷や炎症性疾患の既往，皮膚炎等で目を擦る習慣などについて質問する（表2）。

2 視 診

まず，顔面，特に眼周囲の瘢痕，表情の緊張低下や過緊張，眉毛の位置や動き，顎上げや斜頸等の頭位変化などを観察する。外傷や手術による瘢痕は年月を経るとほとんど目立たなくなることがあり，幼少時の手術を本人が記憶していないこともある。術中に初めて手術歴が判明することもあるため，問診の内容や症状を勘案

表2 ▶ 眼瞼下垂の診断

1. 問 診
    (a) 自覚症状
        ①眼痛, 流涙：眼瞼痙攣
        ②頭痛, 肩凝り：腱膜性下垂, 上眼瞼皮膚弛緩
    (b) 発症時期の確認：先天性の可能性の有無
    (c) 発症の原因となり得る疾患, 病歴など
        ①下垂の日内変動：腱膜性下垂, 眼筋型重症筋無力症
        ②複視：眼筋型重症筋無力症, 眼窩内病変
        ③筋力低下, 嚥下障害：全身型重症筋無力症
        ④コンタクトレンズ装用歴：ハードかソフトか
        ⑤眼科手術歴：開瞼器の装着の有無, 手術時間, 術後の腫脹の程度
        ⑥眼周囲の外傷や炎症性疾患
        ⑦皮膚炎や結膜炎などで目を擦る習慣
2. 視 診
    (a) 顔貌
        ①左右差
        ②表情の緊張低下や過緊張
        ③瞬目の回数や眉間のシワ
        ④顎挙げや斜頸などの頭位変化
    (b) 瞼裂の形態
        ①瞼縁と瞳孔・虹彩縁の位置関係（MRDの計測）
        ②左右差
        ③上方視で挙筋機能の評価（眉毛を固定, 余剰皮膚の把持）
        ④眉毛挙上の有無
        ⑤眼球位置（上下, 突出と陥凹）
        ⑥眼位：眼球運動障害, 斜視
        ⑦下方視で上方視と合わせて, 挙筋機能の評価, 眼瞼おくれ（lid lag）の評価
    (c) 口周囲
        ①ジストニア
        ②病的共同運動, 拘縮
    (d) 頸部
        ジストニア, 拘縮
3. 検 査
    (a) 血液検査
        ①血球
        ②生化学
        ③甲状腺機能
        ④抗アセチルコリンレセプター抗体（AchR）検査（眼筋型重症筋無力症の半数は陰性）
    (b) 生理的検査
        ①テンシロンテスト（抗コリンエステラーゼ剤の静注）
        ②フェニレフリン点眼試験（交感神経作動薬：$α_1$）
        ③アイステスト（低温でコリンエステラーゼの作用抑制）
    (c) 画像検査
        胸部CT・MRI（胸腺腫検索）

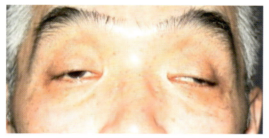

図1 ▶ 慢性進行性外眼筋麻痺
眼周囲の緊張低下を伴う眼瞼下垂を認める。

してよく観察する。神経筋疾患の一部は緊張が失われて表情に乏しく（図1），顔面神経麻痺の後遺症や眼瞼痙攣ではその逆に口角の挙上や眉間のシワ等眼周囲の筋緊張がある（図2）。眼瞼下垂に伴う顎上げはよく見られる頭位である。開瞼時の眉毛挙上は眼瞼下垂でよく見られ（図3），前頭筋が弛緩した顔面神経麻痺では眉毛下垂が見られる。眼瞼痙攣では眉毛が下垂気味で眉間のシワが目立ち，瞬目の回数が多いなどの特徴がある。

次に瞼裂の形態や上眼瞼の動きを観察する。正面視（第1眼位）での瞼縁と虹彩中央（瞳孔）との距離はmargin reflex distance（MRD）と呼ばれ，眼瞼下垂の程度の目安となる。上方視と下方視での上眼瞼縁の位置も観察する。挙筋機能の正確な評価のために，眉毛を指などで固定して開瞼させる。挙筋機能は，上方視と下方視における瞼縁の移動距離で推測できる。特に挙筋機能の保たれた片側性腱膜性下垂では，上方視での患側の下垂量と同程度の眼瞼おくれ（lid lag）が健側で観察される。上眼瞼皮膚弛緩によって瞼縁が隠れている場合は余剰皮膚をつまみ上げて確認するが，前方に皮膚を引っ張ると瞼裂が開大するので注意する。

眼球陥凹や眼球位置の上方移動および眼球陥

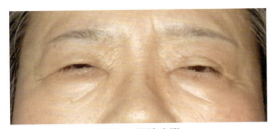

図2 ▶ 眼瞼痙攣
眼周囲の緊張亢進および眉間のシワを認める。

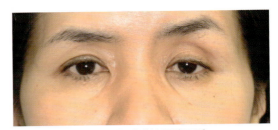

図3 ▶ 左腱膜性眼瞼下垂
左眼瞼下垂に加えて，眉毛挙上および上眼瞼の陥凹を認める。

表3 インフォームドコンセント

1. 眼瞼の症状
    術後に眼球の異物感，眼瞼の違和感や突っ張り感が感じられることがあるが，一時的であることが多い。
2. 眼球の症状
    閉瞼不全や角膜障害による疼痛や眼脂，流涙が生じることがあるが，一時的であることが多い。
3. 重瞼線の出現や消失および変化
    皮膚および眼輪筋切除によって自然に重瞼となる場合があること，現在の重瞼線がなくなったり，形態が変わったりすること，ある程度の左右差はやむを得ない。
4. 眼瞼の腫脹
    術後の眼瞼の腫脹についても術式による影響や個人差から6カ月程度続くこともある。
5. 再手術
    一定の頻度で必要となり，初回手術以上の費用がかかる場合もある。

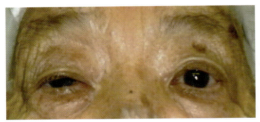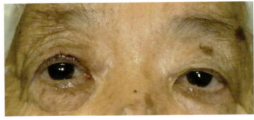

図4 ▶ ヘリング現象
右眼の挙筋前転による左眼の下垂。

凹により見かけ上の眼瞼下垂となる。まれに眼窩内腫瘍や甲状腺眼症等の疾患がなくても特発性の眼球突出を呈する場合もある。

瞳孔径の左右差や散瞳等の瞳孔の異常，また斜視等の眼位の異常や眼球運動障害があれば，斜視や神経眼科の専門医の対診を仰ぐ。

口周囲には，眼瞼と口腔咽頭のジストニアであるMeige症候群による不随意運動や陳旧性顔面神経麻痺の病的共同運動や拘縮が現れる。

頸部には，顔面神経麻痺の後遺症である広頸筋の拘縮によってひだが生じることがある。

3 検査

生理的検査や血液検査では，甲状腺機能低下症や重症筋無力症等を除外するための検査が多いが，いずれの検査も偽陰性または偽陽性の頻度を考慮して診断に利用し，臨床症状等との総合的な判断が必要である。画像検査は，眼球突

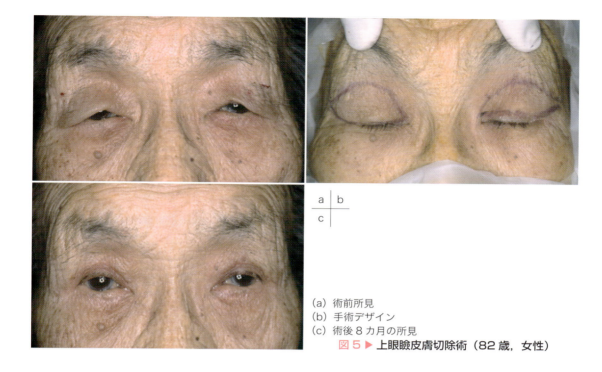

(a) 術前所見
(b) 手術デザイン
(c) 術後8カ月の所見

図5 ▶ 上眼瞼皮膚切除術（82歳，女性）

出や眼周囲の膨隆・腫脹を伴う場合には必須であるが，腫瘍性病変の確定診断は生検による。

血液検査については，外傷や加齢，コンタクトレンズ装用，開瞼器を用いた眼科手術等の有力な要因がない場合には甲状腺ホルモン検査（T_3，T_4，TSH）を行った方がよいが，全例に行うことは保険請求上の問題も生じ得る。テンシロンテスト（抗コリンエステラーゼ剤の静注）はよく知られた検査であるが，他の検査でも代用できる。フェニレフリン点眼試験（交感神経作動薬：$α_1$）は，ミュラー筋および交感神経の機能検査である。抗アセチルコリンレセプター抗体（AchR）検査は，特異性は高い（偽陽性が少ない）が眼筋型重症筋無力症の半数は陰性とされるので，注意が必要である。アイステストは，低温でコリンエステラーゼの作用が抑制されることを利用した検査である。簡便で感度が高い（偽陰性が少ない）ため[4]，眼瞼下垂に複視や日内変動を伴う患者等には行うべきである。

画像検査は眼窩や頭蓋，副鼻腔の腫瘍性病変や炎症，眼球や眼窩の変形や位置異常，重症筋無力症に伴う胸腺腫等が疑われた場合に行う。眼窩CTは眼窩形態の確認および眼窩内容のスクリーニングに用いられる。眼窩内腫瘍や軟部組織の異常が疑われればMRIを撮影する。頭部や副鼻腔のCT・MRIも同様の目的で撮影されるが，これらは同時に撮影可能である。眼瞼・眼窩疾患で胸部CT・MRIを撮影するのは胸腺腫の検索に限られる。

II インフォームドコンセント

眼瞼手術後は機能的な問題のほかに整容的な訴えが生じる可能性があるため，手術前の説明には注意が必要である。

機能的な問題としては，術後に，腱膜前転等による開瞼時の違和感，過矯正による閉瞼不全

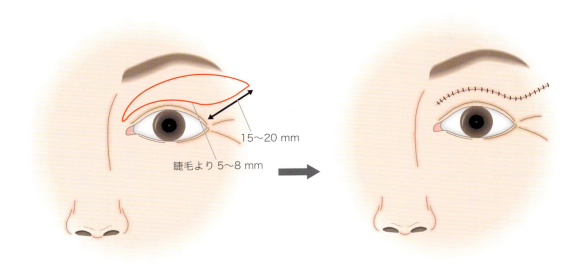

図6 ▶ 上眼瞼皮膚切除術のデザイン

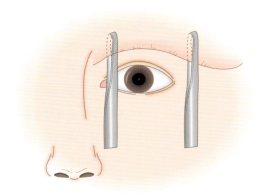

図7 ▶ 余剰皮膚切除量の決定

や瞼板の変形等による角膜障害に起因する眼痛・異物感・眼脂，瞼裂の開大や内眼角部の形態変化等による流涙等が発生する可能性がある．

整容的な問題としては，瞼裂の輪郭の不整や左右差，重瞼の消失や形態および左右差に対する不満などがある．皮膚および眼輪筋切除によって自然に重瞼となる場合があること，現在の重瞼線がなくなったり，形態が変わったりすること，ある程度の左右差はやむを得ないことなどを確認しておく．保険診療においては，重瞼線に関する細かい注文や形態に対する過度な要求に応える必要はないが，患者の要望に配慮する姿勢は術後のクレーム回避のためにも必要と思われる．

術後の腫脹についても，術式による影響や個人差から6カ月程度続くこともあることを説明しておく．

不幸にして再手術が必要になった場合には，費用の割引などはないことや，初回手術以上の費用がかかる場合もあることを説明しておく（**表3**）．

III 各疾患の治療方針

1 上眼瞼皮膚弛緩症

一般的な瞼縁での上眼瞼皮膚切除術や眉毛下皮膚切除術が適応となるが，重瞼術のみでもある程度の効果が得られるので，症例によっては検討することがある．

眼瞼皮膚は頭側で厚く，瞼縁に向かって薄くなるため，眉毛下皮膚切除は腫れぼったい眼瞼

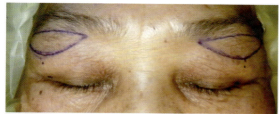
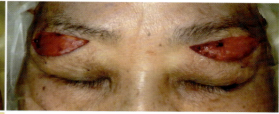
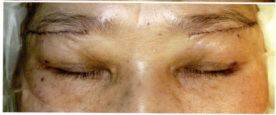

(a) 手術デザイン
(b) 皮膚切除時の所見
(c) 手術終了時の所見

図8 ▶ 眉毛下皮膚切除術（71歳，女性）

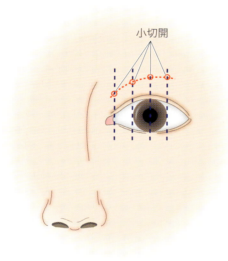
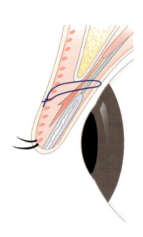
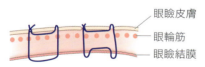

図9 ▶ 埋没縫合法による重瞼術

に有効とされるが，術後の瘢痕が瞼縁より目立つことや，術後瘢痕が目立つため皮膚切開線を内側に延長しにくいこと，内側にシワができる場合があること，挙筋前転術・眼輪筋切除術等を同時に行いにくいことなどが欠点とされる．

上眼瞼皮膚弛緩が顕著な症例では併存する腱膜性下垂がわかりにくいことも多いので，挙筋前転術の追加は常に考慮する必要がある．余剰皮膚をつまんだりすることで術前にある程度の評価は可能であるが，術中に皮膚切除が終わった状態で坐位として左右の瞼裂を確認するのが望ましい．挙筋機能に左右差があると皮膚切除術後に顕在化するので，術前はもちろん術中にも確認して術式を変更する．

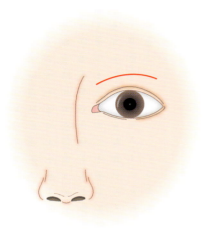

(a) 重瞼線のデザイン

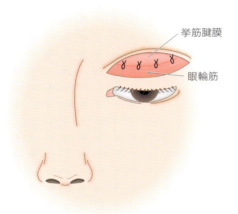

挙筋腱膜
眼輪筋

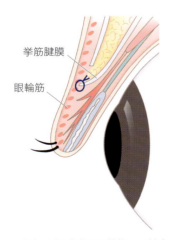

挙筋腱膜
眼輪筋

(b) 挙筋腱膜の眼輪筋への縫合

図10 ▶ 切開法による重瞼術

2 腱膜性眼瞼下垂

いわゆる挙筋短縮術が行われるが，通常は挙筋腱膜やミュラー筋を介して上眼瞼挙筋を本来の位置まで前転する。ただし，後天性と思われても挙筋機能が低下している症例もあるため，挙筋腱膜やミュラー筋を切除して実際に短縮することもある。

眼輪筋や眼窩脂肪および眼輪筋下脂肪等の切除を同時に行う場合は控えめにしないと，術後に余分な重瞼線等の変形を生じることがある。

挙筋機能が顕著に低下している症例には，先天性眼瞼下垂と同様に吊り上げ術が適応となるが，上直筋の機能低下も同時に存在する場合があり，術後の角膜障害の一因となる。閉瞼と同時に眼球が上転するベル現象は確認しておく。

片眼のみを手術する場合は，健側にも軽度の眼瞼下垂が存在したり，ヘリング現象（Hering's law）によって術後に下垂を生じたりすることがあるので（図4），過矯正に見える場合があり，対側の手術を追加する可能性があることを説明しておく。

3 動眼神経麻痺

完全麻痺例は高度の眼瞼下垂と眼球の外転位での固定であり，その他に眼瞼挙筋および外眼筋がさまざまな程度に麻痺を呈する。外転神経麻痺の併存もあり得る。

吊り上げ術が適応となることが多いが，挙筋機能が残存している場合は挙筋短縮術も選択肢となる。いずれの方法でも術後の兎眼は必発であり，ベル現象が失われていることが多いため，乾燥性角膜障害が起こりやすい。保存的治療で改善しなければ，挙上量を減らすなどの再手術が必要となるので，挙筋短縮術においては余剰の腱膜を残し，吊り上げ術にはゴアテックスを用いて再手術に備える。

表4 挙筋短縮術のバリエーション
1. 前転する組織
   (a) 挙筋腱膜
      ・前葉
      ・後葉
   (b) 眼窩隔膜
   (c) ミュラー筋
   (d) 瞼結膜
2. 固定部位
   (a) 瞼板上縁
   (b) 瞼板前面
   (c) 瞼板前の腱膜（後葉）
   (d) 眼輪筋

併存する種々の程度の眼球運動障害によって，ベル現象が消失または不十分であるため，兎眼による角膜障害を来たしやすい。

不全麻痺であれば挙筋短縮術が適応となる場合もあるが，多くの場合は前頭筋吊り上げ術が行われる。ただし，前頭筋による眉毛挙上も障害されている場合は適応外である。

角膜障害が保存的に克服できない場合に吊り上げを解除できるように，抜去可能なゴアテックス等の人工物を用いるのが無難である。

4 筋ジストロフィー，重症筋無力症，ミトコンドリア脳筋症等の神経筋疾患

症例によって病状はさまざまであるが，一般的に挙筋機能が高度に障害されていたり，障害が進行することが予想されたりするため，挙筋短縮術は適応外とする意見もあるが，その時点におけるQOLの向上のために行うこともある。

動眼神経麻痺と同様にベル現象が期待できないこともあるため，眼瞼の挙上量には注意を払い，術後の角膜保護にも留意する。

前頭筋もしばしば障害されるため，吊り上げ術が適応外となる場合もある。また，外眼筋の障害による眼球運動障害がある場合は，術後に複視が顕在化することがあるため，手術適応を慎重に判断する。

術後は病状の変化によって開瞼や兎眼の状態も変わるため，長期にわたるフォローアップと必要に応じた追加手術が必要となる。

5 外傷・炎症による眼瞼下垂

上眼瞼の裂創などで挙筋腱膜や上眼瞼挙筋およびミュラー筋等が部分的または全体的に断裂することがある。初療時に解剖学的に正しく修復されていても，瘢痕等による眼瞼下垂が残存することがある。受傷後6カ月以上の経過観察の後に挙筋腱膜や瘢痕の状態を評価して，挙筋腱膜の修復や前転，瘢痕組織の切除や植皮，皮弁形成，脂肪移植等を検討する。

眼瞼や眼窩の蜂窩織炎等の感染症によっても，軟部組織の瘢痕化等によって瞼裂が狭小化することがあるため，炎症が消退してから6カ月以上待機して治療方針を検討する。

6 眼球・眼窩の異常による眼瞼下垂

眼瞼の機能は正常でも，眼窩の拡大や眼窩内容の減少による眼球陥凹，小眼球症，義眼装用による眼瞼下垂も起こり得る。

眼窩容積の修正等による眼球の位置の矯正のほかに，眼瞼下垂手術や上眼瞼形成術によって瞼裂の形態を改善することもある。

7 眼輪筋や前頭筋の異常による眼瞼下垂

顔面神経麻痺による眼瞼下垂は眼輪筋の拘縮や眉毛下垂および病的共同運動による。眼瞼痙攣によるものは，眼輪筋の不随意の収縮による。

IV 手術方法

1 上眼瞼皮膚切除術

皮膚切除のデザインはさまざまである。要点

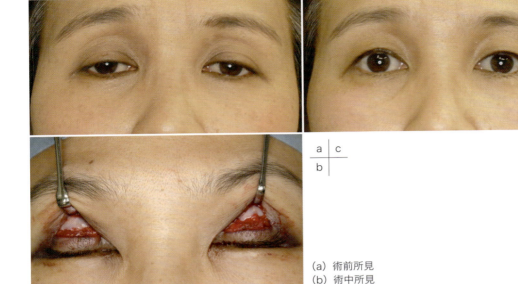

(a) 術前所見
(b) 術中所見
(c) 術後6カ月の所見

図11 ▶ 挙筋短縮術（46歳，女性）

は適度な皮膚切除量の決定と，同時に行う眼輪筋切除，眼窩脂肪切除，眼輪筋下脂肪組織（ROOF）の切除，挙筋前転，重瞼術等である（図5）。

通常の上眼瞼皮膚切除のデザインは，予定とする重瞼線を外眼角部に延長する。瞼縁側の切開線は，瞼縁，グレイライン，睫毛等を指標として，左右対称となるようにカストロカリパー等で計測する。皮膚切除量が多いと，縫合後は瞼裂の外側端付近の縫合線が頭側に移動するため，あらかじめ角度をつけたデザインがよい。外眥から7mmほど外側までの皮膚は伸展性が高いので，術後の拘縮による変形を避けるためにその部位には切開を加えない方がよい（図6）。

眼瞼の皮膚は柔らかくたるんでいるので，デザイン通りに切開するためには皮膚を引っ張るほかに，下眼瞼の圧迫によって上眼瞼を膨隆させるなどの工夫が有効である。皮膚と眼輪筋を同時に切除するのが一般的であるが，重瞼を作成するために瞼縁の眼輪筋を用いることもあり，挙筋腱膜の操作や眼窩脂肪減量等を行った場合に余分な重瞼線が生じるのを予防するために，眼輪筋を残した方がよい場合もある。

皮膚切除量は術前に鑷子で皮膚をつまむなどして計測するが（図7），術中に坐位で開閉瞼させて確認し調整する。皮膚の縫合は外側から始めて，外眼角部に歪みを生じないように留意する。

腫れぼったい上眼瞼に対しては眉毛下皮膚切除も行われる[5]。このデザインでも眼瞼縁付近で余剰皮膚量を計測し，眉毛下でその量を切除するとよい（図8）。眉毛の外側部の尾側を含めて切除する方法もある。

縫合はやはり外側から始めて，内側で縦ジワが生じないように皮膚縫合時に尾側の皮膚を内側にずらしたり，切開線を延長してドッグイヤーを修正したりするなどの工夫を要する場合もある。

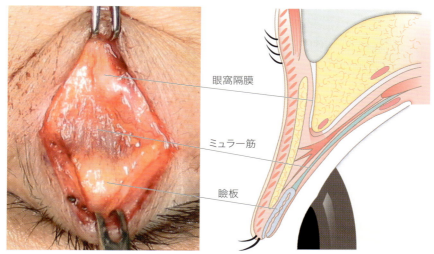

図12 ▶ 瞼板・ミュラー筋・眼窩隔膜の露出

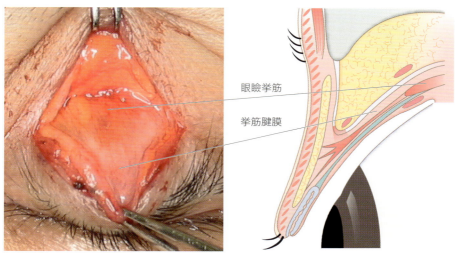

図13 ▶ 挙筋腱膜および眼瞼挙筋の露出

2 重瞼術

埋没縫合法は美容外科手術としてもよく行われる。作成しようとする重瞼線に沿って2～6カ所の小切開を加え，7-0や8-0のナイロン糸を皮下と瞼板や瞼結膜に通して縫合固定する（**図9**）。組織の癒着を伴わない方法であるため重瞼線が消失する頻度は高いが，侵襲が少なく簡便である。

ビーズ法または抜糸法は，縫合糸による瘢痕を皮膚と瞼結膜の間に作成する方法である。

瞼縁の皮下組織と瞼板との縫合による方法は，より確実な方法である。

挙筋腱膜や眼窩隔膜を瞼縁の眼輪筋に縫着する方法は，重瞼の消失が少なく，閉瞼時の重瞼線のシワが浅く，開瞼時にのみシワができる自然な重瞼を作成しやすい（**図10**）。

後天性眼瞼下垂症

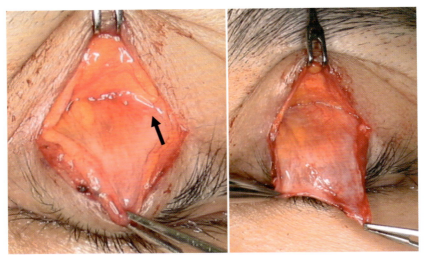

図 14 ▶ Lateral horn の切離（左眼）

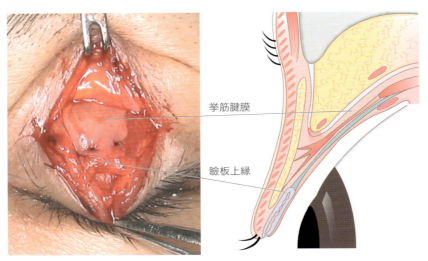

挙筋腱膜

瞼板上縁

図 15 ▶ 挙筋腱膜の瞼板上縁への固定

3 挙筋短縮術

　一括りに挙筋短縮術といってもミュラー筋の扱いや挙筋（腱膜）前転の方法はさまざまであり，多様な術式がある（表4）。

　前転される組織としては，挙筋腱膜，ミュラー筋，眼瞼結膜があるが，挙筋腱膜は前葉と後葉に分かれるとされ，前葉は眼窩隔膜と，後葉はミュラー筋と接し，ミュラー筋も眼瞼結膜と接するため，いずれの方法でも近傍の組織が同時に前転されることになる（図11）。

　前転された組織の固定部位や固定方法にもバリエーションがある。挙筋腱膜は一般的には瞼板前面や上縁に固定されるが，重瞼の作成のために瞼縁の眼輪筋や眼輪筋下の瞼板前組織に固定されることもある。ミュラー筋は筋内でタッキングされる方法が知られているが[6]，単独または挙筋腱膜や眼瞼結膜とともに瞼板に固定する方法もある。

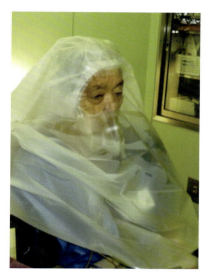
図16 ▶ 術中の坐位による確認

〈著者の方法〉
　皮膚切開は睫毛の上縁から5〜8mm程度の部位を瞼裂の80％程度の範囲で行い，内側を0.5〜1mm程度狭くする。眼輪筋は尾側の創縁から2〜3mmの位置で切開する。

　眼輪筋下の結合組織を瞼板前面に残し，挙筋腱膜の含まれる線維結合織を切開してミュラー筋を確認しながら瞼板上縁に至り，瞼板前面の挙筋腱膜を瞼板から剥離して瞼板上縁を露出する（図12）。

　眼窩隔膜が挙筋腱膜と分かれる折り返し部分，いわゆる white line のやや頭側で眼窩隔膜を切開し，眼窩脂肪を露出させる。眼窩隔膜には何層かの膜様組織がある。そして，眼窩脂肪が完全に露出されるまで切開すると，挙筋腱膜と上眼瞼挙筋が見える（図13）。横走靱帯は開瞼の抵抗となるといわれ，腱膜の断端と位置が重なることもあって切除することが多い。挙筋腱膜の内側の脆弱な部分が多い場合はlateral horn を切開して，腱膜を内側に移動する（図14）。

　まず，瞳孔の位置で瞼板の上縁に挙筋腱膜の断端を縫合するが（図15），この時点で患者を坐位にして瞼裂の形態と左右差を確認する（図16）。片眼のみの手術の場合は時に過矯正に見えるが，調整はしない。両側例で左右差があれば，下垂している方の挙筋腱膜を控えめに切除して再度固定し，坐位で確認する。左右差がなくなれば，瞼裂の形態に配慮して，最初の縫合糸の両側で，瞳孔の幅を越えない程度の位置で腱膜の断端を瞼板上縁に縫合し，再度，坐位で確認する。瞼裂の形態に応じて必要があれば縫合糸の位置や腱膜の長さを調整する。さらに，瞼板前面の挙筋腱膜と眼輪筋下の軟部組織を頭側挙筋腱膜の断端と3カ所程度縫合する。これにより腱膜固定部が補強され，自然な重瞼も作成される（図17）。

4 前頭筋吊り上げ術
1）大腿筋膜移植による方法

　基本的には先天性眼瞼下垂と同様の方法によるが，成人で局所麻酔下の手術が可能である場合は，術中に坐位として形態をある程度確認できる。ただし，局所麻酔薬や術中の腫脹の影響があるほか，術後の筋膜の収縮もあるので，それらを勘案して吊り上げの位置を決定する。また，術後3カ月程度で最終的な位置が決まるので，それ以降に修正術を検討することもある。

　筋膜の採取や移植にはいくつかの方法がある。頭側は，眉毛上縁を切開して短冊状の筋膜を前頭筋に固定する方法が標準的であるが，紐状の筋膜を2カ所程度の小切開から眉毛上部の皮下に通す方法もある。

　尾側も同様に瞼縁の皮膚切開から瞼板に固定する標準的な方法のほかに，小切開から瞼縁の皮下に通す方法や，瞼板より頭側の挙筋腱膜等に固定する方法もある。筋膜を通す深さは眼窩隔膜の後方または眼輪筋の後方がある。

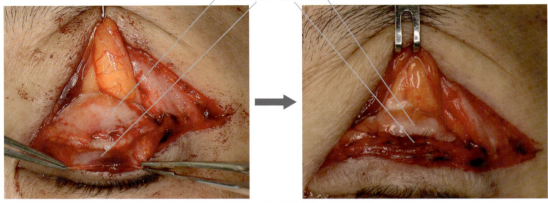

図17 ▶ 前転した挙筋腱膜の瞼板前の挙筋腱膜への固定

2) ゴアテックスによる方法

ゴアテックスは組織親和性が高い材料ではあるが，あくまでも人工物であるので，術後の異物反応や感染による合併症は皆無ではない．長期的な安全性が必要な小児への適応は慎重であるべきであると考える．

また，ゴアテックスは，筋膜とは逆に術後の緩みによる低矯正が問題となる．

3) その他の方法

前頭筋を筋弁として尾側に牽引して吊り上げる方法や，筋膜の代わりに眼輪筋を採取して移植する方法等もあるが，現時点での評価は定まっていない．

文献

1) 野平久仁彦, 新冨芳尚：眼瞼下垂症手術；挙筋腱膜前転法. PEPARS 87：81-91, 2014
2) 渡辺彰英：眼瞼下垂手術. あたらしい眼科 29：907-912, 2012
3) 江口秀一郎：結膜円蓋部ミュラー筋の利用を主体とした眼瞼下垂症手術. PEPARS 51：13-20, 2011
4) 三村治：つけよう！ 神経眼科力；眼筋型重症筋無力症は眼科医こそが診療に当たるべきである！ 臨眼 67：262-268, 2013
5) 林寛子, 冨士森良輔, 廣田龍一郎ほか：眉下皺取り術の効果. 日美容外会報 25：114-118, 2003
6) 宮田信之, 金原久治, 岡田栄一ほか：CO_2 レーザーを使用した Mueller 筋タッキング法による眼瞼下垂手術. 臨眼 60：2037-2040, 2006

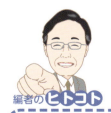

編者のヒトコト

著者と私は同門とはいえ，短期間仕事場を共にしただけで，私とは手術法もいろいろと違います．それがまた良い刺激になる関係です．

5 眼瞼内反症・睫毛内反症

市立池田病院形成外科
福田健児

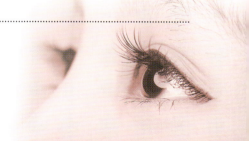

> **Point!**
> ❶ 内反症の種類を理解することが重要である。
> ❷ 退行性下眼瞼内反症の原因はCPFの弛緩か？ 過剰牽引か？ 相反する説がある。
> ❸ 原因に応じた術式の選択をすべきである。

はじめに

　眼瞼内反症・睫毛内反症とは，睫毛または瞼板皮膚が眼球に接触する状態をいう。厳密には，眼瞼ごと内反するのが眼瞼内反症で，睫毛のみが内反するのが睫毛内反症である。上・下眼瞼それぞれに退行性（老人性）・先天性（若年性）がある。先天性に関しては本書別項で述べられているので，本稿では主に退行性眼瞼内反症および睫毛内反症について述べる。
　遭遇する頻度が最も高いと思われるのは退行性下眼瞼内反症および睫毛内反症である。そのほかに，外傷やトラコーマなどの炎症性疾患による瘢痕性内反症がある。

I 退行性下眼瞼内反症・睫毛内反症

1 原　因

　加齢による水平方向の弛緩，垂直方向の弛緩，眼輪筋の上昇の3つが挙げられることが多い。

1）水平方向の弛緩

　下眼瞼は外眥と内眥にぶら下がる構造のため，加齢により水平方向に組織が弛緩すると内側にも外側にも倒れやすくなる（図1）。ハンモックをイメージすると理解しやすい。ハンモックもある程度の緊張を保っていないとどちらかに回転して転がり落ちてしまうのと同様である。内側に倒れると内反，外側に倒れると外反であるが，日本人では内反が多い。
　横方向の弛緩の診断としてはpinch testが

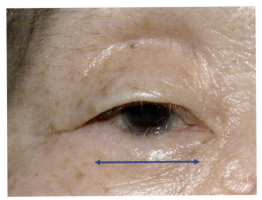

図1 ▶ 水平方向の弛緩

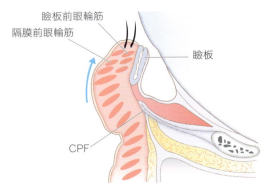

図2 ▶ CPFの瞼板からの弛緩または断裂

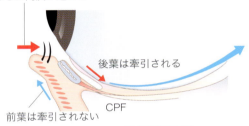

図3 ▶ CPFの瞼板過剰牽引

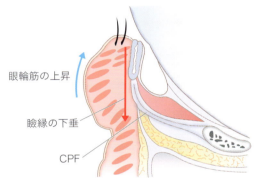

図4 ▶ 眼輪筋の上昇・瞼縁の下垂
前葉は牽引されず後葉は牽引されるので、眼輪筋は上昇し、瞼縁は下垂する。

一般的である。pinch testとは、眼瞼をつまんで前方へ牽引し弛緩の程度を調べる検査で、眼球から離れる程度で判断し、5 mmまでを正常、8 mm以上を陽性とする。60歳以上の下眼瞼内反症の症例ではほぼ全例、水平方向の弛緩があると考えてよいと思われる。

2) 垂直方向の弛緩

垂直方向の弛緩は下眼瞼牽引筋膜（capsulopalpebral fascia：以下、CPF）の瞼板よりの弛緩として説明されることが多い。眼瞼下垂の挙筋腱膜のようにCPFが瞼板から弛緩または断裂することで、下眼瞼が内反するという説である（図2）。この「CPFの瞼板からの弛緩」説をもとにした治療法で最も有名なのはJones法[1]であり、Jones法により「CPFの瞼板からの弛緩説」が定着したともいえる。ただし近年、Matsuoら[2]は下直筋の収縮がCPFを介して瞼板を過剰に牽引することにより内反が起こるというまったく逆の説を唱えている（「CPFの瞼板過剰牽引」説）。つまり、内反症においてCPFは瞼板から弛緩しておらず付着した状態で、かつ下眼瞼を過剰に牽引しているというのである。また、米国の眼科医Hawesら[3]も、内反症8例・外反症5例の標本においていずれも組織学的には瞼板からCPFの解離はなかったという、「CPFの瞼板からの弛緩」説と相反する報告をしている。Matsuoら[2]は、CPFが後葉（瞼板）を強く引く一方でCPFの前葉（皮膚・眼輪筋）を引く成分が弛緩し、下眼瞼がより内反すると述べている（図3）。この「CPFの前

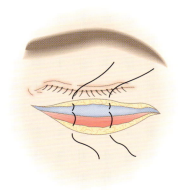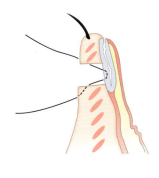

図5 ▶ Hotz 変法
瞼縁より約 2.5 mm 程度離れたところで皮膚・眼輪筋を切除し，創縁の皮膚を瞼板に縫着する。

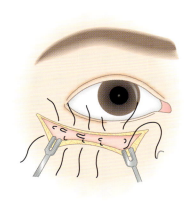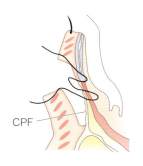

図6 ▶ Jones 法
5〜6 カ所，創縁を通す糸で CPF のタッキングを行う。

葉を引く成分の弛緩」が眼輪筋の上昇に影響していることについては，「CPF の瞼板からの弛緩」説，「CPF の瞼板過剰牽引」説のどちらの立場においても異論はないと思われる[2)4)5)]。

この，まったく相反する，「CPF の瞼板からの弛緩」説，「CPF の瞼板過剰牽引」説に関しては，今後も議論される余地があると思われる。垂直方向または CPF に関する原因としては，題目では「垂直方向の弛緩」と表現しているが，まとめると，「CPF の瞼板からの弛緩」または「CPF の瞼板過剰牽引」かつ「CPF の前葉を引く成分の弛緩」ということができる。

3）眼輪筋の上昇

眼輪筋が瞼板前を越えて上昇する状態で，眼輪筋に押され睫毛が内を向き，眼瞼の内反も助長される。眼輪筋の痙攣によって眼輪筋が上昇すると説明されることもあるが[6)]，水平方向の弛緩等により下眼瞼の瞼縁が下垂することによる相対的な眼輪筋の上昇と，「CPF の前葉を引く成分の弛緩」による絶対的な眼輪筋の上昇の両方によって起こると考えられる（**図4**）。したがって厳密には，原因3）は1）2）による結果

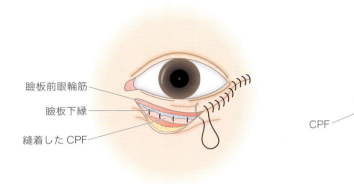

図7 ▶ Jones変法（CPF縫着術）
3〜4カ所，CPFの先端を瞼板下縁に縫着する。

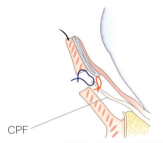

図8 ▶ Jones変法（CPF前進術）
3〜4カ所，CPFを前進させて瞼板下縁に縫着し，CPFの先端を瞼縁側の眼輪筋に縫着する。

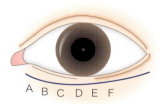 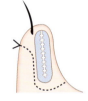

図9 ▶ 武藤法
下眼瞼に6カ所小切開を置き，ナイロン糸で3カ所，埋没法を行う。

であるともいえる。

2 治療

治療は前述した3つの原因をすべて矯正する必要があるが，すべての矯正を網羅した術式は少ない。代表的な術式を原因矯正の観点から検討してみる。

1) Hotz変法

瞼板前で皮膚眼輪筋を切除し，瞼縁側の皮膚を瞼板に縫着する術式である[7]（図5）。有名な術式であるが，瞼板に縫着して睫毛を矯正するので，瞼板自体が内反している場合はまったく矯正力がないと思われる。前述した原因のうち，皮膚・眼輪筋を切除していることで，眼輪筋の上昇を矯正している可能性がある。瞼板の内反がない小児の睫毛内反には有効であると思われるが，退行性の内反症には無効と思われる。

2) Jones法

言わずと知れた，「CPFの瞼板からの弛緩」説に基づき，創縁・瞼板下縁を通る糸でCPFのタッキングを行う術式である[1]（図6）。CPFを瞼板に縫着すると同時に前葉を引く成分も矯正されると思われる。しかし，水平方向の弛緩の矯正はされておらず，最終的に抜去する糸で行われているので，瘢痕形成が弱いと再発する可能性があると思われる。Jones法の再発率は10％ともいわれている[4]。

3) Jones変法

さまざまな変法が報告されているが，以下の

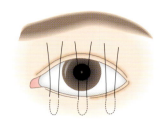
(a) 絹糸を通す

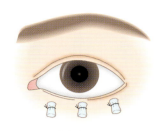
(b) 枕縫合

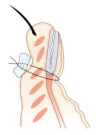
(c) 断面図

図 10 ▶ 河本法
下眼瞼に「ビーズ法」を 3〜4 カ所行う。

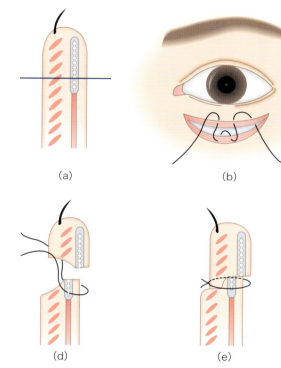

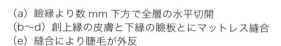

(a) 瞼縁より数 mm 下方で全層の水平切開
(b〜d) 創上縁の皮膚と下縁の瞼板とにマットレス縫合
(e) 縫合により睫毛が外反

図 11 ▶ Wies 法
下眼瞼の下縁より数 mm 下方に全層の水平切開を行い，上縁の皮膚と下縁の瞼板とに水平マットレス縫合を行う。

2 つに要約されると思われる．

(1) CPF 縫着術

CPF を瞼板下縁に縫着する術式である[8]（**図 7**）．「CPF の瞼板からの弛緩」は矯正されるが，「CPF の前葉を引く成分の弛緩」が矯正される可能性は低く，原法同様に水平方向の弛緩の矯正はなされていない．

(2) CPF 前進術

CPF を前進させて瞼板下縁に縫着し，余った CPF の先端を瞼縁側の眼輪筋と縫着する術式である[9]（**図 8**）．「CPF の瞼板からの弛緩」と同時に「CPF の前葉を引く成分の弛緩」も矯正されている．やはり，原法同様に水平方向の弛緩の矯正はされていない．柿崎[4] は CPF 単独ではなく，CPF, capsulopalpebral head, 平滑筋群を含めた lower eyelid retractors の前進と表現しており，lower eyelid retractors の後面も剥離することが重要と述べている．

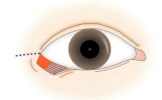
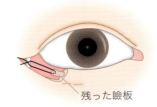
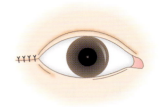

(a) 斜線部の皮膚・結膜を strip し，必要量の瞼板を切除（赤）する。

(b) 瞼板の固定
残った瞼板

(c) 外眥の皮膚を縫合

図 12 ▶ Lateral tarsal strip

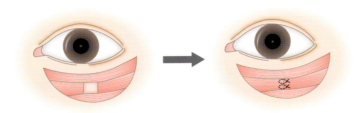

図 13 ▶ Wheeler 法
瞼板下 1/2 より眼窩隔膜にかけて幅約 8 mm の筋束を作り 6〜10 mm 切除・短縮し，さらに瞼板と固定する。

4）武藤法・河本法

どちらも皮膚〜下眼瞼結膜の間で癒着を作る術式である。

(1) 武藤法

ナイロン糸を留置して皮膚から結膜の癒着を作り内反を矯正する術式[10]で，上眼瞼でいうところの重瞼術の埋没法に当たる（図 9）。

(2) 河本法

最近ではほとんど用いられなくなった，上眼瞼でいうところの重瞼術のビーズ法である。ビーズ等を枕に絹糸で皮膚と結膜を縫着し，約 10 日後に抜糸する[11]（図 10）。皮膚から結膜側に瘢痕で癒着を作り内反を矯正する術式である。

武藤法，河本法ともに瘢痕による癒着が CPF と前葉の間に介在し，「CPF の前葉を引く成分の弛緩」の矯正がなされていると思われる。水平方向の弛緩の矯正はなされていない。

癒着の形成が弱く再発する可能性が高いと思われる。著者も比較的軽度の内反症に武藤法を用いた経験があるが，上眼瞼の埋没法よりも後戻りが多い印象であった。

5）Wies 法

外反縫合ともいわれる術式で，下眼瞼を全層で水平切開し，尾側の結膜側から瞼縁側の皮膚にかけて水平マットレス縫合することで強力に外反させる術式である[12]（図 11）。「CPF の前葉を引く成分の弛緩」の矯正がなされていると思われる。水平方向の弛緩の矯正はなされていない。

6）lateral tarsal strip

外反症でも用いられる術式である。外眥を横切開し，外眥靭帯下脚より下眼瞼を切離する。瞼板下縁を 7 mm ほど水平に切離して皮膚・結膜を除去（strip）し，必要量を切除して残った瞼板を外眼窩縁より後方の骨膜（外側眼窩結

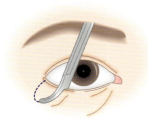 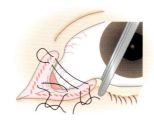 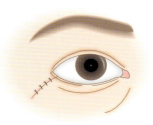

(a) 下眼瞼外側の全層切除　　(b) 瞼板の外側と外側眼瞼靱帯を　　(c) 皮膚縫合
　　　　　　　　　　　　　　　　マットレス縫合

図14 ▶ Bick法
下眼瞼外側での全層切除を行い，瞼板の下縁と外側眼瞼靱帯をマットレス縫合で固定する。

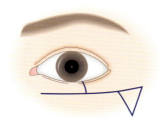 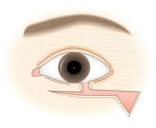

(a) 全層切開と皮膚の楔状切除のデザイン　　(b) 切開・皮膚切除した状態

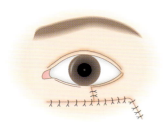 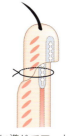

(c) 瞼板縫合と皮膚縫合　　(d) Wies法に準じてマットレス縫合

図15 ▶ Quickert法
Wies法に水平方向の皮膚の短縮（楔状切除）を追加している。

節）に縫着することにより，強力に「水平方向の弛緩」を矯正する[13]（図12）。CPFの処理はなされていない。

7) Wheeler法

帯状にした眼輪筋を中央で短縮し，さらに瞼板に固定する術式で，「水平方向の弛緩」と「眼輪筋の上昇」を矯正する[6]（図13）。外側で余剰皮膚切除を併用する変法もある。CPFの処理はなされていない。

8) Bick法

外側で下眼瞼の一部を全層で切除し，単純縫縮する術式で，「水平方向の弛緩」を矯正する[14]（図14）。CPFの処理はなされていない。

9) Quickert法

Wies法に下眼瞼部分切除を併用した術式で（図15），「CPFの前葉を引く成分の弛緩」の矯正と「水平方向の弛緩」の矯正を同時に行う[15]。

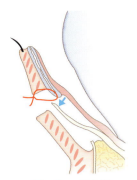

図 16 ▶ 松尾法
瞼板より CPF を切離して瞼縁側の皮膚を瞼板に縫着し，さらに瞼縁側の皮膚を瞼板に縫着する。

10) 松尾法

「CPF の瞼板過剰牽引」説に基づいた術式である。瞼板より CPF を切離し，瞼縁側の皮膚を瞼板に縫着する術式である（図 16）。「CPF の瞼板過剰牽引」は矯正されているが，水平方向の弛緩の矯正はなされていない。「CPF の前葉を引く成分の弛緩」は矯正されていないように見えるが，Matsuo ら[2]は，瞼縁側の皮膚を瞼板に縫着することがその代用になっていると述べている。

11) 村上法

CPF 縫着術と Wheeler 法のような眼輪筋の短縮，さらに余剰皮膚切除を同時に行う術式である[16]（図 17）。「CPF の瞼板よりの弛緩」と「水平方向の弛緩」が矯正されるが，「CPF の前葉を引く成分の弛緩」が矯正されていない。

代表的な術式を原因矯正の観点から検討してみたが，「CPF の瞼板からの弛緩」または「CPF の瞼板過剰牽引」というまったく相反する原因説があることからもわかるように，退行性下眼瞼内反症の治療は一筋縄ではいかないことが多い。ただし，「水平方向の弛緩」と「CPF の前葉を引く成分の弛緩」および「眼輪筋の上昇」が原因であることは共通の概念と思われる。こ

れらすべての矯正が望ましいが，前述の代表的な術式は，Quickert 法・村上法以外はいずれかの矯正に留まるものが多く，それが再発につながる要因と思われる。また，「CPF の前葉を引く成分の弛緩」の矯正に重点を置いている術式も少ない。Jones 変法（CPF 前進術），松尾法等で行われている瞼縁側の創縁の処理だけでは，眼輪筋の上昇を抑えるだけの瘢痕を形成するのは困難であると思われる。退行性下眼瞼内反症の術式は非常に多く，今回すべてを網羅し得ていないが，どの原因を矯正しているかという観点で適切かどうかを判断し術式を選択すべきと考える。

次に，著者が行っている術式を紹介する。

Ⅱ 退行性下眼瞼内反症に対する著者の方法

著者は Matsuo ら[2]と同じく「CPF の瞼板過剰牽引」説を支持する。まず，下眼瞼縁切開より CPF を瞼板より離断し，次に，水平方向の弛緩がある症例（ほとんどの症例）では外側（外眼角より約 3 mm）で眼瞼を部分（約 3 mm 幅）切除し，瞼板縫合を行い「水平方向の弛緩」の矯正を行う。そして，CPF の先端を 3〜4 カ所，瞼裂側皮下と尾側の眼輪筋に縫着する。CPF を瞼板より離断することで「CPF の瞼板過剰牽引」を抑制し，CPF を瞼裂側皮下に縫着することで「CPF の前葉を引く成分の弛緩」の矯正を行い，CPF を尾側の眼輪筋に縫着することで強い瘢痕を作り「眼輪筋の上昇」を抑制する（図 18〜20）。つまり，この方法では「水平方向の弛緩」，「CPF の瞼板過剰牽引」，「CPF の前葉を引く成分の弛緩」，「眼輪筋の上昇」を矯正していることになる。この術式を 200 眼瞼以上に施行しているが，再発率は 2% 未満で

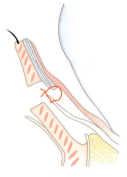
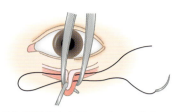
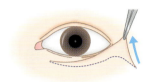

(a) CPF を瞼板に縫着

(b) 眼輪筋を水平マットレス縫合し，余剰な眼輪筋を切除

(c) 余剰皮膚を切除

図 17 ▶ 村上法
CPF を瞼板に縫着し，さらに眼輪筋を中央で切除する（Wheeler 法のように筋束にはしない）。除皺術の要領で余剰皮膚を切除する。

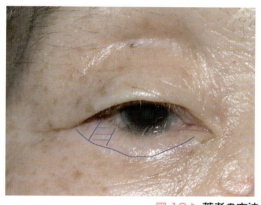

図 18 ▶ 著者の方法
CPF を瞼板より外し，外側で眼瞼を部分切除して縫縮する。さらに CPF の先端を 3〜4 カ所，瞼裂側皮下と尾側の眼輪筋に縫着する。

ある。

III 退行性上眼瞼内反症・睫毛内反症

1 原 因

腱膜性下垂のない状態あるいは軽度の状態で後葉が挙筋腱膜に牽引され，過剰な前葉が牽引されずに睫毛を押し下げ内反させるために起こる（図 21）。下眼瞼と異なり，眼瞼ごと内反することはない。

2 治 療

1）重瞼術

軽度のものであれば，埋没法[10]やビーズ法等の重瞼術で改善するものもある（図 22）。

2）前葉切除＋挙筋腱膜移行術

余剰な前葉（皮膚・眼輪筋），また場合によ

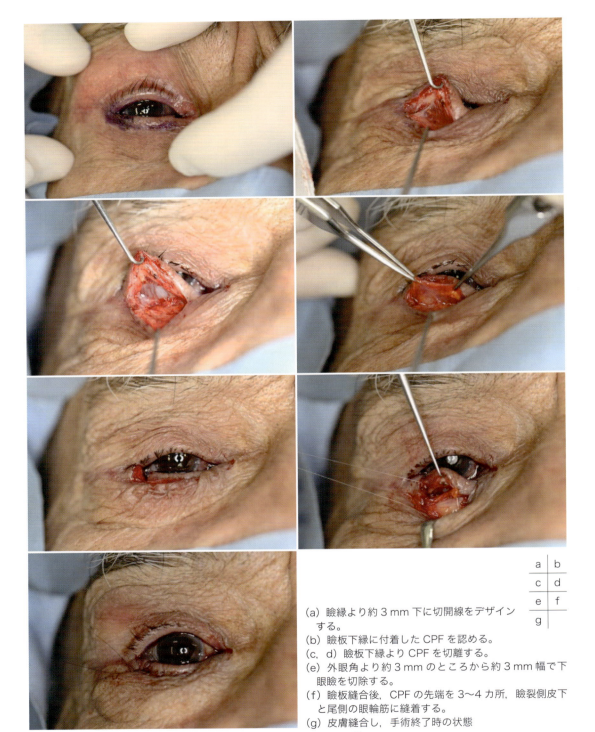

(a) 瞼縁より約3mm下に切開線をデザインする。
(b) 瞼板下縁に付着したCPFを認める。
(c, d) 瞼板下縁よりCPFを切離する。
(e) 外眼角より約3mmのところから約3mm幅で下眼瞼を切除する。
(f) 瞼板縫合後，CPFの先端を3～4カ所，瞼裂側皮下と尾側の眼輪筋に縫着する。
(g) 皮膚縫合し，手術終了時の状態

図19 ▶ 著者の方法の手順

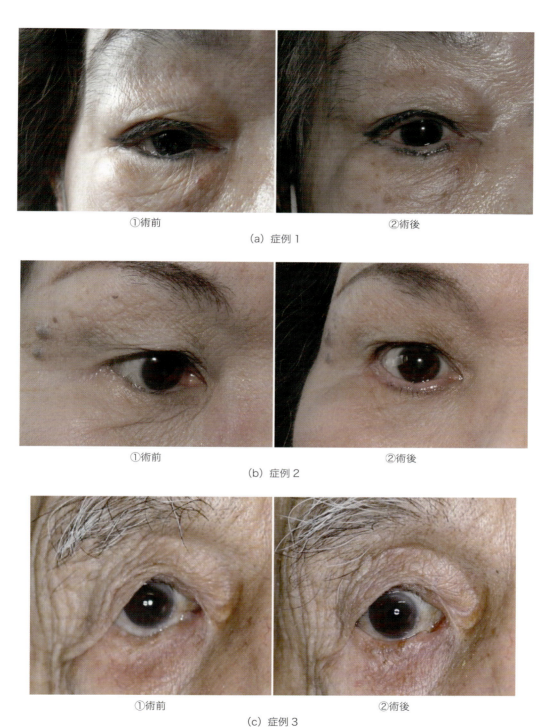

①術前　　　　　　　　　　　　②術後
(a) 症例1

①術前　　　　　　　　　　　　②術後
(b) 症例2

①術前　　　　　　　　　　　　②術後
(c) 症例3

図20 ▶ 著者の方法を施行した症例

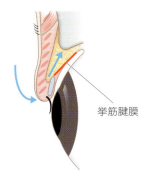

図21 ▶ 退行性上眼瞼内反症の原因
後葉が正常に牽引され，過剰な前葉が牽引されずに睫毛を押し下げ内反させる。

り余剰な後眼輪筋脂肪および眼窩脂肪を切除し，挙筋腱膜を瞼裂側の皮下に縫着する。難治性の場合は挙筋腱膜を瞼板から切離し，瞼裂側の皮下に縫着する[5]（図23）。

いずれも，いわゆる重瞼術に準ずる術式になる。ただ，睫毛乱生を併発している症例も多く，矯正しても改善しない症例では部分的な睫毛抜去，または電気分解を併用する必要がある。また，明らかな外傷・炎症性疾患の既往がなくとも後葉の萎縮を生じる症例があるが，それは瘢痕性内反症に準じた術式が適応になる。

IV 瘢痕性内反症・睫毛内反症

1 原因

外傷やトラコーマなどの炎症性疾患により後葉が拘縮し内反を生じる。

2 治療

瞼板を瞼縁近くで切開し，拘縮を解除して不足した後葉成分を硬口蓋または耳介軟骨等のグラフトを移植することで延長する（図24）。後葉の変形が強く難治性の場合，瞼板を外反させた状態でグラフトを移植する必要がある（図25）。グラフトの材料としては，硬口蓋粘膜，鼻中隔軟骨粘膜，耳介軟骨等が用いられる[17]。上眼瞼では症例によって前葉切除＋挙筋腱膜移行術を併用する。

―――― 文献 ――――

1) Jones LT, Reeh MJ, Wobig JL: Senile enteropion: a new concept for correction. Am J Ophthalmol 74: 327-329, 1972
2) Matsuo K, Yuzuriha S, Yano S, et al: Alternative etiology and surgical correction of acquired lower-eyelid entropion. Ann Plast Surg 58: 166-172, 2007
3) Hawes MJ, Dortzbach RK: The microscopic anatomy of the lower eyelid retractors. Arch Ophthalmol 100: 1313-1318, 1982
4) 柿崎裕彦：眼形成外科；虎の巻. p38, メディカル葵出版, 東京, 2009
5) 江口秀一郎：眼瞼内反・外反. 眼科 52: 1643-1651, 2010
6) Wheeler JM: Spastic entropion correction by orbicularis transplantation. Trans Am Ophthalmol Soc 36: 157-162, 1938
7) 久保田伸枝：内反症・外反症. 眼科 Mook 32 眼の形成外科, 中村泰久編, pp27-32, 金原出版, 東京, 1987
8) 野田美香：下眼瞼牽引筋腱膜縫着術. 臨眼 65: 424-429, 2011
9) Kakizaki H, Zako M, Kinoshita S, et al: Posteriorlayer advancement of the lower eyelid retractor in involutional entropion repair. Ophthal Plast Reconstr Surg 23: 292-295, 2007
10) 武藤靖雄：眼瞼の美容外科. 眼科 Mook 32 眼の形成外科, 中村泰久編, pp112-121, 金原出版, 東京, 1987
11) 入野田公穂：眼科手術学. pp56-79, 金原出版, 東京, 1962
12) Wies FA: Surgical treatment of entropion. J Int Coll Surg 8: 47, 1954
13) Anderson RL, Gordy DD: The tarsalstrip procedure. Arch Ophthalmol 97: 2192-2196, 1979
14) 古山登隆, 塩谷信幸：眼 内反症 老人性または弛緩性. 図説臨床形成外科講座 4, 荻野洋一編, pp122-

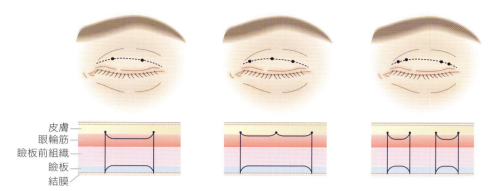

(a) 小切開の数，使う糸の本数，糸のかけ方も術者によりまちまちである。

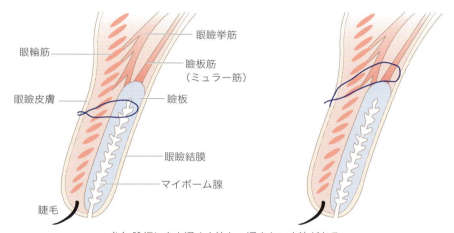

(b) 瞼板に糸を通す方法と，通さない方法がある。

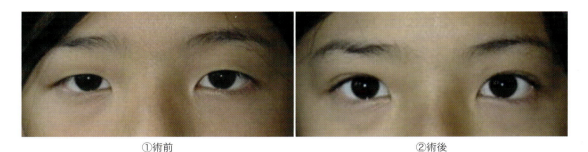

①術前　　　　　　　　　　　　　②術後

(c) 症例（13歳，女児）

図22 ▶ 埋没法

123, メジカルビュー社, 東京, 1988
15) Quickert MH, Rathbun E: Suture repair of entropion. Arch Ophthalmol 85: 304-305, 1971
16) 村上正洋：牽引筋腱膜縫着術と眼輪筋短縮術を併用した下眼瞼内反症手術. PEPARS 51：103-111, 2011
17) 冨士森良輔：眼 内反症 瘢痕性内反症. 図説臨床形成外科講座4, 荻野洋一編, pp126-129, メジカルビュー社, 東京, 1988

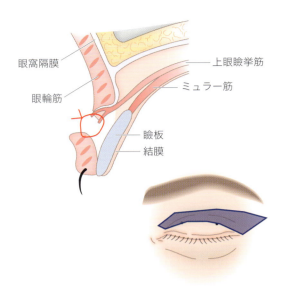

(a) 余剰な前葉（皮膚・眼輪筋）を切除し，挙筋腱膜を瞼裂側の皮下に縫着する。

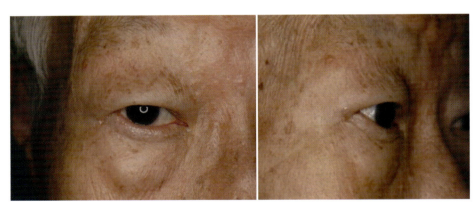

①術前

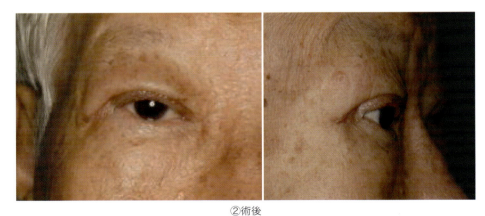

②術後

(b) 症例（72歳，男性）

図23 ▶ 前葉切除＋挙筋腱膜移行術

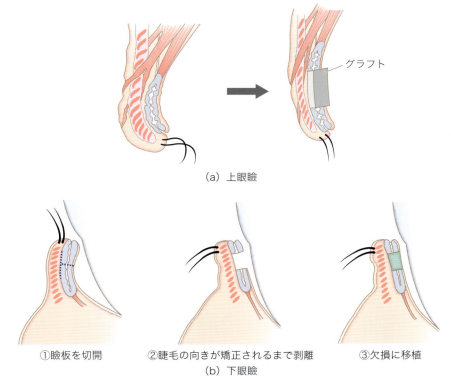

(a) 上眼瞼

①瞼板を切開　②睫毛の向きが矯正されるまで剥離　③欠損に移植

(b) 下眼瞼

図 24 ▶ 瘢痕性内反の矯正①
瞼縁より2mm程度のところで瞼板に切開を加え，睫毛が矯正されるまで剥離を加え，生じた欠損に耳介軟骨などを移植する。

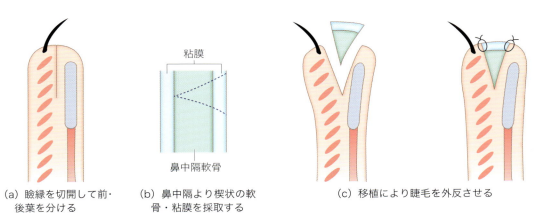

(a) 瞼縁を切開して前・後葉を分ける
(b) 鼻中隔より楔状の軟骨・粘膜を採取する
(c) 移植により睫毛を外反させる

図 25 ▶ 瘢痕性内反の矯正②
瞼縁に切開を加え前・後葉に分ける。鼻中隔より楔状の組織を移植し，睫毛の向きを矯正する。

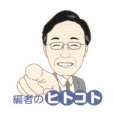

編者のヒトコト

退行性下眼瞼内反症の発生メカニズムについての議論は今，ホットです！　180度まったく異なる理論が対立する構図はあまり見かけません。

6 眼瞼外反症

兵庫医科大学形成外科
藤田和敏・垣淵正男

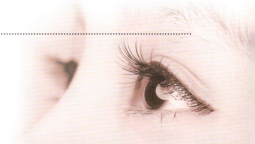

Point!

① 眼瞼外反症の主な原因は，眼瞼皮膚・皮下組織の瘢痕拘縮および退行性（加齢性）変化であり，大半の症例で下眼瞼に生じ，それぞれの原因に応じた修正方法を行う必要がある。

② 瘢痕性外反症では主に前葉組織の瘢痕拘縮が原因であり，植皮や皮弁等による前葉組織の瘢痕解除および不足した組織の補填を目的とした修正術が適応となる。

③ 退行性外反症では，主に横方向への「引き締め効果」を目的とした術式が適応となる。

④ 後葉組織の不足が顕著な場合は，軟骨や筋膜等の自家組織移植を行う場合がある。

⑤ 瘢痕性と退行性が混在していたり，前葉および後葉組織の両者が拘縮を来したりしているような複雑な症例では，それぞれの病態に対する修正を，時に複数回の手術に分けて行う。

はじめに

眼瞼外反症は先天性，炎症性，瘢痕性，麻痺性，退行性（加齢性）等さまざまな要因で引き起こされるが，下眼瞼に生じることが多い。初期症状は流涙や眼球の違和感であり，進行すると眼球乾燥による角膜障害等，器質的な障害が生じてくる。また，眼瞼結膜の露出や瞼裂の変形・左右差等に伴う整容的な問題も生じる。

本稿では，瘢痕性および退行性（加齢性）変化に伴う眼瞼外反症の原因および術式について述べる。

I 各種眼瞼外反症の原因

1）先天性外反症

極めてまれな疾患であり，主に前葉組織の低

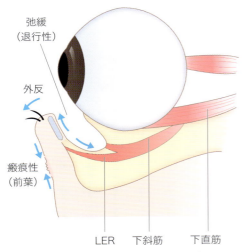

図1 ▶ 退行性外反症のメカニズム
下眼瞼の前葉および後葉成分の弛緩による。

形成による不足によることが多いが，後葉組織も不足している場合もある。

2) 炎症性外反症

慢性的な眼瞼結膜炎や眼窩蜂窩織炎等による眼瞼後葉組織の腫脹や膨隆による。

3) 瘢痕性外反症

主に外傷や熱傷および慢性炎症等によって前葉組織が瘢痕拘縮を引き起こした状態であり，瞼裂に対して垂直方向に牽引された際に生じるものである。前葉成分の不足が原因となっている。

4) 退行性外反症

加齢性変化による眼瞼の各組織の横および縦方向の弛緩によって外反を生じる。瞼板と内・外眼角靭帯との固定力の減弱や，下眼瞼牽引筋腱膜（lower eyelid retractors：以下，LER）の弛緩によって生じるものである（図1）。固定力の減弱によって瞼板自体の安定性が崩れたところに，重力の作用が加わることで外反するので，下眼瞼に生じるが上眼瞼には生じない。

5) 麻痺性外反症

顔面神経麻痺に代表されるように，眼輪筋の収縮が障害されることによって生じる。退行性外反症と病態が似ているが，上眼瞼も障害されることが多いため兎眼の症状が強い。

II 治療法

ここでは，瘢痕性外反症，退行性外反症，および自家組織移植について述べる。

1 瘢痕性外反症

主に前葉組織の欠損や拘縮等によって生じるため，不足した組織を補充する方法が取られる[1]。遊離植皮や皮弁が用いられるが，植皮については，整容的観点からその範囲や形状および採皮部の選択が重要となる。

1) 遊離植皮による治療

（1）手術適応

瘢痕拘縮の原因となる組織不足が皮膚および眼輪筋といった前葉組織に限られる場合に遊離植皮が適応となる。

（2）拘縮の解除

眼瞼への植皮に対する配慮として，Gonzalles-Ulloa ら[2]が提唱したエステティックユニットがある（図2）。眼瞼のエステティックユニットは解剖学的に薄い皮膚の領域にほぼ一致しており，解剖学的な眼瞼形態に一致した半円形が基本である。植皮を行う際は，このユニットを越えないように配慮する必要がある（図3）。

まず，下眼瞼縁に平行に皮膚を切開する（図3-b）。5-0黒ナイロン糸等を瞼縁にかけて牽引しながら眼輪筋上で瘢痕拘縮を解除し，必要に応じて眼輪筋も切開する。瘢痕拘縮の解除および外反の修正が不十分である場合は，内側や外側に切開線を延長しながら瘢痕の解除を行うが，眼窩隔膜より深部に瘢痕拘縮が及ぶ場合は

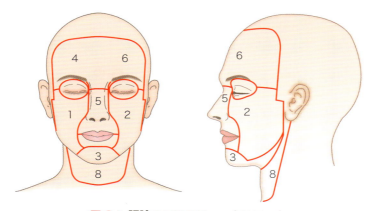

図2 ▶ 眼瞼のエステティックユニット
(González-Ulloa, M, et al: Preliminary study of the total restoration of the facial skin. Plast Reconstr Surg 13: 151-161, 1954より引用一部改変)

皮弁への変更を検討する。

(3) 採皮部の選択

上眼瞼，耳前部，耳後部，鎖骨上部または下部が候補に挙げられる。下眼瞼に対する上眼瞼は隣接・類似した組織であることから，カラーマッチ，テクスチャーマッチに最も優れている。しかし，症例によっては，採取することによって重瞼等の上眼瞼の形態が変わり，顔貌の印象も変化する可能性があるので注意を要する。耳後部は毛細血管拡張による赤味が強く出ることがある。耳前部は瘢痕を耳珠付近やもみあげの部分に一致させることができるが，鎖骨部と比べて大きな植皮片の採取が困難である。

このような理由から，軽度の瘢痕の場合は耳前部，中程度～高度瘢痕の場合は鎖骨下部から主に採取することが多い。

(4) 皮膚採取

生じた皮膚欠損部にフィルムや濾紙等を当てて輪郭をなぞり，それを採皮部に持っていくことで正確なデザインを行うことができる。採取する範囲をデザインした後，15番メスで全層皮膚の採取を行う。

(5) 植 皮

皮膚を移植した後は，周囲を4-0絹糸等で縫合し（図3-d），タイオーバー固定して手術は終了となる（図3-e）。

(6) 術後管理

タイオーバー固定は術後1週間まで継続しておくことが望ましいが，感染や血腫形成の徴候が認められれば早期に固定を解除し，洗浄や血腫除去等を行う。

術後約1週間でタイオーバーを解除し，術後10日～2週間で抜糸を行う。採皮部の抜糸は通常の皮膚縫合と同様に約1週間で行う。

2）皮弁による治療

(1) 手術適応

瘢痕拘縮が後葉組織まで及ぶ場合には皮弁が適応となるが，前葉のみの補充にも用いられる。

(2) 皮弁の選択

Z形成術等での横転皮弁や，V-Y伸展皮弁，外側眼窩皮弁（lateral orbital flap）等の回転・島状皮弁等があるが[3)4)]，lateral orbital flapは有用性が高い。いずれも眼輪筋皮弁となる。

(3) 拘縮の解除

眼瞼の全層に及ぶ拘縮であっても，皮弁移植

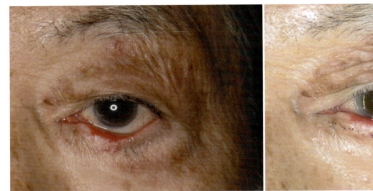

(a) 術前所見　　　　　　　　　　(b) 下眼瞼縁に沿った切開線

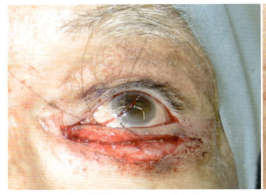
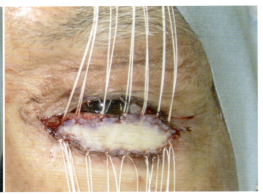

(c) 瘢痕拘縮を解除した状態　　　　(d) 耳前部からの全層植皮

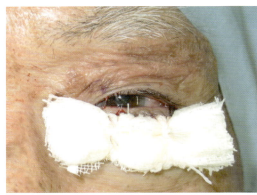
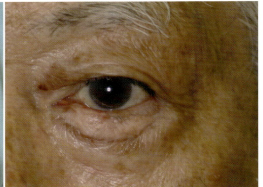

(e) タイオーバー固定　　　　　　　(f) 術後11カ月の所見（外反の改善）

図3 ▶【症例①】72歳，男性，外傷後の瘢痕拘縮による左下眼瞼外反に対する遊離全層植皮術

を前提とすれば完全に解除し得る。皮弁は植皮ほどエステティックユニットを考慮する必要はなく，また局所皮弁は大きさや形状に制限があるため，実際にはエステティックユニットに従うのは難しい場合が多い。

（4）各種の皮弁

①横転皮弁（Z形成術）：眼瞼の内側または外側に作成した局所皮弁を上眼瞼や下眼瞼の皮

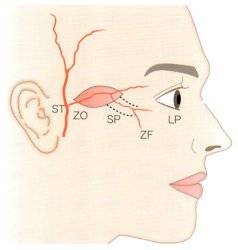

図 4 ▶ lateral orbital flap の解剖
ST：浅側頭動脈，ZO：頬骨眼窩枝，LP：外側眼瞼動脈，ZF：頬骨顔面枝，SP：皮下茎
〔小川豊：皮下茎皮弁による顔面の再建．頭頸部再建外科 最近の進歩（改訂第2版），波利井清紀編，pp47-57，克誠堂出版，東京，1993 より引用一部改変〕

膚欠損部に横転して移動する．皮弁を作成する方向は瞼裂に対しておおむね垂直となり，皮弁の幅は2cm程度に限られる．また，皮弁の基部の幅が太いとドッグイヤーとなる．

②V-Y伸展皮弁：眼瞼外反症に用いる場合は，主に眼瞼の外側に作成した皮弁を眼輪筋を茎として前進させる．

③外側眼窩皮弁（lateral orbital flap）：眼瞼の外側に作成され，前進皮弁としても，また180°回転させる回転皮弁としても用いられる．外眼角ともみあげとの間が採取部となり，皮島の大きさは上下幅3cm，水平方向へはもみあげぎりぎりまで作図することができる（図4）[3]．
顔面神経側頭枝の外側部分では脂肪中層，内側部分では眼輪筋を含めるように皮弁を挙上する（図5）．

2 退行性外反症

下眼瞼の水平方向へ短縮する方法によって外反を修正することができるため，顔面神経麻痺の下眼瞼に対する手術と同様の術式が多い．代表的な手術術式としては，Kuhnt-Szymanowski法[1)5)]，lateral tarsal strip procedure，瞼板短縮術[6)7)]等が挙げられる．

弛緩の程度の判断基準としてはsnap-back testがある．下眼瞼の皮膚をつまんで手前方向に引き，数秒経ってから離して元に戻るまでの時間を計測して，5秒以上かかったり，瞬目しても元に戻らなかったりするようであれば高度の弛緩と考える[8)]．

1）Kuhnt-Szymanowski法

下眼瞼の前葉と後葉を分離して，それぞれに，水平方向の短縮を下眼瞼形成術に準じた皮膚切開から行う術式である（図6）．後葉組織を切除してから余剰な前葉成分を適宜トリミングする方法である（図7）．

（1）デザイン

睫毛下約3mmで下眼瞼縁に平行に皮膚切開ラインをデザインし，皮膚切除の位置は耳側に設定する（図7-b）．瞼板後葉切除のデザインは，眼瞼中央より耳側で外眼角に達しない位置で行う．

（2）水平方向の切開

眼輪筋まで切開し，LERを切離して瞼板に可動性をもたせる（図7-c）．

（3）後葉組織の切除

眼瞼後葉成分を瞼板単純切除の要領で切除する．切除された瞼板同士を鑷子で引き寄せて，外反の状態を確認する．切除量が足りないようであれば，瞼板切除を適宜追加する．切除後はグレイラインが合うように注意しながら，モノフィラメント糸（5-0 PDS等）で縫合する（図7-d）．

（4）前葉成分の牽引

眼輪筋下の剥離を尾側〜外側下方にかけて追

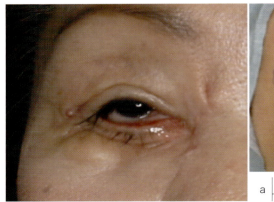

| a | (a) 術前所見 |
| b | (b) 皮弁デザイン |

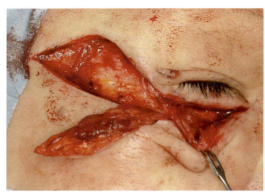

(c) 皮弁挙上

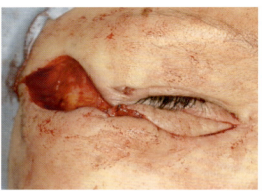

(d) 皮弁を反転させて移動

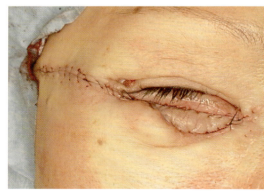

(e) 皮弁の縫着と採取部の縫合

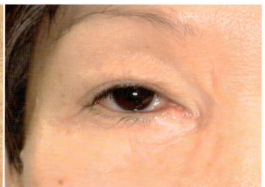

(f) 術後約2年6カ月の所見

図5 ▶【症例②】56歳，女性，瘢痕性右下眼瞼外反に対するlateral orbital flap

加し，眼輪筋皮弁の挙上を行う．可動性が十分に得られたところで，眼輪筋皮弁を外側上方に引っ張って，適宜皮膚をトリミングし7-0黒ナイロン糸で皮膚縫合を行う（図7-e）．最後に患者を坐位にさせて，外反が消失していることを確認して手術終了とする．

2) lateral tarsal strip 法

Andersonら[7)9)]によって発表された術式で，下眼瞼の「引き締め効果」を生み出す方法である[5)]．外眼角部を切開し，むき出しに「strip」

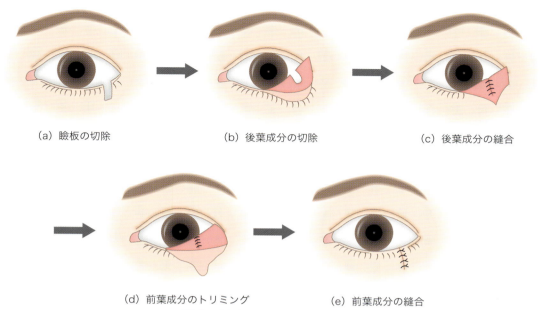

(a) 瞼板の切除
(b) 後葉成分の切除
(c) 後葉成分の縫合
(d) 前葉成分のトリミング
(e) 前葉成分の縫合

図6 ▶ Kuhnt-Szymanowski法

した瞼板を骨膜に固定する（図8）。

(1) デザイン

外眼角部のシワに沿って外側下方に約10 mmの直線を引く。

(2) 切開（外眼角部）

デザインに沿ってメスで皮膚切開を行い，引き続き剪刀を用いて眼窩縁に達するまで外眼角部の切開を進めていく（図8-a）。眼窩縁に到達したら，眼窩外側壁周囲を鈍的に剥離し，骨膜を露出する。

(3) 切開（瞼板）

瞼板下縁を5〜6 mm程度切開し，自由端の状態にする。次にグレイラインに沿って上記と同程度の距離を切開し，前葉組織と後葉組織に分ける（図8-b）。後葉組織と瞼板より前方に存在する皮膚成分を切除することで，瞼板のみの状態にする＝「stripする」ことができる（図8-c）。

(4) 瞼板固定

瞼板を，外眼角部の剥離の際に露出した骨膜に5-0ナイロン糸を用いて固定する（図8-d, e）。この固定によって新しい外眥靱帯を作成しているというイメージである。坐位にして外反が改善しているか，また下眼瞼が自然なラインになっているかを確認して，固定点を決定する。

(5) 前葉組織の縫合

固定点が決まったら，余剰な前葉組織を適宜トリミングしながら皮膚縫合を行う。

3）瞼板短縮術

下眼瞼を全層で切除する術式である[6]。外反の強い部分を主に短縮することで外反を修正することができる（図9）。比較的簡便な手技である一方，瞼縁に創が残ることや，瞼板の縫合が乱れると睫毛の乱生につながる可能性があるので注意を要する。

(1) デザイン

瞼板切除の部位は，外反の程度が最も強い部分に設定する。短縮量は，下眼瞼をつまみ，外反が矯正できる距離をあらかじめ見積り設定する。下方のデザインを耳側に沿って五角形にす

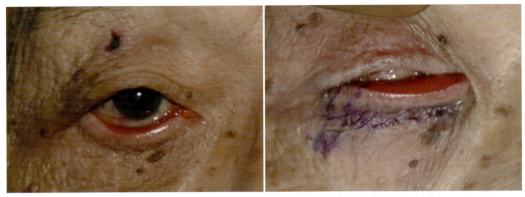

(a) 術前所見　　　　　　　　　　　(b) 皮膚切開のデザイン

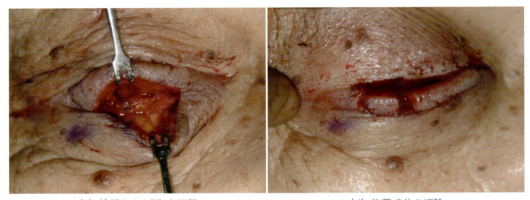

(c) 瞼板からLERを切離　　　　　　(d) 後葉成分の切除

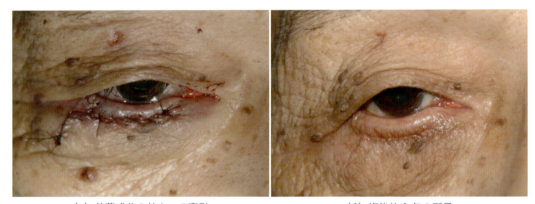

(e) 前葉成分の外方への牽引　　　　(f) 術後約1年の所見

図7▶【症例③】71歳，男性，退行性右下眼瞼外反に対するKuhnt-Szymanowski法

ることで，創が目立たなくなる（**図9-b**）。

(2) 瞼板切除

どちらか一方の瞼板を全層で切開した後，瞼板を重ね合わせて，デザイン時の短縮量が正しいかどうかを確認する。ここで短縮量を調整し，その量を決めた後にもう一方の瞼板を切開する。その後，五角形にデザインした頰部皮膚を切除する（**図9-c**）。

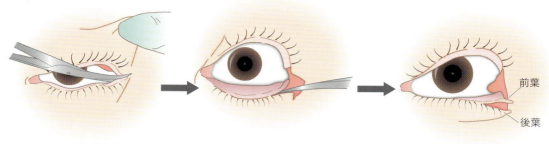

(a) 外眼角切開　　　(b) グレイラインで切開　　　(c) 前葉・後葉を切開して瞼板のみに

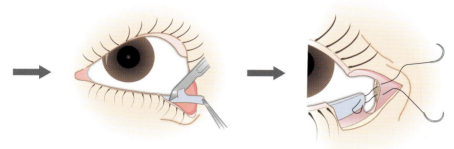

(a) 瞼板の露出　　　(e) 露出した瞼板を骨膜へ固定

図8 ▶ lateral tarsal strip法
(Anderson RL, et al: The tarsal strip procedure. Arch Ophthalmol 97: 2192–2196, 1979, Aston S, et al: Aesthetic Plastic Surgery. p361, Saunders, Philadelphia, 2009 より引用改変)

(3) 瞼板固定

　一方の瞼板縁から刺入し，もう一方の瞼縁から刺出して，瞼板縁の位置を一致させるようにする。通常，5-0 PDSを用いて固定している。この時点で瞼縁が一致していないと，前述のごとく睫毛乱生につながるので注意を要する。

(4) 皮膚縫合

　瞼板の固定が終わると，開瞼させて瞼縁のずれ等がないかを確認する。その後，皮膚縫合を行う。瞼縁近くの結節糸が眼球に当たらないような向きに調整しておくことも重要である（図9-d）。

3 自家組織移植

1) 軟骨移植

　瘢痕性および退行性のいずれの外反症に対しても，後葉組織の支持性を高めるために軟骨を移植する方法がある[10〜12]（図10）。

　採取する軟骨としては，鼻中隔軟骨，耳介軟骨，肋軟骨等が挙げられるが，採取も加工もしやすい耳介軟骨が主に用いられる。

(1) 下眼瞼の展開

　下眼瞼縁に平行に皮膚切開ラインをデザインし（図10-b），眼輪筋のレベルまで15番メスで切開する。次に眼輪筋を頭側・尾側方向に剥離して下眼瞼の瞼板下端を露出する。瞼板が露出したら，睫毛側眼輪筋を鑷子で頭側に牽引しながらLERを切離していく。この際，結膜とLERの間に介在する粗な結合織を剪刀で「そぎ落とす」イメージで剥離を進めていくとスムーズな切離が可能になる（図10-c）。

(2) 軟骨採取

　耳介軟骨は耳甲介から採取している。舟状窩等から採取する方法もある[13]が，われわれは

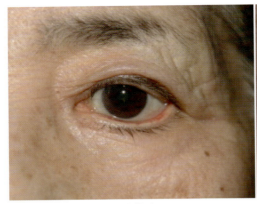
(a) 術前所見
軽度と判断された。

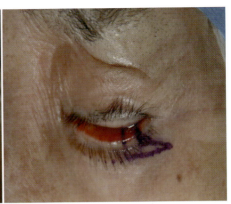
(b) 五角形の下方を耳側にデザイン

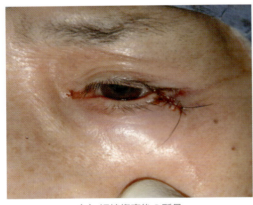
(c) 短縮術直後の所見

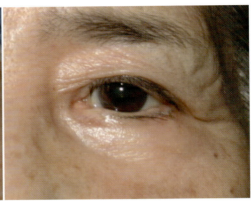
(d) 術後約6カ月の所見

図9 ▶【症例④】75歳，女性，退行性左下眼瞼外反に対する瞼板短縮術

耳介後面からの切開を行って軟骨を採取している（図10-d）。

耳後部に切開ラインをデザインし，局所麻酔を行う。切開後，軟骨膜と軟骨を露出させて，軟骨の採取範囲をデザインする。軟骨を切開した後は，前方の皮膚と軟骨の間を剥離して軟骨を採取する。軟骨採取部はマットレス縫合やボルスター固定を行って術後の血腫形成を予防する。

(3) 軟骨の固定

軟骨は，上端部分を露出させておいた瞼板下端と縫合固定する（図10-f, g）。これによって軟骨が「くさび」の働きをすることで，下眼瞼縁を押し上げる効果が期待できる（図11）。軟骨固定後は皮膚の仮固定を行い，坐位にした状態で下眼瞼の状態を確認する。下眼瞼がせり上がっている場合は，軟骨下端を適宜トリミングすることで調整していく。また，採取した軟骨の局面が下眼瞼の形態に合わない場合は，軟骨にスリットを入れて弯曲を調節することも可能である（図12）。

2) 筋膜移植

主に下眼瞼に対して，大腿筋膜や側頭筋膜を内眼角部および外眼角部で眼角靱帯や骨膜に固定して外反を矯正する。

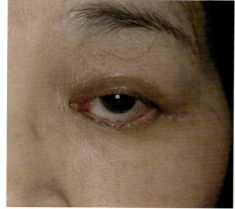

(a) 術前所見　　　　　　　　　　　(b) 皮膚切開線のデザイン

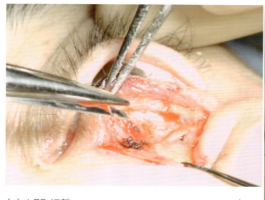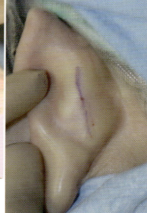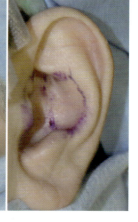

(c) LER 切離
(d) 耳介軟骨採取部のデザイン

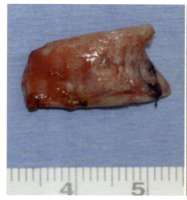

(e) 採取した耳介軟骨　　　　　　　(f) 軟骨移植後

図 10 ▶【症例⑤】64 歳，女性，左下眼瞼外反に対する耳介軟骨移植

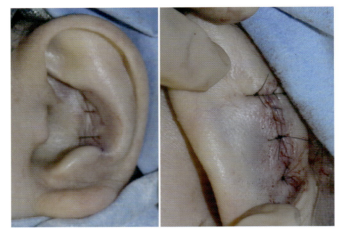

(g) 軟骨採取部の固定（マットレス縫合）

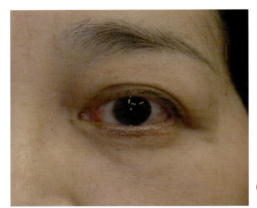

(h) 術後1年の所見
外反は改善した。

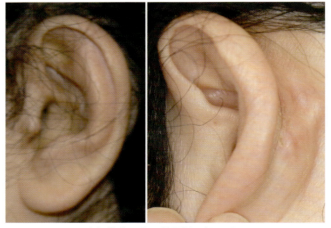

(i) 術後1年の軟骨採取部の所見

図10 ▶【症例④】

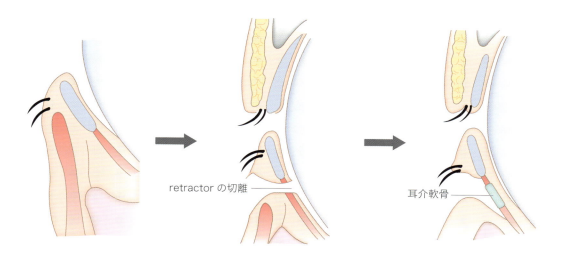

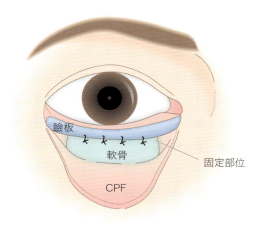

図 11 ▶ 瞼板の尾側への軟骨の移植

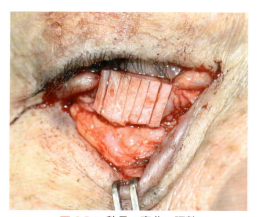

図 12 ▶ 軟骨の弯曲の調整
軟骨の弯曲が下眼瞼の形態に合わない場合は，軟骨にスリットを入れて調節することも可能である。

―― 文　献 ――

1) 冨士森良輔：外反症．図説臨床形成外科学講座 4，荻野洋一編，pp130-133，メジカルビュー社，東京，1988
2) Gonzales-Ulloa M, Castillo A, Stevens E, et al: Preliminary study of the total restoration of the facial skin. Plast Reconstr Surg 13: 151-161, 1946
3) 小川豊：皮下茎皮弁による顔面の再建．頭頸部再建外科 最近の進歩（改訂第 2 版），波利井清紀編，pp47-57，克誠堂出版，東京，1993
4) 楠本健司, 小川豊：眼周囲と口周囲, とくに上口唇髭部再建に対する皮下茎皮弁の解剖学的検討；Lateral orbital flap と submandibular flap の血行について. 形成外科 36：601-608, 1993
5) Fox SA: A modified Kuhnt-Szymanowski procedure for ectropion and lateral canthoplasty. Am J Ophthalmol 62: 533-536, 1966
6) 柿崎裕彦：Lateral canthoplasty による下眼瞼外反症手術. PEPARS 51：112-118, 2011
7) Anderson RL, Gordy DD: The tarsal strip procedure. Arch Ophthalmol 97: 2192-2196, 1979
8) 野田実果：瞼板短縮術による外反症手術. PEPARS 51：119-122, 2011
9) Aston S, Steinbrech D, Walden J: Aesthetic Plastic Surgery. p361, Saunders, Philadelphia,

10) 板倉秀記, 嘉島信忠：軟骨移植による外反症手術. PEPARS 51：124-131, 2011
11) 丸山直樹, 渡辺彰英, 嘉島信忠ほか：耳介軟骨を用いた下眼瞼の形態的, 機能的再建. あたらしい眼科 24：943-946, 2007

12) Matsuo K, Hirose T, Takahashi N, et al: Lower eyelid reconstruction with a conchal cartilage graft. Plast Reconstr Surg 80: 547-552, 1987
13) Hashikawa K, Tahara S, Nakahara M, et al: Total lower lid support with auricular cartilage graft. Plast Reconstr Surg 115: 880-884, 2005

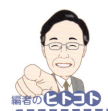

編者のヒトコト

下眼瞼のエステティックユニットの形態は半円形だけど, 私が植皮をする際には, 辺縁が拘縮しないように少しアクセントをつけた形にしています。

7 甲状腺眼症・眼瞼後退

兵庫医科大学形成外科
藤原 敏宏

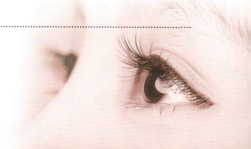

Point！
1. 甲状腺眼症は眼窩周囲組織に炎症が生じる自己免疫疾患である。
2. 眼窩内の各組織の肥大化や線維化および圧迫によりさまざまな症状を呈する。
3. 病状やその活動性を考慮しながら，適したタイミングで必要に応じて外科的治療を選択する。
4. 視神経症や角膜障害，急激な眼球突出は至急の治療を要する。
5. 眼球突出や兎眼，眼瞼腫脹等，整容的な疾患の一面もあり，形成外科の手術手技が必要とされる。

はじめに

　甲状腺眼症（バセドウ病眼症）は，甲状腺に関連した自己抗体が眼球周囲組織に炎症を引き起こすことでさまざまな眼症状を呈する自己免疫疾患である。眼球突出，兎眼，複視，視神経症やその続発症等，多彩な眼症状を呈するため，最初に眼科を受診するケースがほとんどである。眼科で詳細な問診や視機能評価・画像評価を行い，重症度および活動性を判定した後に保存的治療から開始する。保存的治療によって症状が改善しない症例や，視力の急激な低下など緊急性のある症例は，外科的治療の適応となる。外科的治療には，眼窩減圧術や外眼筋手術および眼瞼形成術があり，形成外科に深くかかわる領域であるため，眼科だけではなく形成外科でも治療に携わる機会が多い。

　甲状腺眼症に対しては眼科を中心として検査・診断・治療が行われ，形成外科での外科的治療は眼科からの依頼で施行することが多い。そのため，本稿では形成外科が担う甲状腺眼症の外科的治療を中心に述べ，病態，検査方法，重症度分類，保存的治療について[1]は簡単に触れるに留める。

Ⅰ 疫 学

発症年齢は20〜70歳代と幅広く，性差は1：4〜6の割合で女性が多い[2]。バセドウ病の25〜50％，橋本病の2％に見られる[3]。甲状腺眼症患者の80％は甲状腺機能亢進症を伴うが，20％は甲状腺機能が正常か低下している[4]。甲状腺眼症は甲状腺機能異常とほぼ同時期に発症することが多いが，発症時期や程度が必ずしも一致するわけではなく，眼症状の発症が前後することもあるため注意が必要である。そのため，最初に一般眼科や一般内科を受診することがほとんどであり，甲状腺眼症と診断されないまま経過することもしばしば見受けられる。

Ⅱ 病 因

甲状腺と眼窩周囲組織との共通抗原に対する自己免疫疾患と考えられている[1]。thyrotropin (TSH) 受容体，insulin like growth factor 1 (IGF-1) 受容体，外眼筋抗原等に対する自己免疫機序が推測されており，TSH 受容体や IGF-1 受容体を強発現した眼窩内の線維芽細胞が活性化されることで，炎症を誘導するサイトカインを放出し，リンパ球浸潤を引き起こす。それによりミュラー筋，上眼瞼挙筋，外眼筋，眼窩内脂肪組織や涙腺等に炎症，腫脹，線維化を来たすことが病因と考えられている。また，活性化された線維芽細胞が親水性のグリコサミノグリカンを産生し，それに伴い組織の浮腫が起こる。慢性的に腫大した組織は炎症活動が収まっても改善しないことが多いため，早期の診断および治療開始が望ましい。

Ⅲ 症 状

症状は各組織が慢性の炎症反応を起こすことから生じるため，病態と症状の関係性は理解しやすい（表1，図1）。慢性の炎症刺激により各組織は肥大化や浮腫，線維化，拘縮を生じ，周囲組織の圧迫や機能障害を来たす。これらの炎症性変化に続発して眼瞼，結膜，角膜，外眼筋，視神経，網膜に障害を来たし，複雑な症状となる。初期の症状としては眼瞼の腫脹や発赤，眼球後方の疼痛や重さであり，初期の段階で甲状腺眼症と診断するのは困難である。発症は両眼，片眼のいずれのケースもあるが，視神経症は80％が両眼性に生じる[5]。炎症刺激以外の病因として，甲状腺機能亢進症に伴う交感神経刺激によりミュラー筋が異常収縮して上眼瞼後退を来たすことがある。甲状腺眼症は視力低下や複視等の視機能障害だけでなく，眼球突出や眼瞼腫脹および兎眼による整容性の低下も重要な病態である。特徴的な顔貌を呈するため患者への精神的負担が強く，治療にあたっては心理面に対しての配慮も必要である。

甲状腺眼症において至急治療すべき病状[4)6)]として視力低下，色覚異常，急激な眼球突出，角膜混濁，兎眼，視神経乳頭浮腫が挙げられる。また，緊急ではないが治療すべき症状として，過去1カ月以上にわたる羞明，眼の違和感，眼球または球後の痛み，眼瞼後退，眼瞼や結膜の発赤・腫脹，眼球運動障害，複視を避けるための頭位傾斜が挙げられる。

Ⅳ 検 査

問診，視機能検査，画像検査を行い，重症度および活動性を評価することで甲状腺眼症の治

表1 ▶ 病態と症状

罹患部位	病態	症状	続発症
外眼筋	・筋体の肥大による眼窩内容量の増大 ・筋体の収縮・伸展障害，瘢痕性の癒着	・眼球突出，眼位異常，眼窩内圧上昇，視神経の圧迫 ・眼球運動障害，複視，眼位異常	視力低下，失明，色覚異常，眼球または球後の疼痛，兎眼，ドライアイ，乾燥性角膜障害，羞明
眼窩内脂肪組織	・脂肪の増生による眼窩内容量の増大	・眼球突出 ・眼位異常 ・眼窩内圧上昇 ・視神経の圧迫	視力低下，失明，色覚異常，眼球または球後の疼痛，兎眼，ドライアイ，乾燥性角膜障害，羞明
ミュラー筋 上眼瞼挙筋 下眼瞼牽引靱帯	・筋体の肥大 ・拘縮瘢痕性の癒着	・上下眼瞼後退 ・睫毛内反	兎眼，ドライアイ，乾燥性角膜障害，羞明
涙腺	・炎症による涙腺組織の分泌能の低下	・ドライアイ，乾燥性角膜障害，羞明	
眼瞼脂肪組織	・脂肪の肥大	・眼瞼腫脹	
涙道	・涙道機能の障害	・流涙	

炎症刺激により組織は肥大化，浮腫，線維化，拘縮を起こす。それにより多彩な眼症状および続発症を生じる。
（藤原敏宏ほか：甲状腺眼症の治療. 形成外科 60：57-72, 2017 より引用）

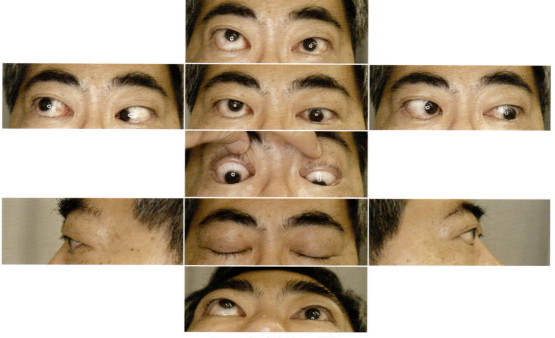

図1 ▶ 甲状腺眼症の外観

両側の眼球突出，結膜充血，眼瞼腫脹，眼球運動制限，複視を認める。写真は開閉瞼，全方視（できれば8方向），尾側から頭側，側面で撮影する。

療方針が決定する[1)6)7)]。

1 問診，視機能検査

眼症の重症度は，眼瞼後退，眼瞼腫脹，結膜，眼球突出度，外眼筋，角膜，視神経・網膜の所

表2 重症度分類

	障害なし	軽度の障害	中等度の障害	高度の障害
眼瞼後退	瞼裂開大 8 mm 未満	8〜10 mm 未満	10〜12 mm 未満	12 mm 以上
眼瞼腫脹	所見なし	軽度	中等度	高度 眼瞼睫毛内反 兎眼
結膜	所見なし	うっ血,充血,浮腫	上方輪部角結膜炎	上強膜血管怒張
眼球突出度	15 mm 未満	15〜18 mm 未満	18〜21 mm 未満	21 mm 以上
外眼筋	所見なし	周辺視で複視	第1眼位以外での複視	第1眼位で複視
角膜	所見なし	兎眼性浸潤 角膜全体に及び浸潤	潰瘍	穿孔,壊死
視神経・網膜	所見なし	乳頭発赤・浮腫 視力：0.3〜1.0 未満	球後視神経症 視力：0.1〜0.3 未満	うっ血乳頭,乳頭周辺網膜のびまん性混濁,網脈絡膜皺襞 視力：0.1 未満

(廣松雄治ほか：バセドウ病眼症・バセドウ病悪性眼球突出症. 日臨 70：1932-1937, 2012 より引用一部改変)

見により評価する（表2）。活動性の評価には clinical activity score（CAS）が用いられる。具体的には，眼窩後方の自発痛や違和感，眼球運動時の痛み，眼瞼の発赤，眼瞼の腫脹，結膜充血，結膜浮腫，涙丘腫脹の7項目による評価で3点以上で活動性ありと判定する。CAS 以外の活動性の評価に MRI 画像や症状不変期間等も参考となる。QOL による評価（視機能および社会心理面に関する質問）も重要で，術前後の効果判定に有用である。また，米国甲状腺学会の NOSPECS 分類も有用である[8]）。

他に術前に行うべき視機能検査として，両眼単一視野，ヘスチャート，視力，眼圧，眼底の検査等がある。眼球突出度は画像でも測定できるが，ヘルテル眼球突出計を用いた測定法が簡便である。

2 画像検査

画像検査としては MRI が有用で，T1 強調画像および T2 強調画像による軟部組織の評価に加え，T2 緩和時間や STIR（short T1 inversion recovery）画像により信号強度を測定し，炎症の活動性を評価する（図2）。水平断，冠状断，矢状断で撮像し評価する。評価項目として，瞼板の腫大，ミュラー筋・上眼瞼挙筋・外眼筋の肥大や位置，眼球突出の評価，眼窩後方容積，涙腺，視神経の走行を確認し，左右差についても評価する。

CT でも同様に軟部組織の評価が可能であるが，形状の評価のみで，MRI のように活動性の評価はできない（図3）。しかし，外科的治療を行う前に眼窩や周辺の骨構造を把握するためには CT は必要である。また，眼窩減圧術後に眼窩壁開窓や眼窩内組織の眼窩外への脱出の評価を行うためにも術前の CT は必須である。さらに，眼窩減圧術でナビゲーションシステムを使用する時には thin slice での CT 画像データが必要となる。

V 保存的治療

甲状腺眼症の保存的治療には，ステロイドパルス療法，放射線外照射，免疫抑制療法，トリアムシノロンの眼窩組織への局注，ボツリヌス A 型毒素の上眼瞼挙筋やミュラー筋への局注（保険適用外），点眼，眼軟膏の塗布等があり，

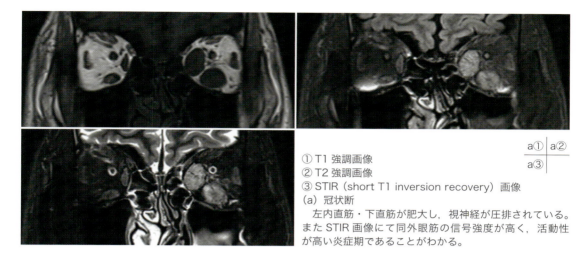

① T1 強調画像
② T2 強調画像
③ STIR（short T1 inversion recovery）画像
（a）冠状断
　左内直筋・下直筋が肥大し，視神経が圧排されている。また STIR 画像にて同外眼筋の信号強度が高く，活動性が高い炎症期であることがわかる。

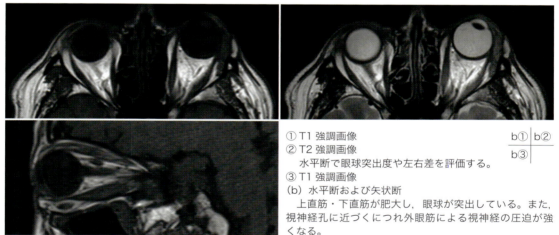

① T1 強調画像
② T2 強調画像
　水平断で眼球突出度や左右差を評価する。
③ T1 強調画像
（b）水平断および矢状断
　上直筋・下直筋が肥大し，眼球が突出している。また，視神経孔に近づくにつれ外眼筋による視神経の圧迫が強くなる。

図2 ▶ MRI による評価
（藤原敏宏ほか：甲状腺眼症の治療．形成外科 60：57-72, 2017 より引用）

重症度や活動性および治療効果を判定しながら治療方針を選択・決定する（図4）[1)7)]。ステロイドパルス療法は，視神経症等を生じた最重症例や中等症〜重症の眼症患者に施行する。古典的なステロイドパルス療法として入院のうえ，メチルプレドニゾロン 1 g/日を3日連続投与し，4日間の休止を行い，それで1クールとし，それを3クール連続して行う。またミニパルス療法として，前述の古典的なパルス療法におけるメチルプレドニゾロンの量を 0.5 g/日として同様の期間で投与する方法もある。患者が70歳以上であったり，体重が 40 kg 以下の場合はミニパルス療法を選択する。ステロイドパルス療法の副作用として消化性潰瘍，糖尿病，感染症，劇症肝炎等が挙げられるため，治療前に十分に患者に説明し，血液像，肝機能，腎機能，脂質，糖尿病，感染症免疫検査，心電図，胃内視鏡検査等を定期的に施行する必要がある[1)]。

眼症は炎症の活動期の後に発症し，活動性と重症度には時間的なズレが見られるため，治療のタイミングにより治療効果は大きく異なる。前述のように，眼窩内組織の炎症が慢性化する

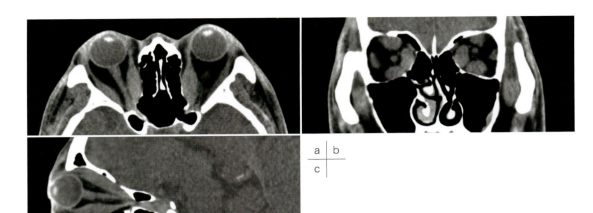

(a) 水平断
(b) 冠状断
(c) 矢状断

図3 ▶ CTによる評価

　水平断，冠状断，矢状断で外眼筋の肥大，眼球突出，眼球の変位，視神経の圧迫，眼窩脂肪の肥大，眼瞼の腫脹，左右差を評価する。MRIと比べ炎症等の活動性の評価はできないが，眼窩・頭蓋底・副鼻腔の形態や位置関係を把握できる。開放する眼窩壁のシミュレーションのためにCTは必要である。
　（藤原敏宏ほか：甲状腺眼症の治療．形成外科 60：57-72, 2017より引用）

ことで線維芽細胞の活性化やそれに伴うグリコサミノグリカンの蓄積，間質の浮腫・線維化が長期化し組織に不可逆的な変化を起こすため，早期からの治療が望ましい[8]。外科的治療以外は眼科で施行されることがほとんどである。また，禁煙の指導，甲状腺機能亢進症，甲状腺機能低下症の治療も併行して行う。喫煙による甲状腺機能への影響や保存的治療後の眼症の増悪，免疫抑制療法に対する反応の低下等が挙げられるため，全例に対し禁煙を励行する。

VI 外科的治療

　眼窩減圧術，外眼筋手術，眼瞼形成術が外科的治療として挙げられる。緊急性がない限り，外科的治療は眼症の非活動期に行うのが基本である[5]。非活動期の外科的治療の目的は，眼球突出の改善や兎眼の修正等，整容面での改善および視神経症の予防である。通常は眼窩減圧術，外眼筋手術，眼瞼形成術の順で行う。その理由は，眼窩減圧術は眼窩内組織の移動により外眼筋や眼瞼の状態に影響を与え，外眼筋手術は眼瞼の状態に影響を与えるためである。眼球突出が過剰でない場合は，眼窩減圧術を施行せずに外眼筋手術や眼瞼形成術を施行することもある。

　活動性を認める場合は，薬物療法や放射線治療が優先される。その理由としては，活動期の状態では症状が変動するため，外科的治療の効果が得られにくく，治療効果を判定しにくいからである。また，手術による侵襲が眼症の病態に加わるため，病状が悪化する危険もある。ただし，活動期であっても視神経症が発症する重症例において保存的治療にて2週間で改善が認められない場合や，薬物療法の副作用のために保存的治療を行えない場合の視神経症には，眼窩内圧の軽減や視神経の圧迫解除を目的に緊急で眼窩減圧術を行う。また，活動期であってもベル現象を認めない兎眼に対しては，乾燥性の角膜潰瘍等を生じる危険性が高いため，眼窩減圧術や眼瞼形成術を緊急で行うことがある。

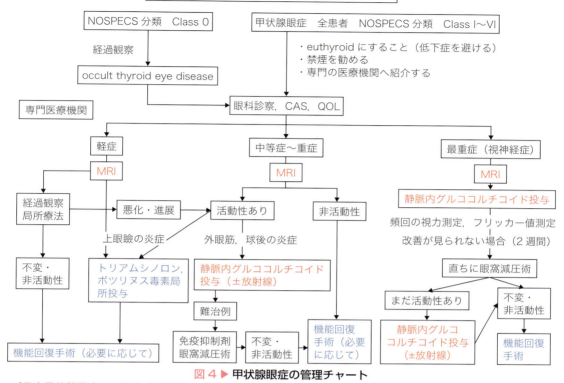

図4 ▶ 甲状腺眼症の管理チャート

〔日本甲状腺学会：バセドウ病悪性眼球突出症（甲状腺眼症）の診断基準と治療指針（第1次案），http://www.japanthyroid.jp/doctor/img/basedou.pdf（最終閲覧 2016/11/24），廣松雄治ほか：バセドウ病眼症・バセドウ病悪性眼球突出症．日臨 70：1932-1937, 2012 より引用〕

視神経症は病状や進行度が多岐にわたるため，眼窩減圧術等の手術適応・タイミングに明確な基準はないが，既存の報告に準じて外科的治療を決定する（表2，図4）[1)7)]。また，眼球突出に対する手術適応も明確な基準はなく，眼球突出による病状，また外観上の変化および本人の希望を考慮して外科的治療を決定する。視神経症等の症状がなく，整容的な目的のみであったとしても，眼球突出が著明な場合は眼窩減圧術や眼瞼形成術を施行する。

当院では甲状腺眼症の患者は眼科を先に受診し，検査および病状を評価され，治療を受けることが多い。眼科の判断で形成外科に外科的治療の依頼があるため，形成外科において活動期・非活動期の外科的治療のタイミングを見定める機会は少なく，眼窩減圧術，眼瞼形成術等の外科的治療に専念することができる。

1 眼窩減圧術

眼窩減圧術は，眼窩壁の開放と眼窩内脂肪組織の移動や部分摘出を行うことで眼窩内圧を減少させる手術である。肥大した脂肪や外眼筋による視神経の圧迫や，眼球が前方に突出することによる視神経の牽引によって視神経症が引き起こされる。眼窩壁を開放し，眼窩内組織の一部を眼窩外に脱出させることで眼窩内の圧迫が解除され，視神経への圧迫・牽引負荷が軽減するため，活動期であっても重篤な視神経症に対

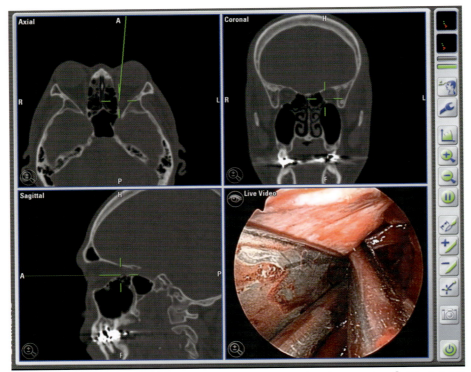

図5 ▶ ナビゲーションシステム〔BrainLAB kolibri navigation system® (BrainLAB 社, ドイツ)〕
内視鏡の映像を同時に映しながらの操作も可能である．ナビゲーションの使用により安全な手術操作ができるだけでなく，眼窩壁を最大限まで開放することが可能となる．
（藤原敏宏ほか：甲状腺眼症の治療．形成外科 60：57-72, 2017 より引用）

しては施行される．また，眼窩壁開放により眼窩容積が拡大し，さらに眼窩内脂肪組織を部分摘出することで眼窩内組織容量が減少するため，非活動期には眼球突出や兎眼の改善目的に行われる．

開放する眼窩壁として内壁，下壁，外壁がある．上壁は頭蓋底損傷のリスクがあるため，通常は開放することはない．視神経症に対して眼窩減圧術を行う時は，視神経の除圧が最大の目的であるため当科では内壁を開放している．その際，可能な限り視神経管の内側も開放することで，より効果的に視神経の除圧効果が得られる．

眼窩内脂肪除去を併用すると眼球突出の改善効果が増大する．1 ml の眼窩内脂肪除去により 0.7 mm の眼球突出の改善が期待できるとされている[5]が，外眼筋の損傷や眼窩内の神経損傷，失明，術後の出血，血腫のリスクを伴うため注意が必要である．

眼窩の深部は直視下での作業が困難で，頭蓋底の位置も眼窩側からは確認しにくいため，内視鏡やナビゲーションシステムを利用して手術の安全性を確保する（図5）．盲目的な作業は視神経損傷や頭蓋底損傷の原因となる．眼窩や周囲副鼻腔，頭蓋底の形状や位置関係には個人差があるため，あらかじめ画像で確認してから手術に臨む．

眼窩減圧術を施行することで眼位や外眼筋の

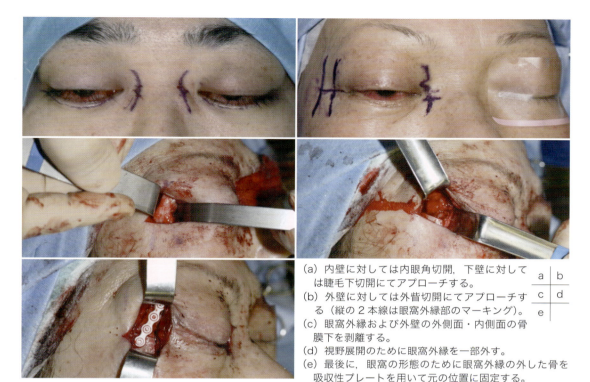

(a) 内壁に対しては内眼角切開，下壁に対しては睫毛下切開にてアプローチする。
(b) 外壁に対しては外眥切開にてアプローチする（縦の2本線は眼窩外縁部のマーキング）。
(c) 眼窩外縁および外壁の外側面・内側面の骨膜下を剥離する。
(d) 視野展開のために眼窩外縁を一部外す。
(e) 最後に，眼窩の形態のために眼窩外縁の外した骨を吸収性プレートを用いて元の位置に固定する。

a	b
c	d
e	

図6 ▶ 内壁・下壁・外壁のアプローチ
（藤原敏宏ほか：甲状腺眼症の治療．形成外科 60：57-72, 2017 より引用）

位置が変わるため，術後に複視が生じ，術前と比べ複視の程度が変化する可能性があることを患者に事前に説明しておく。

1）内壁・下壁・外壁の開放術

（1）内　壁

結膜切開によるアプローチもあるが，眼球突出によって視野が狭くなるため，当科では内眼角部皮膚切開を頻用している（図6）。皮切から内壁までのアプローチは内壁のブローアウト骨折に準ずるため割愛する。開放する内壁の範囲は後涙囊稜より後方，前・後篩骨動脈より尾側，篩骨上顎縫合より頭側，後端は視神経管の内側（図7）とする。

前・後篩骨動脈は前頭骨と篩骨眼窩板の境界に位置し，これより頭側を開放すると頭蓋底を損傷するリスクがあるため，開放する内壁の上縁の目印とする。これらの血管と頭蓋底の位置関係には個人差がある。血管が頭蓋底直下に位置する場合と，頭蓋底から離れている場合があるため，術前に位置関係をCTにて確認しておく[9]。本血管を処理する時は，バイポーラで焼灼またはナイロン糸で結紮してから切離する。本血管は頭蓋底に交通枝を出すため，止血処理を中途半端に行うと頭蓋内で出血するリスクがあるため注意が必要である。

最初にノミ・ツチで小範囲を開放してからスタンツェ（ケリソンパンチ）やモスキート鉗子等を用いて拡大していく。内壁は薄く容易に除去することが可能である。次に，篩骨洞の篩骨蜂巣を可及的に除去し，眼窩内組織が脱出しやすいようにする。篩骨蜂巣の骨や粘膜が残存していると眼窩内組織の脱出が不十分になること

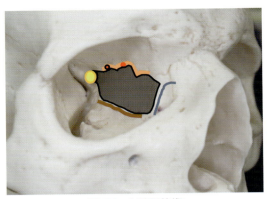

図7 ▶ 内壁開放術

内壁開放の時は前・後篩骨動脈の確実な止血処理が重要である．眼窩内側壁と篩骨洞，頭蓋底の形態，位置関係には個人差があるため，術前の画像評価が必須であり，術中のナビゲーションの使用が望ましい．

■：除去する壁の範囲，━：後涙嚢稜，━：前頭篩骨縫合，━：篩骨上顎縫合，●：前篩骨動脈，●：後篩骨動脈，●：視神経孔

（藤原敏宏ほか：甲状腺眼症の治療．形成外科 60：57-72, 2017 より引用）

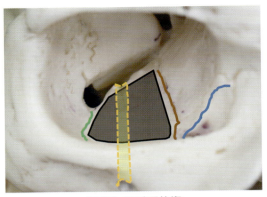

図8 ▶ 下壁開放術

下壁開放時は眼窩下神経の処理が必要である．他の壁の開放と比べると比較的安全性の高い手術であるが，術後の眼位異常および複視，また頬部の知覚障害が問題となりやすい．

■：除去する壁の範囲，━：後涙嚢稜，━：頬骨上顎縫合，━：篩骨上顎縫合，✱：眼窩下溝・眼窩下管

（藤原敏宏ほか：甲状腺眼症の治療．形成外科 60：57-72, 2017 より引用）

がある．篩骨蜂巣の除去および内壁の開放は耳鼻科と連携し，鼻腔からのアプローチで内視鏡下に施行することもある．

視神経症に対して内壁を開放する時は，視神経管も同時に開放すると視神経の圧迫解除に効果的であるため，ナビゲーションシステムを使用しながら可及的に視神経管内側の骨を除去する．

下壁と内壁を同時に開放する場合は篩骨上顎縫合部のバットレスを残しておく．内壁と下壁を一塊に開放してしまうと眼球が内下方に変位（setting sun syndrome）[10]して，高度の眼位異常を呈し，瞳孔より下方の角膜が下眼瞼で隠れてしまうことがある．

（2）下　壁

睫毛下切開または経結膜切開でアプローチする（図6）．最大限に下壁を開放する場合は篩骨上顎縫合，頬骨上顎縫合，下眼窩裂，眼窩下縁で囲まれた範囲を開放する（図8）．眼窩下神経は温存して上顎洞内に落とすが，術後の一過性の眼窩下神経麻痺による頬部の知覚障害はかなりの頻度で生じるので，患者に事前に説明しておくのがよい．下壁の開放術は他の壁と比べ比較的安全性の高い手術であるが，術後に眼球位置が下方に移動するため複視の発症率や程度も大きくなる．そのため，複視の発生リスクも術前に患者に説明しておく必要がある．これらの特性から，下壁の開放に関しては適応をよく検討する必要がある．

（3）外　壁

外眥切開や眼窩外側切開にて眼窩外壁の内側面と外側面にアプローチする（図6）．下壁と組み合わせる場合は睫毛下切開を外側に延長し，視野を展開する．外壁は他の壁と違い，外側に副鼻腔が存在しないため，眼窩壁を開放して眼窩内組織を脱出させるという概念ではなく，外壁を除去してできた空間に眼窩内組織を移動させるというものである．そのため，除去した外

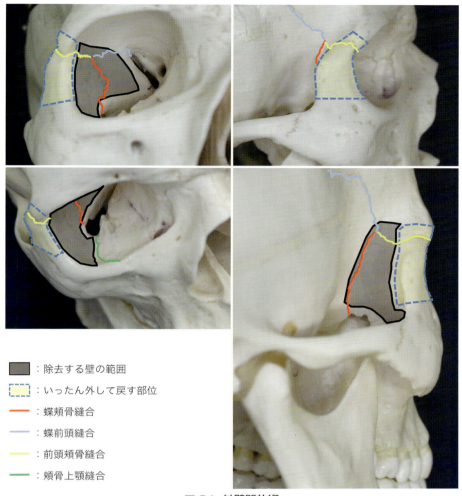

図9 ▶ 外壁開放術
外壁開放時の視野展開のために一時的に外す眼窩外縁および除去する外壁，各縫合線の位置関係を示す．頭側を処理する時は頭蓋底損傷のリスクがあるため術前の画像評価が重要であり，術中のナビゲーションの使用が望ましい．
（藤原敏宏ほか：甲状腺眼症の治療．形成外科 60：57-72, 2017 より引用）

壁の骨容積の分だけ，眼窩容積が拡大する．最初に眼窩外縁，眼窩外壁の外側面・内側面の骨膜下を剥離する．眼窩の形態を維持するために，前頭頬骨縫合部を含む眼窩外縁部の骨を再固定用のプレートの穴を開けておいてから，いったん除去し（図6），視野を展開してから頬骨眼窩面および蝶形骨大翼部，前頭骨を部分除去する（図9）．この作業を行う時も頭蓋底損傷のリスクがあるためナビゲーションを使用することが望ましい．最後に視野展開のために外した前頭頬骨縫合部の骨を戻し，吸収性プレートで固定する．術後に画像評価を行う際に金属製のプレートで固定した場合はアーチファクトができるため，吸収性プレートでの固定が望ましい．

2）眼窩内脂肪組織の脱出

眼窩壁を開放しただけでは骨膜に包まれた眼窩内組織は眼窩外に脱出しないため，骨膜を切開（十字切開，卅字切開，Y字切開等）する必

要がある．骨膜を切開した後に眼球を体表から眼窩後方に向かって徒手圧迫することで，脂肪組織が眼窩外へ脱出する．この時，眼球心臓反射（アシュネル反射）による徐脈に注意する．眼窩内組織は隔膜により細かく仕切りがある[11]ため，骨膜切開のみでは眼窩内脂肪が十分に脱出してこないこともある．その時は，モスキート鉗子等で愛護的に隔膜を剥離することで脂肪組織が脱出しやすくなる．慢性炎症により脂肪組織が線維化・瘢痕化している場合は，このような処置をしても脂肪の脱出が少ないこともあり，その時は眼球突出の改善効果が低くなる．この作業時に止血した眼球側の前・後篩骨動脈を損傷しないように気を付ける．

3）開放する眼窩壁の選択

1壁の開放で減圧効果や眼球突出の改善が不十分と予想される場合は，2壁（内下壁，外下壁，内外壁），3壁（内外下壁）を同時に開放することもある（図10，11）．当院では，視神経症に対して減圧術を施行する場合は視神経管周囲の除圧を目的とするため，開放する壁の組み合わせの中に内壁を必ず入れるようにしている．また，視神経症に対して先に内壁のみを開放し，非活動期になってから眼球突出や兎眼の改善目的で下壁や外壁の開放を行うこともある．通常は開放する壁が多いほど眼球突出の改善度が期待できるため，眼球突出度が軽症～中等症では1壁，中等症～重症では2壁，重症～最重症では3壁の開放を選択する．

開放する眼窩壁の組み合わせと眼球突出の改善度の関係性をまとめたBorumandiら[12]の報告では外壁：2.9～4.5 mm，内下壁：2.6～5.1 mm，内外壁：3.1～5.0 mm，外上壁：3.8～4.8 mm，内下外壁：4.6～7.2 mmとしている．下壁を開放すると高率に眼位異常および術後の複視を生じることから，内外壁の2壁の減圧術（balanced decompression）を推奨する報告があり[5]，これにより術後の複視の発症が軽減するとされている．開放する眼窩壁の組み合わせを検討する時は，眼球突出度の改善のみでなく，視神経症や眼窩内圧に対する改善効果や術後の複視の発症率等も考慮したうえで決定するべきである．

両眼に甲状腺眼症を生じている場合は両側同時の眼窩減圧術も可能であるが，術後の失明等のリスクを考えると片眼ずつ施行する方法も考慮されるべきである．

4）術中の注意点

通常よりも眼窩内圧が高いため，手術による操作で眼球を圧排する際は愛護的に行う．術中の眼球圧迫による迷走神経反射に注意する．眼球突出や兎眼があるため，手術操作にばかり気を取られると角膜や結膜が長時間乾燥し障害を受けることになる．障害が強い場合は術後の疼痛や羞明および視力低下を生じる．術中の角結膜の乾燥予防として，生理食塩水の散布，眼軟膏の塗布，瞼板縫合の施行等の配慮が必要である．眼窩減圧術は人為的にブローアウト骨折を作成する手術であるため眼窩内組織への侵襲が大きい．そのため，術後の炎症や浮腫を軽減させるために術中・術後にステロイドを投与することもある．

5）術後の注意点

失明はまれな合併症ではあるが，術直後に必ず視力，対光反射，瞳孔径の左右差を確認し，術前と比較する．術後に視力の低下，瞳孔散大，知覚障害，開瞼障害を認める場合や髄膜瘻または頭蓋内損傷を疑う所見がある場合は緊急でCTを施行し，血腫や眼窩内組織および頭蓋内組織に異常がないか確認する必要がある．術後に問題がなくても翌日にCTを撮影し，手術による眼窩壁および眼窩内組織の状況を把握し，

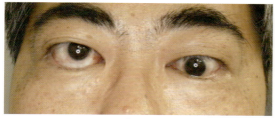
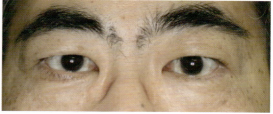

①正面　　　　　　　　　　　　　　　①正面

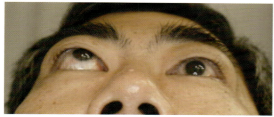
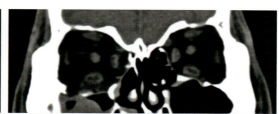

②尾側から頭側を見た状態　　　　　　②尾側から頭側を見た状態

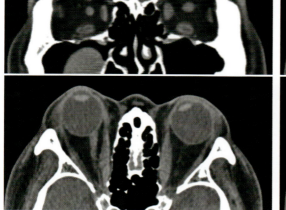

③冠状断および水平断　　　　　　　　③冠状断および水平断
外眼筋の肥大を認める。　　　　　　　内壁・下壁が開放されている。

（a）術前所見　　　　　　　　　　　（b）術後1年6カ月の所見
右眼球の著明な突出を認める。　　　　眼球突出および眼位異常，結膜充血は改善している。

図10 ▶ 51歳，男性，右甲状腺眼症に対し内壁・下壁の2壁開放を行った症例
（藤原敏宏ほか：甲状腺眼症の治療. 形成外科 60：57-72, 2017 より引用）

異常がないかを確認することが望ましい。術後の眼球運動リハビリは不要だが，術後数日は意識的な眼球運動は避ける。疼痛や眼瞼・結膜の腫脹等が落ち着いてきたら眼球運動の制限を解除する。術前に複視を認める場合は術後も大きな変化は認めないが，術前に複視を認めない場合は眼窩減圧術（特に下壁）により眼位が変化するため，しばしば複視を生じる。

2 外眼筋手術

眼窩減圧術後に眼位異常や複視が生じた場合は，矯正目的で外眼筋の後転，前転，短縮等の

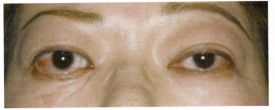
①正面

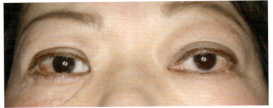
①正面

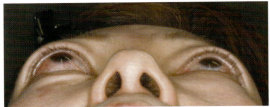
②尾側から頭側を見た状態

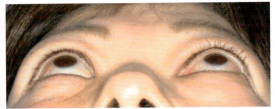
②尾側から頭側を見た状態

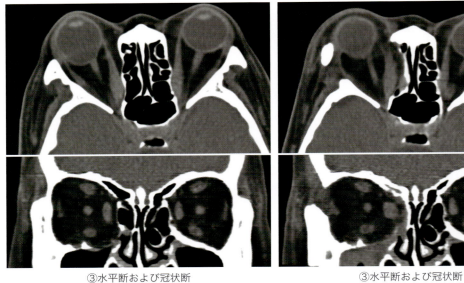

③水平断および冠状断
外眼筋の肥大を認める。

③水平断および冠状断
内壁・外壁が開放されている。

(a) 術前所見
右眼球の著明な突出を認める。

(b) 術後2年の所見
眼球突出，眼位異常は改善している。

図11 ▶ 57歳，女性，右甲状腺眼症に対し内壁・外壁の2壁開放を行った症例
(藤原敏宏ほか：甲状腺眼症の治療. 形成外科 60：57-72, 2017 より引用)

処置が行われる。全方視で複視がないように矯正することが理想だが，実際は難しく，正面視および第一眼位で両眼単一視が得られることを目標に矯正を行う。通常は眼科で施行される手術であるため，詳細は本稿では割愛する。

3 眼瞼形成術

上・下眼瞼後退による兎眼や角結膜障害および眼瞼腫脹に対して行われる。

1）兎眼・眼瞼後退

単純な眼球突出のみでは閉瞼障害を来たすこ

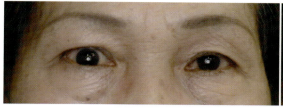

①正面視　　　　　　　　　　　　　②下方視

（a）術前所見

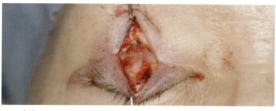

（b）上眼瞼挙筋腱膜の瞼板への付着部を切離した。

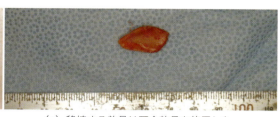

（c）移植する軟骨は耳介軟骨を使用した。

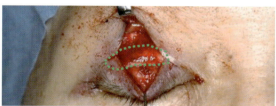

（d）採取した耳介軟骨を剥離した上眼瞼挙筋腱膜と瞼板上縁の間に配置し，吸収糸で縫合固定する。緑色の点線は移植軟骨を示す。

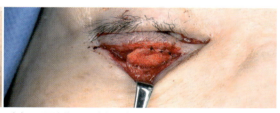

（e）下眼瞼後退の症例に対し，lower eyelid retractors（LER）を切離して尾側に剥離し，採取した耳介軟骨を剥離した瞼板下縁とLERの間に配置し，吸収糸で縫合固定する。

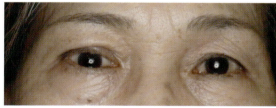

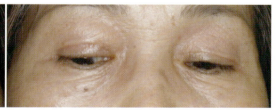

①正面視　　　　　　　　　　　　　②下方視

（f）術後3カ月の所見
上眼瞼後退は改善している。

図12 ▶ 眼瞼形成術（耳介軟骨移植術）（67歳，女性）
右上眼瞼後退に対し，耳介軟骨移植術を施行した。
（藤原敏宏ほか：甲状腺眼症の治療．形成外科 60：57-72, 2017 より引用）

とは少ないが，上・下眼瞼後退が伴うことで兎眼を来たす。眼球突出に対しては眼窩減圧術が一番効果の高い治療法であるが，それでもまだ兎眼が残存するようであれば，眼瞼形成が必要となる。眼球突出が重度ではない場合は眼瞼形成を単独で行うこともある。

　上眼瞼後退に対しては上眼瞼挙筋腱膜やミュラー筋の瞼板への付着部を切離して結膜上を剥

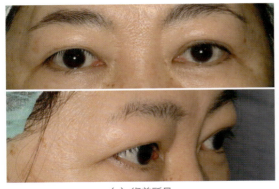
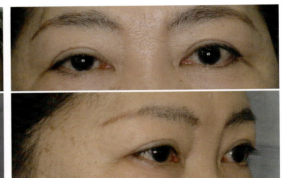

(a) 術前所見　　　　　　　　　　　(b) 術後6カ月の所見
　　　　　　　　　　　　　　　　　　上眼瞼の腫脹は改善している。

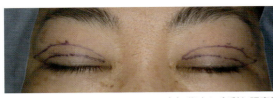
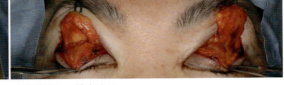

(c) 術中に余剰な眼窩脂肪を確認し，除去する。

図13 ▶ 眼瞼脂肪除去術（48歳，女性）

離し，腱膜性の眼瞼下垂を生じさせることで後退を軽減させる。再癒着による後戻りを防ぐために耳介軟骨をスペーサーとして移植することもある。移植軟骨は切離した挙筋腱膜やミュラー筋と瞼板上縁の隙間に配置し，縫合固定する（図12）。

　下眼瞼後退に対しては lower eyelid retractors（LER）の瞼板下縁の付着部を切離し，結膜上を尾側に剥離する。この状態で下眼瞼後退の改善が乏しい場合は，上眼瞼後退手術時と同様に耳介軟骨を瞼板下縁と LER の間にスペーサーとして配置し，縫合固定する（図12）。

2) 眼瞼脂肪除去

　眼窩減圧術を施行しても眼瞼腫脹が目立つ場合で，眼瞼部の皮下脂肪（後眼輪筋脂肪：retro-orbicularis oculi fat）や眼窩隔膜内の脂肪組織が増生している場合は，余剰な脂肪を除去する（図13）。眼球突出が軽度の場合は，眼窩減圧術をせずに眼瞼の脂肪除去だけを施行することもある。

　甲状腺眼症は保存的治療・外科的治療後に改善が得られても再発することがあり，眼科だけでなく形成外科においても長期にわたるフォローアップが必要である。外科的治療を形成外科で担当する場合においても，眼科を中心としたチーム医療での対応が求められる。

=== 文 献 ===

1) 日本甲状腺学会：バセドウ病悪性眼球突出症（甲状腺眼症）の診断基準と治療指針（第1次案）．http://www.japanthyroid.jp/doctor/img/basedou.pdf（最終閲覧 2016/11/24）
2) 井上洋一，井上立州，神前あいほか：特殊なバセドウ病 バセドウ病眼症の伸展 外科的治療．日臨 64：2291-2296, 2006
3) Bahn RS：Graves' ophthalmopathy. N Engl J

Med 362: 726-738, 2010
4) 廣松雄治：甲状腺疾患へのアプローチ その2 知っておくべき基本的な知識 バセドウ病眼症の診断と治療ガイドライン 実地医家がどのようにかかわるか. Medical Practice 28：1908-1915, 2011
5) 柿崎裕彦, 木下慎介：甲状腺眼症 眼窩減圧術の適応および術式. あたらしい眼科 24：611-617, 2007
6) Bartalena L, Baldeschi L, Dickinson A, et al: Consensus statement of the European Group on Graves' orbitopathy (EUGOGO) on management of GO. Eur J Endocrinol 158: 273-285, 2008
7) 廣松雄治, 江口洋幸, 谷淳一：バセドウ病眼症・バセドウ病悪性眼球突出症. 日臨 70：1932-1937, 2012
8) 広松雄治：Basedow病眼症の病因・診断・治療. 医のあゆみ 213：355-359, 2005
9) 田中秀峰, 村下秀和, 米納昌恵ほか：術前CT及び術中における前篩骨動脈の同定. 日鼻科会誌 50：120-126, 2011
10) Goldberg RA, Shorr N, Cohen MS: The medical orbital strut in the prevention of postdecompression dystopia in dysthyroid ophthalmopathy. Ophthal Plast Reconstr Surg 8: 32-34, 1992
11) Dutton JJ: Connective tissue systems. Atlas of Clinical and Surgical Orbital Anatomy (2nd ed), pp111-112, Elsevier Saunders, Philadelphia, 2011
12) Borumandi F, Hammer B, Kamer L, et al: How predictable is exophthalmos reduction in Graves' orbitopathy? A review of the literature. Br J Ophthalmol 95: 1625-1630, 2011

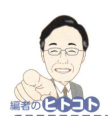

編者のヒトコト

失明の危機に瀕した患者に明かりを取り戻すこともできる眼窩減圧術。私が手がけた最初の患者が手動弁からずいぶんと視力が回復した時は，本当に感謝されました。近年では，ナビゲーションシステムの導入で取り組みやすい手術になってきました。

8 顔面神経麻痺

新潟大学医歯学総合研究科形成外科
松田　健

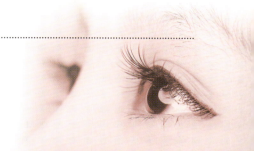

Point!

1. 完全麻痺と不全麻痺（病的共同運動あり）では症状・治療・術式が異なる。
2. 眉毛高の左右差をそのまま眉毛挙上のみで矯正する必要はない。
3. 完全麻痺に伴う兎眼に対して上眼瞼を「下げる」，下眼瞼を「上げる」方向の手術を行う。側頭筋移行術は双方に有効である。
4. 病的共同運動による「ウー」「イー」時の瞼裂狭小化に対しては，完全麻痺とは逆に上眼瞼を「上げる」，下眼瞼を「下げる」方向の手術を行う。

はじめに

　形成外科的治療の適応となる顔面神経麻痺は，ほとんどが非回復性・陳旧性の症例であるが，完全麻痺と病的共同運動を伴う不全麻痺とでは，その症状ならびに必要となる治療・術式も大きく異なってくる[1]。

　完全麻痺例では眉毛下垂（前頭筋麻痺による），閉瞼不全（眼輪筋麻痺による）が問題となるが，最も重視すべきは閉瞼機能の再建，すなわち眼球の保護であり，次いで整容的な配慮をすることになる。上眼瞼においては，過度の眉毛吊り上げや上眼瞼皮膚切除は閉瞼機能を悪化させる可能性があるため十分な注意が必要であるが，下眼瞼においては整容的な改善と閉瞼機能の改善とが相反することは比較的少ない。

　病的共同運動を伴う不全麻痺例においては閉瞼機能が比較的保たれていることが多く，頬部・口部の運動時（「ウー」「イー」時）の眼輪筋収縮による瞼裂の狭小化および左右差が主な問題となり（図1），閉瞼機能を損なわない範囲で瞼裂を拡大させ，整容的な改善を得る手術を行う。病的共同運動に対しては，A型ボツリヌス毒素製剤の投与とリハビリテーションを組み合わせた非手術療法の有用性が報告されている[2)~4)]が，眉毛挙上，重瞼形成，余剰皮膚の切除等は非手術療法では行えないうえに，共同運動の強

(a) 完全麻痺例 　　　　　　　　　(b) 不全麻痺例（病的共同運動を伴う）

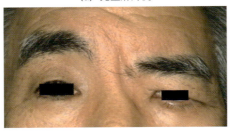 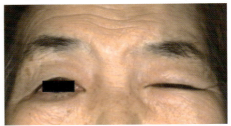

1. 眉毛下垂　　　　　　　　　＋＋　　　　　　　　　　　　　　＋〜±
2. 上眼瞼皮膚弛緩　　　　　　＋＋　　　　　　　　　　　　　　±〜−
3. 麻痺性兎眼　　　　　　　　＋＋　　　　　　　　　　　　　　±〜−
4. 瞼裂狭小化　　　　　偽眼瞼下垂による　　　　　　眼輪筋の拘縮，異常収縮による
　　　　　　　　　　（真の瞼裂狭小化ではない）　　　　（真の瞼裂狭小化）

図1 ▶ 完全麻痺例と，病的共同運動を伴う不全麻痺例における眼瞼周囲の症状
（松田健：眼瞼周囲の病的共同運動に対する手術治療戦略．Facial N Res Jpn 33：67-70, 2013 より引用）

(a) 完全麻痺例 　　　　　　　　　(b) 不全麻痺例（病的共同運動を伴う）

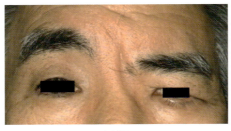 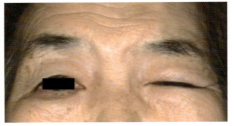

1. 眉毛を　　　　　　　　　　上げる　　　　　　　　　　　　　上げる
　　　　　　　　　　　　　（眉毛挙上術）　　　　　　　　　　（眉毛挙上術）
2. 上眼瞼を　　　　　　　　　下げる　　　　　　　　　　　　　上げる
　　　　　（挙筋延長術，lid loading，側頭筋移行術）　　（挙筋前転術，眼輪筋減量術）
3. 下眼瞼を　　　　　　　　　上げる　　　　　　　　　　　　　下げる
　　　　　（吊り上げ術，挙上術，側頭筋移行術）　　　　　（眼輪筋減量術）

図2 ▶ 完全麻痺例と，病的共同運動を伴う不全麻痺例おのおのに対して必要な手術
（松田健：眼瞼周囲の病的共同運動に対する手術治療戦略．Facial N Res Jpn 33：67-70, 2013 より引用）

い部分の筋肉を減量させることはA型ボツリヌス毒素製剤の減量および効果持続期間の延長にも寄与するため，非手術療法と外科的治療は相反するものではなく，時に併用することも有用である。

つまり上・下眼瞼については，完全麻痺例と，病的共同運動を伴う不全麻痺例とではまったく逆方向の手術を行う必要があるということであり，おのおのの症状を正しく把握し理解して，それに応じた適切な術式を選択する必要がある（図2）。

本稿では，眉毛（額），上眼瞼，下眼瞼の各部位別の治療手技について述べる。

眉毛・額

眉毛外側部においては顔面神経側頭枝が皮膚表層からかなり浅い層を走行しているため，外傷や不用意な手術操作によって容易に損傷される。側頭枝は細くかつ分枝・合流が少ないために，いったん損傷されると回復し難い。そのため，病的共同運動による顔面の拘縮が問題とな

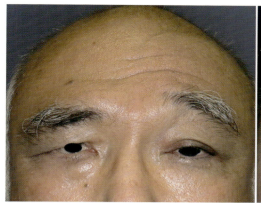 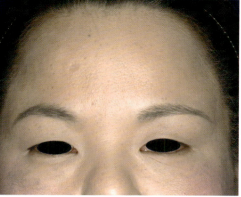

（a）60歳代，男性　　　　　　　　　　　　　（b）30歳代，女性

図3 ▶ 顔面神経側頭枝麻痺による眉毛下垂
ともに右顔面神経側頭枝完全麻痺であるが，眉毛高の左右差は高齢者でより顕著となる。

るような不全麻痺症例においても側頭枝領域の動きは弱い場合が多い。

　顔面神経側頭枝によって支配される前頭筋の麻痺により麻痺側の眉毛挙上が困難となると眉毛下垂となり，上眼瞼皮膚のたるみにより瞼裂に上眼瞼皮膚が被さりがちとなり（偽眼瞼下垂），これが代償的な前頭筋緊張を惹起する（狭くなった瞼裂を広げようと眉毛を上げようとする）。しかし，眉毛は健側でのみ挙上されるため，眉毛高の左右差はより顕著となる。また，優位眼側に麻痺が起こった際にこの傾向がより強く出現する。麻痺側での眉毛高と瞼裂，さらに健側の眉毛高と瞼裂においてもこれらは互いに密接な関係にあり，眉毛高の左右差はダイナミックな機序により修飾（強調）されていることを理解しておく必要がある。

　もともと「眉毛を上げ，眼を見開いてものを見る」傾向のある患者は，前頭筋麻痺による眉毛高の左右差が目立ちやすい。一般的に高齢者はこの傾向が強く，眉毛下垂による左右差が目立ちやすく，若年者では前頭筋麻痺による眉毛下垂は目立たないことが多い（図3）。

　現時点では前頭筋麻痺に対して確実に有効とされる動的再建術はないため，手術は静的再建術が主となる。前述したように，眉毛高の左右差がダイナミックな機序によって修飾（強調）されているということは，術前の左右差が眉毛挙上術において挙上すべき量とは必ずしも一致しないということを意味する。すなわち，麻痺側の眉毛が挙上されると偽眼瞼下垂は改善し，健側での代償性前頭筋緊張が減弱して眉毛高が低下し，左右差は改善するため，術前の眉毛高左右差をそのまま補正する必要はない。また，健側の眼瞼下垂を認める場合には健側の上眼瞼挙筋前転術を行うことで健側の眉毛を降下させ，左右バランスを改善させることができるため，眉毛高の左右差が軽度な症例では上眼瞼挙筋前転術により眉毛挙上術そのものを回避することも可能である。

1 眉毛上皮膚切除による挙上術

　眉毛挙上術の術式としては最も古典的なものである。眉毛上の皮膚を幅6〜10mm程度切除するデザインを行い，その切開より操作を行う。皮膚切除・縫縮のみでは眉毛挙上効果は十分得られないことが多いので，眉毛をいかに前

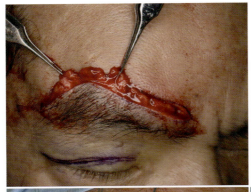
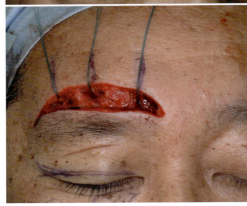
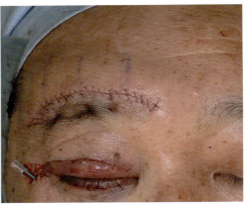

(a) 眉毛上皮膚を脱上皮して真皮弁を作成し，これを前頭骨膜に向けて固定して眉毛吊り上げを行う．
（松田健：眼瞼周囲の病的共同運動に対する手術治療戦略．Facial N Res Jpn 33：67-70, 2013 より引用）
(b) 眉毛上皮膚を切除して，この切開より前頭骨に向けてスーチャーアンカーを刺入し，これを用いて眉毛を挙上する．
(c) 手術終了時
　　上・下眼瞼の手術を同時施行した．

図4 ▶ 眉毛挙上術（眉毛上切開法）

頭骨に対して固定するかが重要である．

　まず，切除する眉毛上の皮膚を脱上皮して真皮弁を作成する（図4-a）．その後，前頭筋の線維に沿い，それを裂くようにして切開の約1 cm程度頭側で3ないし4カ所，前頭筋下の骨膜を露出し，眉毛部の皮下組織ならびに真皮弁を前頭骨膜に固定して，吊り上げを行う[1]．手術中は仰臥位であることや，前述のように術後の対側眉毛高の変化や後戻り等を考慮する必要があり，吊り上げ量の決定は必ずしも容易ではないが，著者は「やや強めに眼を見開いた状態」での健側と同程度の高さをひとつの目安としている．術直後はやや過矯正であるが，多くの場合，数カ月で解消される．前頭骨への確実な固定を行い，後戻りを極力少なくするために骨膜弁[5]やスーチャーアンカー[6]を用いるのも有効な方法である（図4-b, c）．いずれも皮膚切除量が多くなりすぎれば患側の額のシワが伸びてやや不自然となるため，皮膚切除幅が大きくなりすぎないように注意する．

2 頭髪生え際皮膚切除による挙上術

　眉毛上皮膚切除に伴う眉毛上の瘢痕を回避したい症例に用いる．生え際付近の額の皮膚を幅10〜15 mm程度切除・縫縮する[7]．ジグザグ状の皮膚切除デザインとすると，より瘢痕が目立ちにくくなる（図5）．瘢痕は長くなるものの，頭髪で隠すことができるので整容的に優れている．しかし，眉毛から離れた部位での挙上となるため，その効果は弱く，適応はごく軽度の眉毛下垂に限られる．また，禿髪の症例には適応がない．額の除皺効果があるが，健側の額のシ

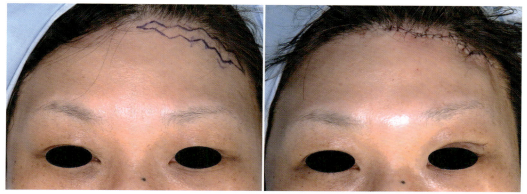

図5 ▶ 頭髪生え際皮膚切除による眉毛挙上術
ジグザグの皮膚切除デザインにすると，より瘢痕が目立ちにくい。眉毛の挙上効果は特に内側で弱くなる。

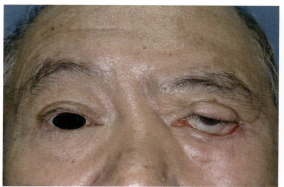

図6 ▶ ゴールドプレート長期留置による合併症
プレートの偏位，プレート上皮膚の菲薄化，凹凸が認められる。

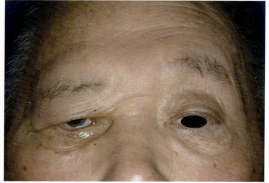

図7 ▶ 顔面神経麻痺患者における偽眼瞼下垂
眼輪筋麻痺による閉瞼障害により上眼瞼瞼縁は高くなる一方で，上眼瞼皮膚のたるみおよび眉毛下垂により瞼裂が狭くなったように見える。

ワが目立つ症例ではシワの左右差が強調されてしまうため注意を要する。皮膚切除により額から頭頂部へ向かう知覚神経の障害が起こるため，術後数カ月は頭頂部の知覚異常を訴えることが多いが，多くの場合は改善し，長期的な問題とはならない。

3 生え際からのスーチャーアンカーによる挙上術

眉毛上の皮切を避け，生え際付近の切開から前頭骨へ刺入したスーチャーアンカーを用いて眉毛を吊り上げる方法である[8]。眉毛の挙上効果は眉毛上皮膚切除による方法に劣るが，眉毛下垂が比較的軽度な症例や，眉毛上の瘢痕を避けたい若年者に用いる。生え際付近の切開より広範に前頭骨膜下の剥離を行ったうえで眉毛を吊り上げることで，「骨膜ごと」眉毛が挙上された状態を保ち，その位置で新たな前頭骨への癒着を図る。アンカーは2または3本を用い，骨膜下の層から眉毛上部の小切開に通糸する。1cm程度の幅をもって眉毛上部の皮下組織をすくうようにして再度眉毛上部の小切開から骨膜下の層に通糸し，吊り上げを行う。すくう皮下組織の層が浅い場合にdimpleが目立つので，

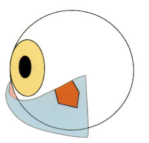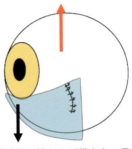

(a) 眼球赤道面より低位での下眼瞼瞼板切除および横方向の長さの短縮は，下眼瞼を押し下げる力（黒矢印），眼球を押し上げる力（赤矢印）を生じ得る。

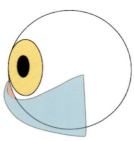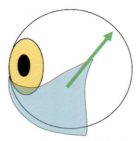

(b) 周径（瞼板横方向の長さ）を保ちながら下眼瞼を上方に引き上げる（緑矢印）方がより望ましい。

図8 ▶ 下眼瞼外反に対する外科治療における考え方
（松田健：Lateral orbital periosteal flap を用いた麻痺性兎眼の治療. Facial N Res Jpn 30：108-110, 2010 より一部引用改変）

やや深い層で皮下組織をすくうようにする。

II 上眼瞼

完全麻痺例に対して

麻痺性兎眼による乾燥性角結膜炎，角膜びらん・潰瘍等の障害を防ぐための閉瞼機能の再建，および上眼瞼を「下げる」ことが治療の主な目的となる（図2）。上眼瞼の麻痺性兎眼に対しては，ゴールドプレートによる lid loading や筋膜・軟骨移植による上眼瞼挙筋延長術が有効である。lid loading は比較的簡便な手技で閉瞼機能が得られるという長所がある一方で，長期の留置ではプレートの偏位や，異物反応による上眼瞼の凹凸やプレート上皮膚の菲薄化等の合併症があり，注意を要する（図6）。完全麻痺例では眼輪筋麻痺により上眼瞼の瞼縁は高くなる（閉瞼障害）が，同時に眉毛下垂・上眼瞼皮膚弛緩によって瞼裂に覆い被さる上眼瞼皮膚量が増加し，偽眼瞼下垂の状態となりやすい（図7）。眉毛下垂の程度によって覆い被さる皮膚の量は変化するため，著者はまず眉毛挙上を行い，数カ月をおいてから上眼瞼の手術を行うことが望ましいと考えているが，兎眼の程度が強く，早急な対処が必要な場合にはこの限りではない。

偽眼瞼下垂における上眼瞼余剰皮膚に対しては，健側とのバランスを考え皮膚切除および重瞼作成を行うが，皮膚を切除しすぎないように注意する必要がある。

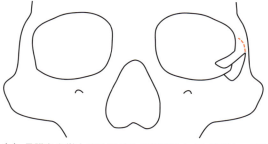
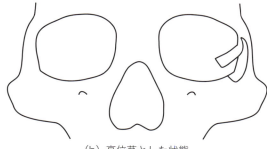

(a) 骨膜弁を挙上するほどその茎部は上方に移動し，高位茎となり，縫着する下眼瞼瞼板がより上方へと引き上げられることになる。高位茎とするほど基部付近においては骨膜切開をより内側へ，眼窩内へ入り込む方向（赤破線）に進める。

(b) 高位茎とした状態

図9 ▶ lateral orbital periosteal flap 法における骨膜弁のデザイン
（松田健：Lateral orbital periosteal flap を用いた麻痺性兎眼の治療．Facial N Res Jpn 30：108-110, 2010 より引用一部改変）

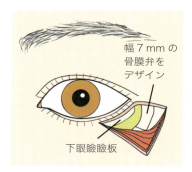
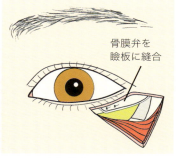

(a) 術式のシェーマ

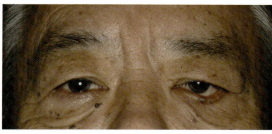
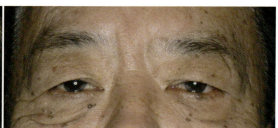

(b) 術前所見　　　　　　　　　　　　　　　(c) 術後 1 年の所見

図10 ▶ lateral orbital periosteal flap 法ならびに症例（66歳，男性）
（松田健：Lateral orbital periosteal flap を用いた麻痺性兎眼の治療．Facial N Res Jpn 30：108-110, 2010 より引用一部改変）

2 病的共同運動を伴う不全麻痺例に対して

病的共同運動を伴う不全麻痺例では閉瞼機能は比較的保たれていることが多く，平常時および「ウー」「イー」時の瞼裂狭小化を解消するために上眼瞼を「上げる」手術が必要となる場合が多い（**図2**）。眼瞼下垂症に対する通常の挙筋前転術および上眼瞼形成術を行うが，その際に皮膚切開部周囲の眼輪筋をやや多めに切除し，病的共同運動の減少を図る。

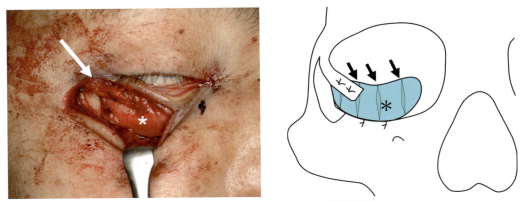

図11 ▶ 耳甲介軟骨移植による下眼瞼挙上術
下眼瞼の彎曲に合わせるように切り込み（黒矢印）を入れ，彎曲させた耳甲介軟骨（＊）を眼窩内に差し込み，骨膜弁（白矢印）でこれを押さえ込み，かつ引き上げるように固定した。

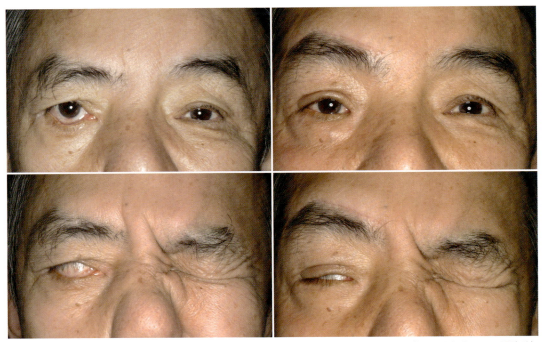

(a) 術前所見（上：平常時，下：閉瞼時） 　　(b) 術後1年3カ月の所見（上：平常時，下：閉瞼時）
高度の麻痺性兎眼を認めた。

図12 ▶ 耳甲介軟骨移植症例（71歳，男性）
（松田健：麻痺性兎眼に対するLateral orbital periosteal flap法．形成外科 57：481-487，2014 より引用―一部改変）

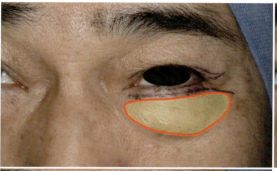
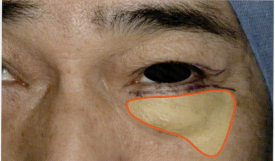
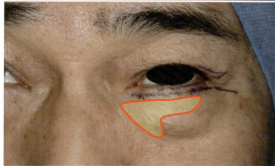

a	b
c	

（a）一般的な眼輪筋減量範囲
（b）頬から持ち上げられるような動きが強い場合の眼輪筋減量範囲
（c）病的共同運動の範囲が内側部に限局している場合の眼輪筋減量範囲

図13 ▶ 下眼瞼眼輪筋減量の範囲
　症例によって病的共同運動が強い部位が異なるため，おのおのの症例に合わせて眼輪筋減量範囲を調節する。

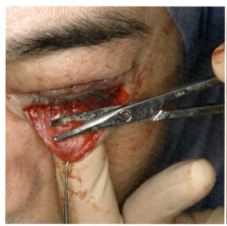
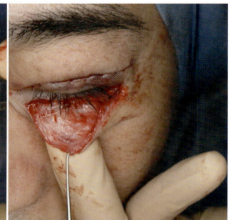

（a）睫毛下切開より眼輪筋下を広く剥離し，翻転可能な状態として直視下に眼輪筋を剪除する。
（b）眼輪筋を剪除・減量した状態

図14 ▶ 睫毛下切開からの眼輪筋減量術

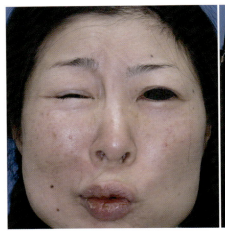 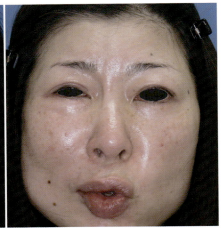

(a) 術前「ウー」時　　　　　　　　(b) 術後1年「ウー」時
　　　　　　　　　　　　　　　　　上眼瞼の下降と下眼瞼の挙上が軽減し，瞼
　　　　　　　　　　　　　　　　　裂狭小化の症状が改善している．

図15 ▶ 病的共同運動に対する上眼瞼挙筋前転術＋下眼瞼眼輪筋減量術（47歳，女性）

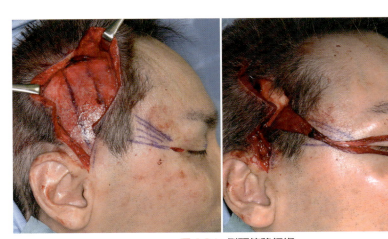

図16 ▶ 側頭筋移行術
　上・下眼瞼皮下を通した側頭筋膜を，内眼角靱帯を支点として部分移行した側頭筋で後外側上方に牽引し，閉瞼力を得る．

Ⅲ 下眼瞼

1 完全麻痺例に対して

　下眼瞼の麻痺性兎眼の外科的治療において重要なことは，眼輪筋の麻痺により下垂し，外反した下眼瞼を「上げる」（図2），つまりできるだけ高い位置で眼球に密着させることである．

　軽度～中等度の下眼瞼の外反に対しては，下眼瞼の楔状切除による瞼板横方向の短縮術[9]やlateral tarsal strip法[10)11]がしばしば用いられるが，眼球赤道面より尾側においての下眼瞼の横方向の過度の短縮は，眼球に対して下眼瞼を押し下げる方向の力を生じ得る（図8-a）．著者は，これらの問題を解消するためには下眼瞼の横方向の長さをできるだけ保ちつつ，下眼瞼

を後上方に持ち上げる（図8-b）ことが必要と考え，中等度程度までの症例では眼窩外側縁部から上方茎の骨膜弁を挙上し，これを用いて瞼板挙上を行う lateral orbital periosteal flap 法[12)13)]を好んで用いている（図9，10）。

中等度以上の麻痺性兎眼に対しては，軟骨移植[14)~16)]や筋膜移植[17)]による吊り上げが有効である。高度麻痺性兎眼の症例には，衝立型の耳甲介軟骨移植による下眼瞼の挙上を行う。これは前述のような下眼瞼を「引っ張り上げる」術式とは異なり，眼窩下縁と下眼瞼瞼板の間に高さのある軟骨を挿入し，下眼瞼を「押し上げる」ことで挙上効果を得るものである。耳介軟骨採取を要すること，下眼瞼の膨隆が目立つ場合があること，下方の視野が狭くなることなどの欠点はあるものの，下眼瞼挙上効果は強力であり，高度麻痺性兎眼に対しては有力な選択肢となる（図11，12）。軟骨の移植にあたっては耳甲介軟骨の凹面（前面）を眼球側に向けて移植し，挙上された下眼瞼ができるだけ眼球へ密着するように留意する。

2 病的共同運動を伴う不全麻痺例に対して

病的共同運動を伴う不全麻痺例では下眼瞼の外反や下垂が認められることは少なく，平常時を含め特に「ウー」「イー」時の眼輪筋・頬骨筋の拘縮や病的共同運動によって下眼瞼が挙上され，瞼裂の狭小化が生じていることが多い（図1）。これは前述の完全麻痺例とほぼ正反対の症状であり，逆に下眼瞼を「下げる」必要がある（図2）。

「ウー」「イー」時に異常な動きが認められる部位をマーキングし，その部分を中心に眼輪筋を切除・減量する。おのおのの症例によって動きの強い部分は異なるので，適宜それに合わせて眼輪筋の減量を行う方針とする（図13）。

通常は睫毛下切開より眼輪筋下を剥離し，皮弁を翻転して眼輪筋を剪除する（図14）。眼輪筋の拘縮を伴うような症例では，眼輪筋はやや肥厚していることが多い。眼輪筋減量に伴う下眼瞼の陥凹を予防するために，眼窩隔膜を切開し眼窩脂肪を一部引き出して下眼瞼のボリュームを補填するようにする。眼輪筋の減量を行うことで「ウー」「イー」時の瞼裂狭小化を軽減することができる（図15）。

IV 側頭筋移行術（Gillies-Andersen法）

麻痺性兎眼に対する動的再建術として一般に広く行われており，中等度以上の麻痺性兎眼に良い適応である[18)]。内眼角靱帯を支点に，上・下眼瞼皮下に通した筋膜を瞼裂外側上方へ移行した側頭筋で牽引し，閉瞼力を得る（図16）。通常の「瞼を閉じる」動作ではなく「噛む」ことで閉瞼が得られるので，術後トレーニングが必要である。側頭筋による閉瞼がうまく使えるようになると，洗髪・洗顔時に「奥歯を噛みしめる」ことで石鹸が眼に入るのを防ぐことができるようになる。

脳外科手術後の症例ではしばしば手術操作による側頭筋の術後萎縮が認められるので，術前にこめかみ部を触診し，噛みしめた時に動く側頭筋があることを確認しておく必要がある。本法は，三叉神経麻痺合併例には適用することができない。

文献

1) 松田健：眼瞼周囲の病的共同運動に対する手術治療戦略．Facial N Res Jpn 33：67-70, 2013
2) Nakamura K, Toda N, Sakamaki K, et al: Biofeedback rehabilitation for prevention of synki-

nesis after facial palsy. Otolaryngol Head Neck Surg 128: 539-543, 2003
3) Azuma T, Nakamura K, Takahashi M, et al: Mirror biofeedback rehabilitation after administration of single-dose botulinum toxin for treatment of facial synkinesis. Otolaryngol Head Neck Surg 146: 40-45, 2012
4) 栢森良二：ボツリヌス毒素による慢性顔面神経麻痺の治療効果と反復性. Facial N Res Jpn 30：127-130, 2010
5) 曽東洋平, 西本聡, 福田健児ほか：顔面神経麻痺に対する骨膜弁を用いた眉毛挙上術. Facial N Res Jpn 32：146-149, 2012
6) 渕上淳太, 山内菜都美, 松田健ほか：Suture anchor systemを用いた顔面神経麻痺例における眉毛挙上術の検討. 形成外科 57：181-186, 2014
7) 松田健, 柴田実, 松代直樹：頭髪生え際皮膚切除による眉毛挙上術. Facial N Res Jpn 34：126-128, 2014
8) Yamamoto Y, Sasaki S, Furukawa H, et al: Anchoring correction of eyebrow ptosis in facial palsy. Plast Reconstr Surg 108: 1297-1299, 2001
9) Smith B, Cherubine TD: A compendium of principles and technique. Oculoplastic Surgery, pp92-94, C. V. Mosby, St Louis, 1970
10) Anderson RL, Gordy DD: The tarsal strip procedure. Arch Ophthalmol 97: 2192-2196, 1979
11) Jordan DR, Anderson RL: The lateral tarsal strip revisited. The enhanced tarsal strip. Arch Ophthalmol 107: 604-606, 1989
12) 松田健：Lateral orbital periosteal flap を用いた麻痺性兎眼の治療. Facial N Res Jpn 30：108-110, 2010
13) 松田健：麻痺性兎眼に対する Lateral orbital periosteal flap 法. 形成外科 57：481-487, 2014
14) Jackson IT, Dubin B, Harris J: Use of contoured and stabilized conchal cartilage grafts for lower eyelid support: a preliminary report. Plast Reconstr Surg 83: 636-640, 1989
15) Hashikawa K, Tahara S, Makahara M, et al: Total lower lid support with auricular cartilage graft. Plast Reconstr Surg 115: 880-884, 2005
16) 阪場貴夫, 上田和毅, 梶川明義ほか：麻痺性下眼瞼変形の治療. Facial N Res Jpn 30：111-113, 2010
17) Wiggs EO, Guibor P, Hecht SD, et al: Surgical treatment of the denervated or sagging lower lid. Ophthalmology 89: 428-432, 1982
18) Andersen JG: Surgical treatment of lagophthalmos in leprosy by Gillies temporalis transfer. Br J Plast Surg 14: 339-345, 1961

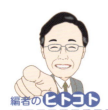

編者の ヒトコト

瞼が開けにくいという症状と，瞼が閉じにくいという症状が同居する顔面神経麻痺の眼瞼症状。これを調和させるのは大変難しいことです。

9 涙道閉塞・涙道再建術

多根記念眼科病院
眞野福太郎・大江雅子

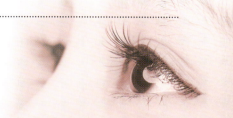

> **Point!**
> ❶ 涙道内視鏡を用いた内視鏡下涙管チューブ挿入術が，涙道閉塞に対する標準術式である。
> ❷ 先天鼻涙管閉塞は自然軽快する症例が多く，改善しない場合も細い金属ブジーで穿破して治癒することが多い。
> ❸ 急性涙嚢炎の既往がないにもかかわらず，涙嚢腫脹・硬結を生じている場合は涙嚢腫瘍を疑う。
> ❹ 断裂した涙小管周囲の組織を縫合する際は三次元的な解剖の理解が必要である。上下の涙点の位置を確認しつつ眼瞼の再建も行う。

はじめに

　流涙症状を来たす原因として，涙道閉塞のほかにドライアイや結膜弛緩症等の有無を正確に診断し，涙道閉塞が原因であれば，視診・触診・通水検査等で病態・閉塞部位を見極めることが治療戦略として重要である。近年は涙道内視鏡の発達により，涙道閉塞治療の可視化が進み，その重要性が増しているが，涙小管閉塞や先天鼻涙管閉塞等の難症例に対する金属ブジー（図1）を用いた穿破（probing）や，鼻涙管閉塞に対する根治治療である涙嚢鼻腔吻合術（DCR）の重要性は以前と変わらない。

　本稿では，涙道閉塞の診断から治療のポイントを網羅的に解説する。

I 疾患各論

1 鼻涙管閉塞

　鼻涙管閉塞は，鼻涙管が特発性あるいは続発性に閉塞した状態を指す。

1）慢性涙嚢炎

　涙嚢内に細菌感染が繰り返し生じれば，慢性

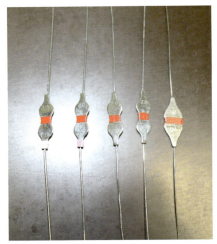

図1 ▶ 金属ブジー

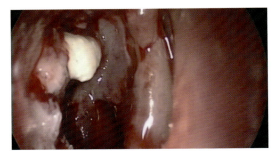

図3 ▶ ムコスタ結石

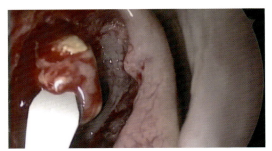

図2 ▶ 涙嚢内結石

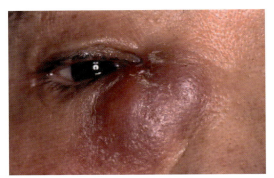

図4 ▶ 急性涙嚢炎

涙嚢炎になり，涙嚢内に結石（図2）や多量の膿の貯留を認める。慢性涙嚢炎に伴う鼻涙管閉塞は涙嚢までの閉塞がなく，涙嚢も拡大していることが多いため初心者でも観察が容易であるが，閉塞部が固く，長い場合は涙管チューブ抜去後に再閉塞を来たし，涙嚢鼻腔吻合術の適応となる症例も多い。

最近のトピックスとして，ドライアイ治療の点眼薬（ムコスタ®：大塚製薬社，日本）を長期間使用している患者に涙嚢内結石が生じるという報告がある。通常の固い結石とは異なり，柔らかく，白っぽい色調をした結石を認めることが多い（図3）。

2) 急性涙嚢炎

鼻涙管閉塞の症例で，急性・亜急性に涙嚢が腫脹し，疼痛を伴う場合は急性涙嚢炎の状態である。まずは抗生剤の点滴あるいは内服，必要に応じて涙嚢を穿刺・排膿して感染を落ち着かせてから，内視鏡下涙管チューブ挿入術を試みる。そのような症例では涙小管-涙嚢間に弁機構（チェックバルブ）が存在することがある。著しく腫脹した涙嚢自体が涙小管を圧迫し，機能的な閉塞を生じている（図4）。機能的な涙小管閉塞を無理に穿破しようとすると，仮道（本来の涙道とは別の経路）を形成してしまう。18G鋭針等で皮膚表面から涙嚢を穿刺・排膿すると弁機構が解除され，内視鏡手術が可能となる。

急性涙嚢炎の既往がないにもかかわらず，涙嚢腫脹・硬結を生じている場合は涙嚢腫瘍を疑う。血性流涙の有無を確認し，画像検査を進め

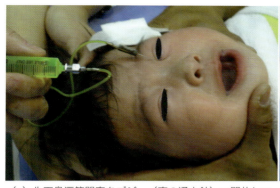 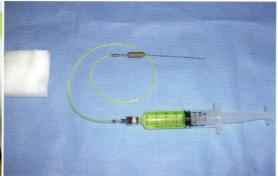

(a) 先天鼻涙管閉塞をブジー（直の通水針）で開放している。
(b) フルオレセインを満たしたシリンジの先に通水針を装着している。

図5 ▶ 先天鼻涙管閉塞の手術

て確定診断を行う。手術を行う際は，涙嚢を全摘出可能な鼻外法を選択する。

3）先天鼻涙管閉塞

生下時より流涙を来たし，眼脂を繰り返し認める場合は先天鼻涙管閉塞を疑う。鼻涙管下部の鼻腔への開口部の膜様閉塞が原因である。抗生剤点眼等で様子を見ていると1歳ころには自然軽快する症例が多いが，改善しない場合は2～3歳ころに全身麻酔下に手術を行う（**図5**）。鼻涙管下部の膜様閉塞で，内視鏡に頼らずとも細い金属ブジーで穿破できることが多い。

小児の涙道は未発達で狭く，太い内視鏡を用いるよりむしろ，細い金属ブジーで確実に閉塞部を開放する方が，侵襲が少なく良い方法である。

2 総涙小管閉塞

涙嚢に至るまでの総涙小管の閉塞である。内視鏡下涙管チューブ挿入術の良い適応であり，チューブ挿入が成功すれば治癒率も高いが，涙小管での内視鏡操作になるため，鼻涙管閉塞に比べて難易度が高くなる。

ピンホール様の閉塞など，閉塞の状況によっては内視鏡よりも金属ブジーや先の柔らかいチューブそのものを用いて穿破した方がよい場合がある。その際も内視鏡を用いて，閉塞部の性状をよく観察することが重要である。

内視鏡下にスリット状に観察される膜様閉塞の場合は，頭側から尾側へ閉塞部を内視鏡でひっかけるように穿破すると涙嚢にうまく到達できる。

3 涙小管閉塞

涙点閉鎖術後や結膜炎後，また長期間の緑内障点眼の使用およびTS-1®（大鵬薬品工業社，日本）内服等によって起こる涙小管の閉塞である。周囲の組織と靭帯等で固定されていないため，治療に際して容易に仮道を形成しやすい。内視鏡を用いて閉塞部を穿破するのは困難であり，閉塞部を見極め，金属ブジーを用いてprobingする。涙点より8 mm以上開放している涙小管閉塞では，probingあるいは涙小管DCRを行って治療することができる。涙点より7 mm以下しか開放していない高度涙小管閉塞ではprobingを試みても困難なことが多く，結膜涙嚢鼻腔吻合術およびJones tube留置が選択されることが多い。涙点のみの閉塞では，27 G鋭針等で閉塞部を開放する涙点形成

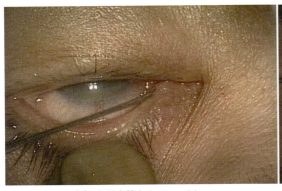
（a）上涙小管からの probing

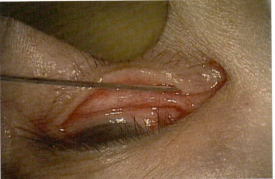
（b）下涙小管からの probing

図6 ▶ 耳側に牽引しての probing

術およびチューブ留置で治療が可能である。涙点近傍の涙小管閉塞では probing が可能であれば問題ないが，不可能な場合は，まず涙小管切断再建術を試み，無理なら結膜涙囊鼻腔吻合術および Jones tube 留置を選択すればよい[1]。

涙小管閉塞では眼瞼を耳側に牽引して，涙小管を直線化することが重要である（図6）。無理な力で probing しようとすると容易に仮道を形成してしまう。細い金属ブジーから徐々に太いブジーに番手を上げて，閉塞部の probing を試みる。

TS-1® 内服中の症例では，上・下涙小管ともにチューブを留置し，数カ月で入れ替えが必要である。内服を終了している症例では，上・下涙小管閉塞のうち片方だけでも開放（あるいは涙小管切断再建）できれば，約3カ月チューブ固定を行った後に抜去すればよい。

結膜涙囊鼻腔吻合術および Jones tube 留置は高度涙小管閉塞に対する標準術式であるが，侵襲の大きな手術であり，術後のケアも必要なので，患者とよく相談して手術適応を検討する。

4 涙小管断裂

転倒や外傷によって，涙小管とともに皮膚・眼輪筋が断裂した状態となる。できるだけ早期に涙小管形成術を行い，涙道および眼瞼の再建を行う。救急外来で皮膚縫合のみが行われている場合は，創を再度展開して手術を行う。まず断裂した涙小管の断端を探す。涙小管の断端は深部に引き込まれていることも多いため，組織の間を丁寧に探す。艶のある淡いピンク色の涙小管断端を見つけられたら，盲目的あるいは内視鏡下にチューブ挿入を行う。もう片方の健常な涙小管からもチューブ挿入を行い，断裂した涙小管周囲の組織を縫合して再建を行う。

断裂した涙小管周囲の組織を縫合する際は三次元的な解剖の理解が必要である。上下の涙点の位置を確認しつつ眼瞼の再建も行う（図7）。

II 診療の実際

1 閉塞部位の診断（問診，視診，通水検査，画像診断）

1）問　診

流涙の出現時期，急性涙囊炎や結膜炎の既往，アレルギーやプールによる塩素曝露の有無，抗癌剤の使用歴等で閉塞部位の状況を推測できる。何年も放置している場合は閉塞部位が固く，

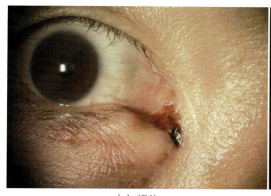 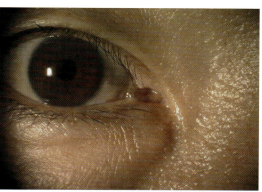

(a) 術前
涙小管・下眼瞼が断裂している。

(b) 整復後
チューブが挿入され，眼瞼も整復されている。

図7 ▶ 涙小管断裂

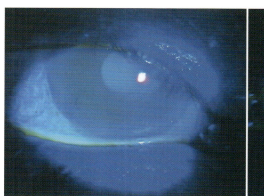 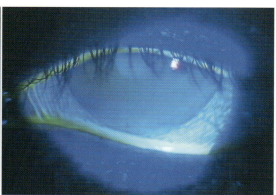

(a) 普通　　　　　　　　　　　　　(b) 高い

図8 ▶ tear meniscus height
tear meniscus height が高い方に涙道閉塞が疑われる。

内視鏡手術では穿破できない可能性を説明する。プールのインストラクター等，塩素に曝露されている患者で流涙を訴える場合は涙道閉塞が疑われる。

近年，胃癌等の治療に用いられる TS-1® 内服によって涙小管および涙点近傍の閉塞が生じ，問題となっている[2]。眼科だけでなく外科や内科との連携が重要である。

2) 視 診

tear meniscus height（下眼瞼上に貯留する涙液量），涙点の状態，眼脂の有無を確認し，フルオレセイン消退試験を行う（図8）。フルオレセインで染色して15分後の tear meniscus にフルオレセインの残存があれば涙道閉塞・狭窄，あるいは機能不全が疑われ，tear meniscus height の左右差を見て，涙道閉塞の有無を推測する。またフルオレセインで染色することによって，角膜のドライアイや結膜弛緩症など他に流涙を来たす疾患を除外診断する。

3) 通水検査

曲針を用いて上・下涙点より行う。通水の可否，上下交通の有無，粘液の排出の有無をチェックする。上下交通（－）は涙小管閉塞，上下交通（＋）は総涙小管以降の閉塞，粘液（＋）は

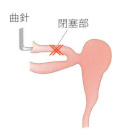 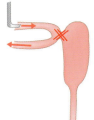 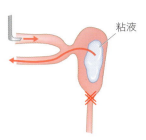

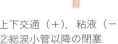

(a) 通水検査法のシェーマ
① 上下交通（−）涙小管閉塞
② 上下交通（＋），粘液（−）総涙小管以降の閉塞
③ 上下交通（＋），粘液（＋）鼻涙管以降の閉塞

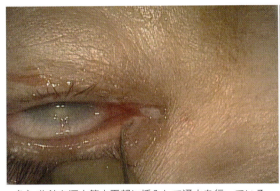

(b) 曲針を涙小管水平部に挿入して通水を行っている。

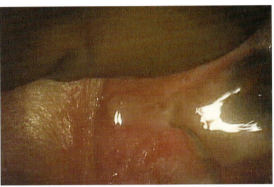

(c) 粘液の排出が見られる。

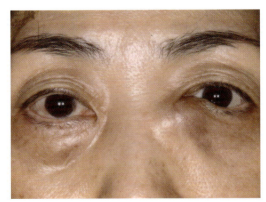

(d) チェックバルブタイプの症例

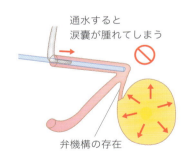

(e) チェックバルブタイプのシェーマ

図9 ▶ 通水検査

鼻涙管以降の閉塞が疑われる。

通水検査は，涙点垂直部に曲針を刺入してから涙小管水平部に向かって針先を倒し，涙小管の壁に針先が当たらない状況で行う。余計な力を加えて涙小管壁に押し当ててしまうと正しく通水できず，涙道閉塞と誤診してしまう。通水検査を行っている時は，涙嚢の状態にも目を配る。通水すると涙嚢が極度に腫れてしまう場合

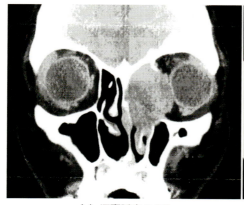

(a) 涙嚢腫瘍の CT

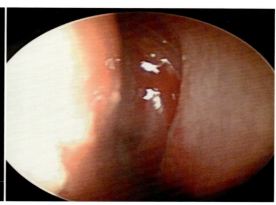

(b) 涙嚢腫瘍の鼻内所見

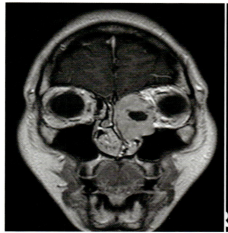

(c) 涙嚢腫瘍の造影 MRI

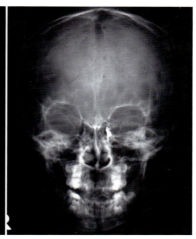

(d) 涙道造影

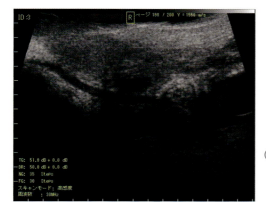

(e) 超音波生体顕微鏡検査（UBM）
健常者の涙小管を観察している。閉塞部が明らかになれば手術の方針が立てやすい。

図10 ▶ 涙嚢腫瘍の画像診断

は，涙小管と涙嚢間に弁機構が存在するチェックバルブタイプが疑われる（図9）。

4）画像診断

眼窩 CT・MRI，涙道造影検査，超音波生体顕微鏡検査（UBM）等がある[3]（図10）。

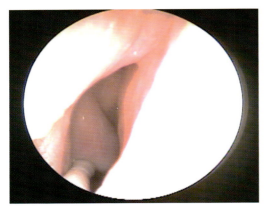

図11 ▶ 鼻内の麻酔

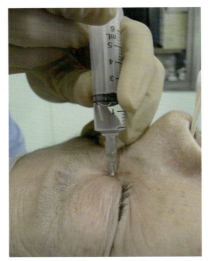

図12 ▶ 滑車下神経ブロック

問診で急性涙嚢炎の既往がないにもかかわらず，涙嚢部が固く腫れている場合は涙嚢腫瘍が疑われる。画像検査を行い，骨の破壊や周囲への浸潤がないかをチェックする。安易に手術をすれば腫瘍を播種させる危険があり，注意を要する。

涙道造影の方法は，水溶性造影剤（イオパミドール®：富士製薬工業社，日本）を上・下涙点から入れ，涙道内を造影剤で置換した後に，正面・側面からX線撮影を行う。口腔内にあふれ出た造影剤は吸引しておく。

著者らは涙小管閉塞に対して，超音波生体顕微鏡を用いて閉塞部位を同定する試みを行っている。術前に閉塞部位がわかれば，治療方針が立てやすくなる[4]。

2 麻酔方法

1）鼻内の麻酔

ボスミン®（第一三共社，日本）と4％キシロカイン®（アストラゼネカ社，日本）を浸潤させた綿棒を下鼻道に留置する。下鼻道の粘膜を収縮させ，視野が確保されるため，鼻内操作が容易となる。

下鼻道に綿棒を留置する操作は痛みを生じることが多いため，愛護的な操作を心がける。薬液を粘膜に塗布しつつ，綿棒を回旋させながら行うと無理な圧迫を加えず，うまく留置できる（図11）。

2）滑車下神経ブロック

26 Gの1/2 inchの鋭針を用いて内眥靱帯のやや上を穿刺し，逆血がないこと，また穿刺後に眼球を左右に動かしてもらい眼球への穿孔がないことを確認してから，麻酔薬（2％キシロカイン®：アストラゼネカ社）を注入する（図12）。まれに球後出血を来たすことがあるので，注意を要する。うまく穿刺できると，ほとんど抵抗を感じない。

患者に力が入っていると，穿刺時に思わぬ方向に針先が動いてしまい，合併症を引き起こす恐れがある。注射前に声掛けをして患者をリラックスさせてから手技を行う。

3）プレセデックス®

経静脈鎮痛麻酔薬で，呼びかけに反応するレベルで患者を鎮静させ，一定の鎮痛効果も期待できる（丸石製薬社，日本）。薬剤からの離脱も早く，全身麻酔に比べて術後の安静期間も短くてすむ。術中の不穏が予想される患者や，涙

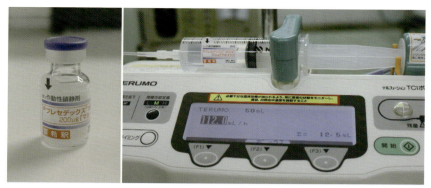

図 13 ▶ プレセデックス®と投与の実際

嚢鼻腔吻合術（DCR）での骨を削る操作の際には患者の疼痛を軽減でき，有用な補助薬剤と思われる。

プレセデックス®の実際の使用法を解説する。患者にモニターを装着した後に経静脈的に持続投与する。薬剤をあらかじめ 4 µg/ml に調整しておく。投与開始から 10 分間は 6 µg/kg/hr で初期付加投与を行い，10 分以降は 0.2〜0.7 µg/kg/hr の維持量で持続投与する。手術終了の 10 分程度前に投与を終了する。多くの場合，初期付加投与の後数分で入眠が得られ，投与終了後 15 分程度で覚醒状態に戻る。初期付加投与中に一過性の血圧上昇を認めることがあるが，その場合は投与速度を減ずる（図 13）。

4）全身麻酔

小児の涙道閉塞に対する治療や涙嚢鼻腔吻合術で出血をコントロールしたい場合などに適応がある。DCR 鼻内法でドリルを用いる場合は灌流水を使用しながら手術を行うので，適切に気道確保を行った全身麻酔下での手術が望ましい。

3 手術方法

1）内視鏡下涙管チューブ挿入術（sheath-guided endoscopic probing＋sheath-guided intubation：SEP＋SGI）―盲目的手技から可視化へ―

涙道閉塞の治療は従来から金属によるブジーで閉塞部位を穿破する方法（probing）が用いられてきたが，盲目的な操作を行うため，仮道を形成してしまっても術中にはわからなかった。現在は涙道内視鏡を用いた方法が一般的であり，閉塞部を直接観察しながら穿破することが可能となった。閉塞部を開放した後，涙管チューブ挿入を行い，約 2〜3 カ月で抜去する方法が標準術式である[4]（図 14）。

内視鏡にて直接閉塞部位を穿破する方法は direct endoscopic probing（DEP）と呼ばれる。あまり固い閉塞だと内視鏡自体を損傷してしまう点と，閉塞部を開放する際に内視鏡の先端が接触するため盲目的な操作になってしまう点が問題である。閉塞部位を穿破した後にチューブ挿入を行う際も盲目的な操作になってしまう。

それらの欠点を補う方法が内視鏡下涙管チューブ挿入術（SEP＋SGI）で，内視鏡にシースを装着し，閉塞部位を穿破する方法である。閉塞部位が穿破できたらシースのみを留置して内視鏡を抜き取り，シース内にチューブを挿入する。下鼻道からシースを抜去すると涙道にチューブを留置できる。同様の操作をもう片方

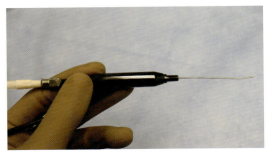

(a) 涙道内視鏡

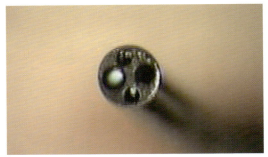

(b) 内視鏡断面
光源と観察レンズ，灌流水が通る経路がある。

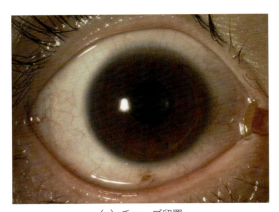

(c) チューブ留置

図 14 ▶ 内視鏡下涙管チューブ挿入術

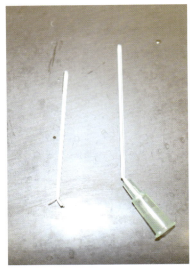

図 15 ▶ シースの作製
左は 18 G 外筒の後端を切り落とし，ウイング状に切開して作製したもの。右は 18 G 外筒の後端近傍に穴をあけて作製したもの。

の涙点からも行い，チューブ留置を行う[5]。

まず 18 G 留置針の外套に切開を入れ，内視鏡に被せるシースを作製しておく（図 15）。滑車下神経ブロックを行った後，18 G 鋭針で涙点を耳側に切開したり，涙点拡張針を用いたりして涙点を拡張する。涙道内麻酔を行うとともに，通水検査で上下交通の有無および粘液の排出を確認する。内視鏡を涙点に垂直に挿入し，続いて平行に倒すとともに，眼瞼を耳側に引っ張って涙小管を直線化させた状態で，ゆっくりと内視鏡を進めていく。抵抗なく進められれば自然と涙囊に入っていく。涙小管は白っぽい色調で，涙囊に入ると赤っぽい色調となり，空間が広くなる。涙囊に到達してから，内視鏡を 90°回転させて鼻涙管方向へ進めていく。鼻涙管閉塞の場合は閉塞部を穿破して鼻腔に到達してから，内視鏡を抜去してシースのみを留置する。涙管チューブをシースと連結し，鼻内視鏡で下鼻道からシースを抜去すると，涙道内にチューブを留置できる。同様の操作をもう片方の涙点から行い，チューブ留置を完了する。その際，先に留置したチューブ内をフルオレセインで染色すると目印になり，後からチューブ留置を行う操作が容易となる（図 16, 17）。

内視鏡操作によって先端部に余計な力が加わってしまうと，涙小管壁に内視鏡が押し当てられ，視界が妨げられる。できるだけ力を抜い

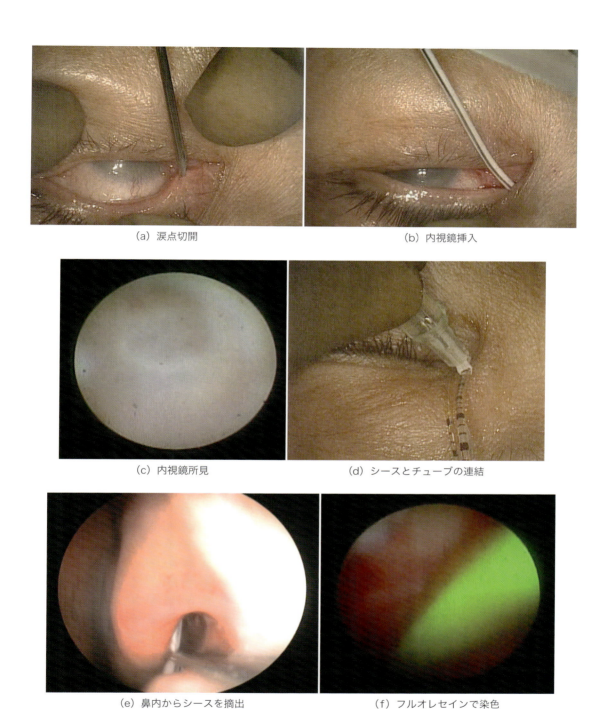

(a) 涙点切開
(b) 内視鏡挿入
(c) 内視鏡所見
(d) シースとチューブの連結
(e) 鼻内からシースを摘出
(f) フルオレセインで染色

図16 ▶ sheath-guided endoscopic probing＋sheath-guided intubation（SEP＋SGI）の手順

て先端をフリーにするよう意識する．視野が狭く，オリエンテーションがつけられない場合はむやみに内視鏡を進めず，少し内視鏡を引くと，視界が開けることが多い．

閉塞部を穿破する際は，内視鏡よりシースを少し出して視認性を確保した状態で，シースを

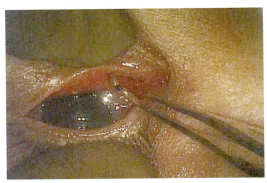

(g) チューブ挿入

図16

閉塞部に接触させ，左右に内視鏡を回旋するように動かすと，閉塞部をより分けるように穿破でき，仮道を形成しにくい。

慢性涙嚢炎では涙嚢内に粘液・膿が多量に貯留しているため，視界が妨げられる。シースを少し出して灌流している水を噴射し続けると，粘液・膿が後方に押しやられ，視界が良好となる。

鼻涙管から下鼻道への開口部は鼻側に位置しており，開口部付近では内視鏡の先端を鼻側に向けて進めると，自然と開口部へ達することができる。

ピンホール様の閉塞など，閉塞の状況によっては内視鏡よりも金属ブジーや先の柔らかいチューブそのものを用いて穿破した方がよい場合がある。その際も内視鏡を用いて，閉塞部の性状をよく観察することが重要である。

2) 涙嚢鼻腔吻合 (dacryocystorhinostomy：DCR)

涙嚢鼻腔吻合術は涙嚢から鼻腔に直接バイパスを形成する，いわば涙道閉塞に対する根治治療である。慢性涙嚢炎の症例，涙管チューブ抜去後に再閉塞を来たした症例，副鼻腔・顔面骨の手術既往がある症例，1回の手術で根治を目指すべき症例等が適応である。著者らは慢性涙嚢炎に対しては，初回は内視鏡下涙管チューブ挿入術を選択し，再閉塞を来たした場合にDCRを選択する場合が多い。

(1) DCR 鼻内法

中鼻道周囲へ麻酔薬（4％キシロカイン®とボスミン®を混合）を浸したタンポンガーゼを留置し，鼻粘膜を収縮させる。その後，滑車下神経ブロックを行う。タンポンガーゼを抜去し，中鼻甲介の付け根から上顎骨涙骨縫合（maxillary line）に沿って1％エピネフリン添加キシロカイン®でカテラン針を用いて浸潤麻酔を行う。鼻粘膜を骨膜ごと，中鼻甲介の付け根から鎌状剪刀を用いて直上に切り上げ，maxillary line に平行に切開する。鼻粘膜の切開を行った後，鼻粘膜剥離子で切開した鼻粘膜を押し下げ，maxillary line の骨を露出させるとともに，篩骨蜂巣の骨を剥離しつつ奥へ押し下げる。涙嚢周囲の骨をノミ・ツチで少しずつ削っていく。上顎骨は内総涙点の高さまで，できるだけ削り，涙嚢周囲の涙骨も涙嚢を切り開いた時に邪魔にならないよう丁寧に取り除く。

涙嚢が露出したら，ピオクタニンで染色した生理食塩水を涙点から入れて，涙嚢が膨らむのを確認する。スリットナイフで涙嚢を縦方向に全層切開し，ピオクタニンの漏出を確認する。涙嚢の上・下端を水平方向に切開して，涙嚢を観音開きにする。タンポンガーゼを挿入して圧迫止血および涙嚢鼻腔吻合を行う。止血が確認されれば，涙点からチューブ挿入を行い，内総涙点に接するようにステントを留置しておく。ドリルを用いて手術を行う場合も同様であるが，鼻粘膜はトライカットブレードで切除し，ダイアモンドバーで上顎骨・涙骨を削り，涙嚢を露出する（図18）[6]。

狭鼻腔および鼻中隔弯曲症の症例では鼻内操作が難しく，長鼻鏡を用いて鼻腔のスペースを

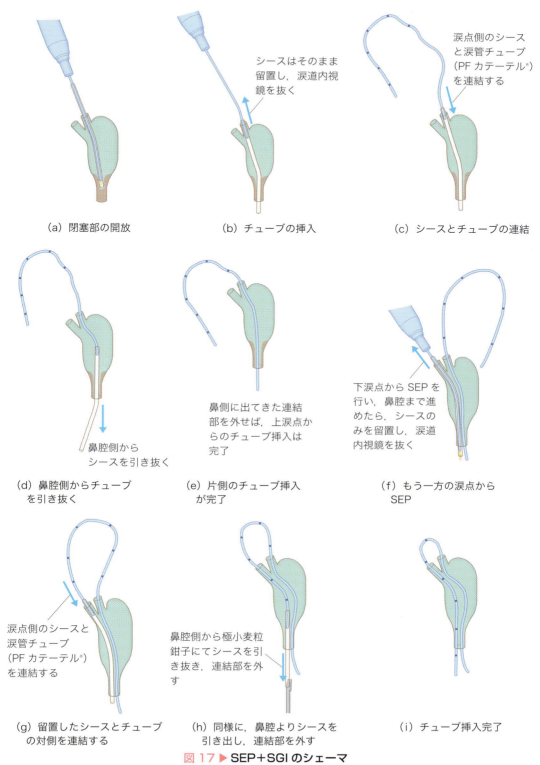

図17 ▶ SEP+SGI のシェーマ
(井上康:テフロン製シースでガイドする新しい涙管チューブ挿入術. あたらしい眼科 25:1131-1133, 2008, 松山浩子ほか:涙嚢鼻腔吻合術鼻内法の手術成績. 眼科手術 24:495-498, 2011 より引用一部改変)

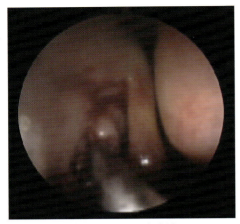

図 18 ▶ DCR 鼻内法

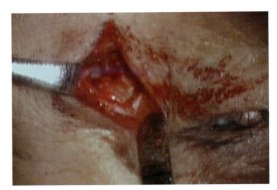

図 19 ▶ DCR 鼻外法

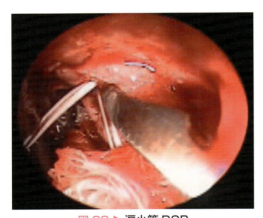

図 20 ▶ 涙小管 DCR
上・下涙小管からブジーを挿入し，その間（内総涙点）をメスで切開・拡張している。

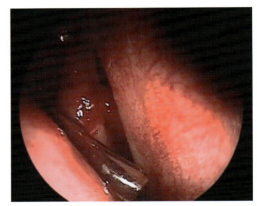

図 21 ▶ Jones tube

押し広げるなどの工夫が必要な場合がある。場合によっては先にあるいは同時に鼻中隔弯曲症に対する手術を行っておく。

鼻粘膜切開は上顎骨涙骨縫合（maxillary line）を目印に行うが，症例によっては鼻内の形状にバリエーションがあり，切開位置を誤らないよう注意が必要である。オリエンテーションがつかない場合は，涙点からライトガイドを挿入し，涙嚢のおおよその位置を把握しながら手術を行うとよい。

ノミ・ツチを用いて骨を削る際は，少しずつ下の上顎骨から削っていく。上方の上顎骨は固いので，助手は削っている骨の場所・状態を把握してツチを叩く強さを調節する。

術中の出血に対しては，ボスミン®を浸したガーゼで圧迫止血を行うが，動脈からの出血等に対しては凝固器（エルマン）を併用する。術後の出血予防のため，著者らは止血剤（ソーブサン®：アルケア社，日本）を少量使用している。

(2) DCR 鼻外法

皮膚切開部に浸潤麻酔および滑車下神経ブロックを行い，内眼角と鼻尖の中点から皮膚縫線に沿って約 2 cm の皮膚切開を行う。術野を展開して，涙嚢を骨から剥離する。ドリルあるいはノミ・ツチを用いて鼻骨・上顎骨に骨窓を形成し，鼻腔へのバイパスを作る。涙嚢切開を行い，涙嚢粘膜と鼻粘膜を縫合する。必要があ

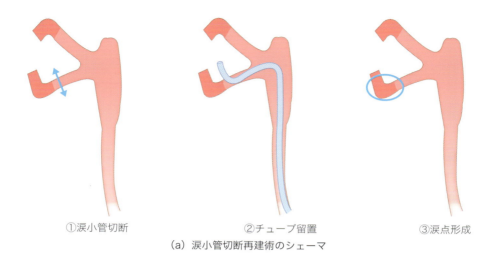

①涙小管切断　　　　　　　　②チューブ留置　　　　　　　　③涙点形成

(a) 涙小管切断再建術のシェーマ

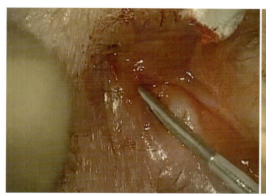

(b) 切断した涙小管から内視鏡を挿入している。

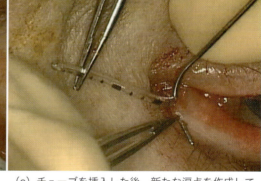

(c) チューブを挿入した後、新たな涙点を作成している。

図22 ▶ 涙小管切断再建術

れば涙管チューブを留置し、皮膚縫合を行って終了である（図19）。

　DCR鼻外法は皮膚に切開創が形成されるため、若い女性などでは整容的に問題となることがある。涙嚢腫瘍を疑う症例では、鼻外法にてアプローチして、場合によっては涙嚢摘出を行うべきである。鼻内法では鼻腔内に腫瘍を播種させる危険性がある。また重度の狭鼻腔の症例では鼻内操作が難しく、鼻外法の適応となる場合がある。

（3）涙小管DCR

　涙小管DCRは鼻涙管閉塞に加え、総涙小管近傍にも閉塞部が存在する症例に適応がある。型通りDCRを行った後、内総涙点より逆行性に放射状切開を加え、閉塞部を開放する術式である（図20）。

　上・下涙点からブジーを挿入し、鼻内から鎌状剪刀・スリットナイフ等で閉塞部を開放する。術者が鼻内操作をする際は、助手のブジー操作とうまく連携する必要がある。

3）結膜涙嚢鼻腔吻合術＋Jones tube留置

　結膜涙嚢鼻腔吻合術は高度涙小管閉塞に対する術式で、涙管チューブ挿入術では治癒できない症例が適応となる。DCRを行った後、結膜

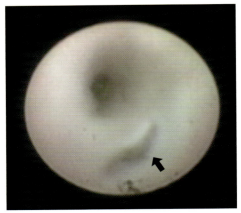

図23 ▶ 涙小管内の仮道形成

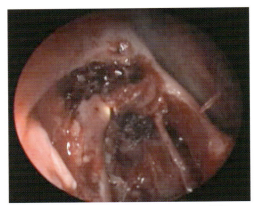

図24 ▶ 涙囊内へのライトガイドの挿入
ライトガイドの照明で涙囊の位置を把握できる。

囊から鼻腔までのトンネルを作成し，そこにガラス製のJones tubeを留置する方法である（図21）。Jones tube留置は位置ずれや脱落等の合併症が多く（50〜70%），術後長期間にわたり経過観察が必要であるため，適応は患者との相談で決定しなければならない[7)8)]。

4）涙小管切断再建術

TS-1®内服等による涙点近傍の涙小管閉塞に対してチューブ挿入が困難な症例には，結膜涙囊鼻腔吻合術およびJones tube留置が選択される場合が多い。著者らは涙点近傍の涙小管閉塞に対して，遠位涙小管を切断しチューブ挿入および新規涙点形成を行う術式（涙小管切断再建術）を試み，良好な成績を報告している。侵襲の大きい結膜涙囊鼻腔吻合術を施行する前に試みるべき新しい術式である（図22）。

III トラブルシューティング

1 SEP+SGI

1）仮道形成

仮道を形成してしまうと患者が痛みを訴える。また，灌流を続けると皮下に水腫を形成してしまう（図23）。灌流を少なく，あるいは止めて，本来の涙道を見つけられればよいが，手術の続行が困難な場合はいったん中止して，1カ月以上期間をあけて組織の修復を待ってから再手術を行う。

2）閉塞が穿破できない

閉塞部が長く固い場合は，内視鏡下に穿破できない場合がある。無理やり突破しても，チューブを抜去すれば再閉塞を来たす可能性が高く，DCRの適応となる。

3）鼻出血

鼻内視鏡下にシースを抜去する際に鼻粘膜を傷つけてしまい出血を伴う場合がある。ボスミン®を浸したガーゼあるいは綿棒で圧迫止血し，数分待った後に再度トライする。

2 DCR

1）涙囊が見つからない

副鼻腔手術の術後など症例によっては鼻内の形状にバリエーションがあり，涙囊が予想と異なる位置に存在する場合がある。オリエンテーションがつかない場合は，涙点からライトガイドを挿入し，涙囊のおおよその位置を把握しながら手術を行うとよい（図24）。

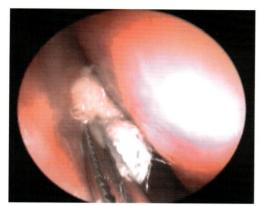

図25 ▶ 鼻出血に対するタンポンガーゼ挿入

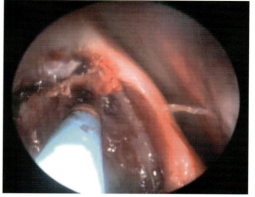

図26 ▶ 電気メスによる鼻粘膜の止血
圧迫止血と併用することによって，止血効果が得られる。

2）鼻出血

少量の出血であればタンポンガーゼによる圧迫止血のみでよいが（図25），動脈性の出血等に対しては電気メスによる止血を併用する（図26）。電気メスだけで止血するのは困難で，やはり圧迫と組み合わせて完全に止血した状態で手術を終了したい。また，適切に血圧を下げる薬剤を使用し，全身麻酔で手術を行うと出血のコントロールが容易である。

―― 文　献 ――

1) Sekhar GC, Dortzbach RK, Gonnering RS, et al: Problems associated with conjunctivodacryocystorhinostomy. Am J Ophthalmol 112: 502-506, 1991
2) 佐々木次壽：涙小管・涙道閉塞の治療 2 涙小管形成術. 眼科 52：987-996, 2010
3) Al-Faky YH: Anatomical utility of ultrasound biomicroscopy in the lacrimal drainage system. Br J Ophthalmol 95: 1446-1450, 2011
4) 坂井譲, 井上康, 柏木広哉ほか：TS-1 による涙道障害による多施設研究. 臨眼 66：271-274, 2012
5) 井上康：涙道内視鏡による標準的治療. 眼科手術 24：155-159, 2011
6) 井上康：テフロン製シースでガイドする新しい涙管チューブ挿入術. あたらしい眼科 25：1131-1133, 2008
7) 松山浩子, 宮崎千歌：涙嚢鼻腔吻合術鼻内法の手術成績. 眼科手術 24：495-498, 2011
8) Jones LT: Conjunctivodacryocystorhinostomy. Am J Ophthalmol 59: 773-783, 1965

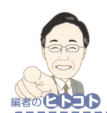

編者のヒトコト

形成外科医にもわかりやすい記載で，ありがたいです。私も DCR 鼻内法に挑戦したいですが，やはり手術見学は必須でしょう。

10 眼瞼・眼窩腫瘍

大阪大学医学部形成外科
久保盾貴
大阪大学医学部眼科
相馬剛至

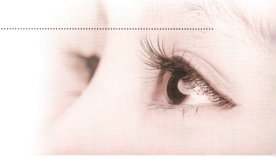

> **Point!**
> ❶ 眼瞼の前葉を構成する皮膚からはさまざまな腫瘍が発生するが，眼瞼に好発するものもあり，それらを覚えておくとよい。
> ❷ 眼窩からもさまざまな腫瘍が発生するが，頻度の高い疾患があり，それらを覚えておくと診断の一助となる。
> ❸ 眼表面の腫瘍性疾患は検眼鏡的に直接観察することが可能であり，腫瘍の形状，色調，位置，範囲といった検眼鏡的所見から臨床的診断をまず行うことが重要である。
> ❹ 眼表面の腫瘍性疾患の治療は切除が基本であるが，症例によっては，欠損した組織を充填するために角膜移植や羊膜移植を併用する。

はじめに

本稿では，眼瞼，眼窩，眼表面に発生する腫瘍についてそれぞれ解説し，眼球内腫瘍に関しては別成書に譲る。また本稿では，腫瘍とは分類されないが，霰粒腫，眼瞼黄色腫，リンパ増殖性疾患のような腫瘤状となる病変も便宜上，腫瘍として含め解説する。

I 眼瞼腫瘍

眼瞼は前葉と後葉からなるが，特に前葉を構成する皮膚からは，さまざまな皮膚腫瘍が発生する。理論上は，皮膚に発生する腫瘍はすべて発生し得るが，その中で眼瞼に好発する皮膚腫瘍がいくつか存在する。また，後葉に存在するマイボーム腺のような，眼瞼に特徴的な組織から発生する腫瘍もあり，それらを中心に解説する。

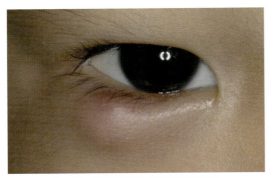

図1 ▶ 右下眼瞼に生じた霰粒腫

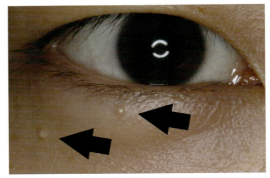

図3 ▶ 右下眼瞼に生じた稗粒腫（矢印）

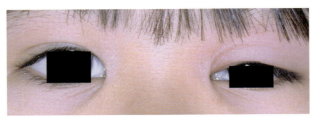

図2 ▶ 左上眼瞼に生じた麦粒腫
（編者不二門尚提供）

頻度の高い眼瞼腫瘍

1) 霰粒腫

マイボーム腺の閉塞を原因とする慢性肉芽腫性炎症である。瞼板内の無痛性の硬い腫瘤として存在するが、眼瞼前葉に及ぶこともある。また、二次感染が生じると急性炎症の像を呈することも多い（図1）。治療はステロイドの眼軟膏塗布や局所注射および摘出術である[1]。急性炎症を生じた場合は、抗生物質の点眼・内服や切開掻爬を行う。また、特に高齢者の場合、後述の脂腺癌や扁平上皮癌および基底細胞癌が霰粒腫と似た像を呈することがあるので、生検して病理組織学的検査を行うなど注意を要する。

2) 麦粒腫

眼瞼にある脂腺や汗腺の細菌感染による急性炎症である（図2）。睫毛の毛嚢付近に付属する皮脂腺や汗腺の感染に起因するものを外麦粒腫、マイボーム腺に起因するものを内麦粒腫と呼ぶ。治療は抗生物質の点眼や内服であるが、感染症状が強い場合は切開排膿を行う。

3) 稗粒腫（ひりゅうしゅ・はいりゅうしゅ）

眼瞼に好発する1〜2mmの白色の小丘疹状の囊胞であり（図3）、多発することもある。治療としては、注射針や11番メス等で小切開を行い、内容物を圧出することが多い。

4) 眼瞼黄色腫

黄〜黄白色の扁平な隆起性病変であり、特徴的な外観を呈するため診断は比較的容易である（図4）。上・下眼瞼のどの部位にも発生するが、眼瞼の内側に発生することが多い。組織学的には、脂質を貪食し泡沫状になった組織球が集簇したものであり、腫瘍ではない。脂質異常症との関連性が指摘されており、藤田ら[2]の報告では眼瞼黄色腫の91例中、コレステロール値の軽度上昇が40％、高度上昇が15％であり、また家族性高コレステロール血症は15％であっ

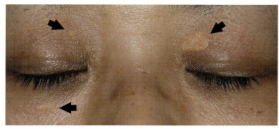
（a）左上・右上下眼瞼に認める（矢印）。

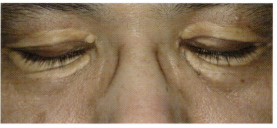
（b）左右上下眼瞼に認める。

図4 ▶ 眼瞼黄色腫

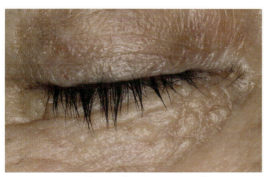

図5 ▶ 右下眼瞼に多発する汗管腫

た。なお，コレステロール値が正常を示す症例も30％に認められており[2]，実際にそういった症例もよく経験する。スタチンやプロブコール，陰イオン交換樹脂，フィブラート等の脂質異常症治療薬は，コレステロール値が正常を示す症例においても有効であると報告されている[2〜4]。脂質異常症治療薬等で効果のないものは外科的切除も行われるが，大きな病変には皮弁形成を要することもある。

5）汗管腫

エクリン汗腺の真皮内汗管の増殖による扁平な隆起性病変であり，眼瞼では下眼瞼に好発する。1〜5mmくらいまでの病変が多発していることが多い（図5）。治療としては，炭酸ガスレーザーや液体窒素による冷凍凝固や電気凝固等が報告されている[5]。下眼瞼に多発した病変をまとめて外科的に切除して単純に縫縮すると眼瞼外反を生じることがあるので注意を要する。

6）母斑細胞母斑（色素性母斑）

メラノサイト系細胞である母斑細胞の増殖によるもので，いわゆる「ほくろ」と呼ばれるものである[6]。全身の皮膚のどの部位にも生じるので，眼瞼に生じることもある（図6-a）。メラニンの欠乏したamelanoticなものもある。なお，上・下眼瞼に分かれて生じる母斑は眼瞼分離母斑と呼ばれる（図6-b）。治療は切除となるが，眼瞼では整容性にも配慮する必要がある。すなわち，眼瞼縁にある場合は野球のホームベースのような五角形状の切除を行ったり，隆起部のみの切除としたりと眼瞼以外の部位とは異なった工夫を要することが多い。また，大きなものの切除に際しては，植皮や皮弁移植を要することもある。

7）脂漏性角化症（老人性疣贅）

中年以降の顔面や頭部および前腕によく見られる，茶褐色や黒色を呈する腫瘤である（図7）。病理組織学的には，基底細胞および有棘細胞の表皮内増殖である[6]。治療は必ずしも必要ではなく，眼瞼の場合，整容性に配慮する必要があるので，炭酸ガスレーザーや液体窒素による冷凍凝固等による皮膚の表層までの治療とすることが多い。

8）表皮囊腫

全身の表皮が存在する部位にはどこにでも発生するが，頭頸部や背部・殿部に好発し，眼瞼

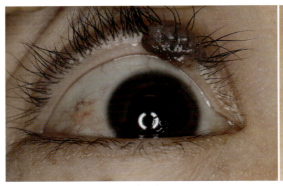
(a) 右上眼瞼に生じたもの

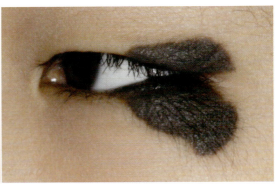
(b) 左眼瞼に生じた眼瞼分離母斑

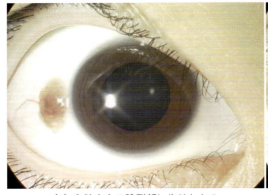
(c) 9時方向の瞼裂部に生じたもの

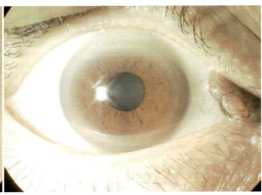
(d) 半月ひだに生じたもの

図6 ▶ 母斑細胞母斑

に発生することもよくある（図8）。表皮あるいは毛包漏斗部由来の上皮が真皮内に陥入，増殖して囊腫構造を形成するとされている[6]。治療は切除である。

9）石灰化上皮腫（毛母腫，毛根腫）

顔面と上腕に好発する毛包系の良性腫瘍であり，20歳以下での発生が多い（図9）。顔面ではもみ上げ付近と眼瞼に好発する。球状あるいは「おはじき」のような扁平状の，皮下組織との癒着のない硬い結節として触れることが多い。時に二次感染を生じることもある。治療は切除である。

10）基底細胞癌

全身の皮膚のどの部位にも生じるが，80％以上が顔面に生じるとされ[6]，なかでも眼瞼は比較的多く発生する部位である。通常は黒～黒褐色を呈する（図10）が，皮膚色を呈するものもあるので注意を要する。転移は極めてまれとされ，生命予後は良好である。治療は拡大切除が基本であり，植皮や皮弁移植を要することが多い。

11）脂腺癌

眼瞼に生じる脂腺癌は，ほとんどがマイボーム腺由来のものであり，皮脂腺由来のものはまれである。黄～橙色であることが多く，眼瞼縁や瞼板付近に見られる（図11）。遠隔転移を来たすこともあり，通常，治療は拡大切除となる。転移例では化学療法や放射線療法も選択されるが，予後不良とされている[7]。

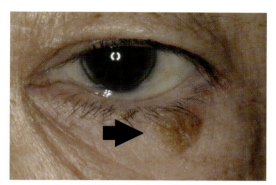

図7▶ 左下眼瞼に生じた脂漏性角化症

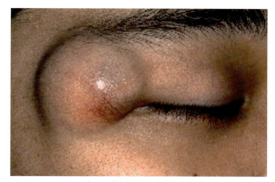

図8▶ 右眼瞼外側に生じた表皮嚢腫
（細川亙：スキンサージャリーの基本手技，p93，克誠堂出版，東京，2007より引用）

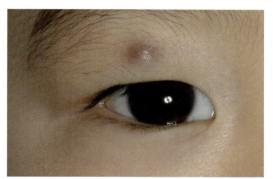

図9▶ 右上眼瞼に生じた石灰化上皮腫

12) 扁平上皮癌

眼瞼前葉あるいは後葉の扁平上皮から発生する（図12-a）。遠隔転移を来たすこともあり，通常，治療は拡大切除となる。化学療法や放射線療法に比較的よく反応し，進行例にはそれらを併用することが多い。

13) 悪性黒色腫

メラノサイト由来の悪性腫瘍である。わが国では四肢末端に発生することが多いが，顔面に発生することもあり（図13），加えてリンパ行性・血行性に転移する悪性度が高い腫瘍であるため，知っておくべき疾患である。黒〜黒褐色であることが多いが，amelanoticなものもあるので注意を要する。治療は拡大切除が原則である。病期により，術後補助療法として化学療法を併用することが多い。

II 眼窩腫瘍

眼窩腫瘍は，頻度としては高くないものの，時に遭遇する疾患である。眼瞼の腫脹や眼球の突出・位置異常・運動障害等を来たして受診したり，他の疾患や検診においてCTやMRI等の画像診断をした折に偶然に発見されたりして受診することが多い。特に，眼球突出や位置異常および視機能に関連する症状が現れてからの受診では，腫瘍のサイズは大きくなり眼窩深層に存在していることも多く，摘出が容易でないことをしばしば経験する。しかも眼窩腫瘍の多くは皮膚腫瘍のように肉眼で観察することができないので，CTやMRIおよび超音波検査といった画像検査が非常に重要となってくる。しかし，眼窩の占拠性病変としては，皮様嚢腫のような先天性の腫瘍や多形腺腫のような涙腺由来の腫瘍もあれば，リンパ増殖性疾患や，血管腫・血管奇形もある。当然，良性病変だけでなく，悪性リンパ腫や涙腺悪性上皮性腫瘍および転移性腫瘍等の悪性病変も発生し，疾患は非常に多彩といえる。加えて，皮様嚢腫や多形腺腫のように全摘がよいものもあれば，リンパ増殖性疾患のようにステロイド投与がよいものもあ

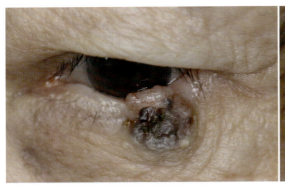

(a) 左下眼瞼に生じたもの

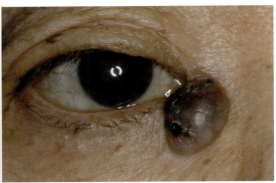

(b) 右眼瞼内側に生じたもの

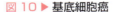

図10 ▶ 基底細胞癌

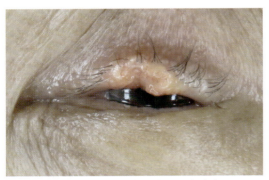

図11 ▶ 左上眼瞼に生じた脂腺癌

り，治療方針を決定するのは容易ではない。また，手術して摘出するとしても，病変の位置によりアプローチを変える必要があるし，疾患により生検で済ますのか，あるいは全摘出を目指すのかも異なる。

本稿では，腫瘍とは分類されないがリンパ増殖性疾患のような占拠性病変も便宜上，眼窩腫瘍として含め，手術療法を含めて解説する。

1 治療方針を決めるまで

診察に際し，まず，これまでの経過や既往歴，複視の有無等の問診を行う。悪性腫瘍の既往歴が転移性眼窩腫瘍の診断に役に立つこともあるし，唾液腺腫脹のような他の病変がある場合，後述するIgG4関連眼疾患を想起させる場合もある。また，前述したが，眼窩腫瘍を肉眼で観察できることはほとんどない。しかし，眼瞼腫脹や眼球突出，眼位，眼球運動障害の有無等の視診も必ず行う。そしていうまでもなく，画像検査が重要である。CTやMRI検査が有用であるのは当然であるが，表在性のものには超音波検査も有用である。可能であれば，CT・MRIともに検査するのが望ましいし，腎機能やアレルギー歴等の問題がなければ，造影下での検査がさらによい。腫瘍内の血流の状況を確認できるし，周囲組織とのコントラストがつきやすいからである。また，触知できるかも必ず確認しておく。触知できなければ，腫瘍が深い位置にあるということがわかるし，逆に触知できれば，少なくとも腫瘍の一部は浅い位置にあることがわかる。同時に，周囲組織の癒合等もある程度判断できるであろうし，触知できるということは，切除に際して，比較的腫瘍を発見しやすいということを意味しており，切除する際のアプローチの選択にも役に立つ。

眼窩腫瘍は多彩であるが，比較的発生頻度の高いものを頭に入れておけば診断の一助となる[8]〜[10]（**表1**）。

確定診断には病理組織診断が必要である。しかし，眼窩腫瘍に遭遇した際に，生検に留める

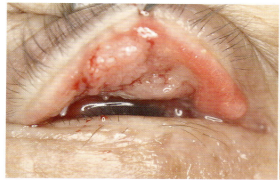

(a) 眼瞼結膜に生じたもの　　　　(b) 眼球結膜，角膜に生じたもの

図12 ▶ 扁平上皮癌

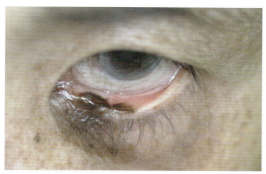

図13 ▶ 左下眼瞼に生じた悪性黒色腫

表1　眼窩における発生頻度の高い占拠性病変

リンパ増殖性疾患	特発性眼窩炎症
	IgG4関連眼疾患
先天異常	血管腫・血管奇形
良性腫瘍	皮様嚢腫
	多形腺腫
	神経鞘腫
	髄膜腫
悪性腫瘍	悪性リンパ腫
	涙腺悪性上皮性腫瘍
	転移性悪性腫瘍

(久保盾貴ほか：眼窩内腫瘍の治療. 形成外科 60：48-56, 2017 より引用)

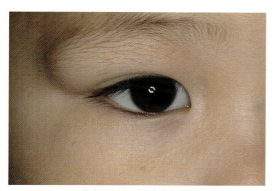

図14 ▶ 右頬骨前頭縫合付近の皮様嚢腫
(久保盾貴ほか：眼窩内腫瘍の治療. 形成外科 60：48-56, 2017 より引用)

のか，あるいは全摘を目指すのかの判断は容易ではない。急激な経過や明らかな炎症所見を伴うなど，生検をしなくとも特発性眼窩炎症と診断できるようなこともあるが，一般的にはリンパ増殖性疾患や悪性リンパ腫は，生検がよいと考えられている。これらの疾患では非手術療法が治療の主体となるからである。あるいは，小児で経過等から神経芽細胞腫や横紋筋肉腫を疑う場合もある。そうした場合も生検が第一選択となろう。また，敷島[8]の報告にあるように，リンパ増殖性疾患と悪性リンパ腫を合わせると眼窩腫瘍のうちの半数を占めるので，眼窩腫瘍の半数は生検がよいということになる。確かに，両側の眼窩に病変がある，あるいは血清IgG4値が高い，というように明らかにリンパ増殖性疾患を想起させる場合もあり，その場合は生検を第一選択としてもよいと思われる。ただ，CT・MRI等の画像検査も万能とまではいえないし，腫瘍の発生頻度だけで方針を決めるわけ

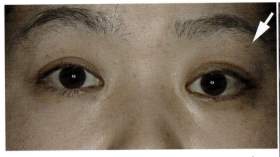
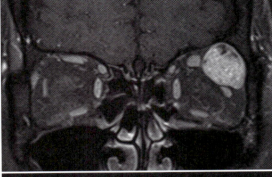

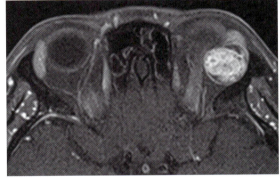

(a) 術前所見
　左側の眼位低下と眼球突出を認める（矢印：腫瘍の位置）。
(b) 術前MRI所見
　左涙腺部に腫瘍を認めた。

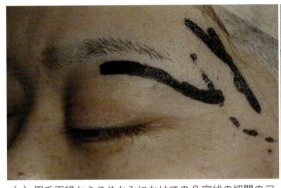
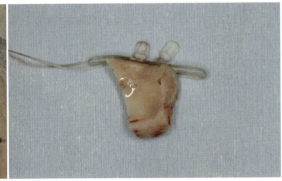

(c) 眉毛下縁からこめかみにかけてのS字状の切開のデザイン。顔面神経側頭枝や眼窩外側縁もマーキングしている。

(d) 骨切りされた眼窩外側壁
　吸収性プレート（ラクトソーブ®：メディカルユーアンドエイ社，日本）を前もって固定している。

図15 ▶ 左眼窩上外側の多形腺腫
（久保盾貴ほか：眼窩内腫瘍の治療．形成外科 60：48-56, 2017 より引用）

にはいかないので，生検にするのか，全摘にするのか，ということは，画像診断や摘出のしやすさなどすべてを加味して慎重に判断するべきである。というのも，比較的発生頻度の高い多形腺腫は，生検のような部分切除を行うと腫瘍細胞を周囲に散布することになり，その場合再発を繰り返すことが知られている。加えて，多形腺腫は再発を繰り返すうちに悪性化していくこともある。皮様囊腫もまた，生検のような部分切除であれば必ず再発するし，再発例を手術する場合，周囲組織との癒着により初回手術よりも難易度が高くなる。よって，筆頭著者は，

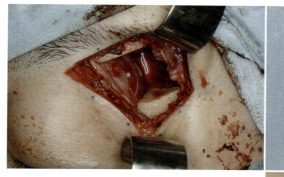
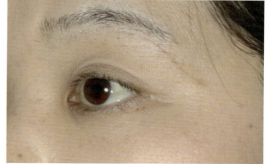

（e）眼窩外側壁の骨切り後の術野
（f）切除された多形腺腫
（g）術後6カ月の所見

図15

眼窩腫瘍を切除する際は，リンパ増殖性疾患の可能性が極めて高いなど明らかに生検の方が望ましい場合を除いて，可能な限りまずは全摘を目指している。

それ以外に知っておくべきこととしては，疾患によっては手術療法以外の治療法があるということである。特発性眼窩炎症やIgG4関連眼疾患にはステロイドの全身投与が有効とされている[11)12)]。眼窩に発生する悪性リンパ腫の中で頻度の高いMALT型リンパ腫は比較的予後が良好とされ，限局期であれば，放射線治療も有効である。

2 頻度の高い眼窩腫瘍

1）皮様嚢腫（デルモイドシスト）

生下時より存在する上皮性良性腫瘍である。眼窩上外側の頬骨前頭縫合付近に好発する（図14）。病変は皮下に留まることが多いが，時に眼窩内や頭蓋内に達している症例もある。治療は外科的切除となる。

2）多形腺腫

通常，涙腺のある眼窩上外側に発生する（図15）。被膜を破損した場合に再発することがあり，再発時に悪性化していることがあることから，摘出の際には細心の注意を要する。

3）特発性眼窩炎症

かつて炎症性偽腫瘍と呼ばれていた疾患であり，眼窩内に原因不明の炎症を呈する病態の総称である[11)]。涙腺，眼球周囲，外眼筋，眼瞼，眼窩脂肪等に炎症を起こす。治療はステロイド投与が効果的であるとされ，プレドニゾロン内服あるいはステロイドパルス療法を選択する場合もある[12)]。

4）IgG4関連眼疾患

比較的新しい概念で，涙腺と唾液腺の腫脹を呈しミクリッツ病と呼ばれていた疾患もIgG4

表2 IgG4関連眼疾患の診断基準

1) 画像検査で涙腺腫大，三叉神経腫大，外眼筋腫大のほか，さまざまな眼組織に腫瘤，腫大，肥厚性病変が見られる。
2) 病理組織学的に著明なリンパ球と形質細胞の浸潤が見られ，時に線維化が見られる。しばしば胚中心が見られる。IgG4染色陽性の形質細胞が見られ，その基準はIgG4（＋）/IgG（＋）細胞比が40％以上，またはIgG4陽性細胞数が強拡大視野（×400）内に50個以上，を満たすものとする。しばしば胚中心が見られる。
3) 血清学的に高IgG4血症を認める（＞135 mg/dL）。

診断：上記の1)～3)すべてを満たした場合を確定診断群（definite），1)と2)のみを満たした場合を準診断群（probable），1)と3)のみを満たした場合を疑診群（possible）とする。
（後藤浩ほか；日本IgG4関連眼疾患研究グループ：IgG4関連眼疾患の診断基準．日眼会誌 120：365-368, 2016 より引用一部改変）

関連眼疾患の一部と考えられる[11]（図16）。わが国における多施設共同調査では，1,014例の眼窩リンパ増殖性疾患において，実に219例（21.6％）がIgG4関連眼疾患であったと述べている[13]。加えて，山下ら[9]も切除を行った眼窩腫瘍の自験例30例の中でIgG4関連眼疾患が8例（27％）と最多であったと述べていることもあり，今後眼窩腫瘍に遭遇した際には，IgG4関連眼疾患の可能性を考えねばならないと思われる。

IgG4関連眼疾患の診断基準を示す（表2）[14)15]。IgG4関連眼疾患の確定診断には画像検査，血液検査（血清中のIgG4値），およびIgG4の免疫組織染色が必要である。IgG4関連眼疾患はステロイドが著効するとされ，プレドニゾロン0.6 mg/kgの全身投与から開始して，漸減することで寛解が得られる[11]。

5) 悪性リンパ腫

眼窩領域に発生する悪性リンパ腫としては，MALT（mucosa-associated lymphoid tissue）型リンパ腫の頻度が高く，悪性リンパ腫のうちの74％を占める[12]。MALT型リンパ腫は比較的予後が良好とされ，限局期であれば，全摘され腫瘍の残存がない場合は経過観察も許容される。また，生検をした場合などで腫瘍の残存がある場合には放射線治療が有効である。なお，進行期の場合は，濾胞性リンパ腫の治療に準じて治療法が選択される[16]。

6) 涙腺悪性上皮性腫瘍

通常，涙腺のある眼窩上外側に発生する。腺様嚢胞癌や多形腺腫由来癌，粘表皮癌，涙腺導管癌等が存在する[17]。拡大切除や放射線療法など集学的な治療を考慮する。

7) 転移性悪性腫瘍

転移性悪性腫瘍としては，肺癌や乳癌，甲状腺癌，神経芽細胞腫が多いとされている[8)10]。

3 手術を行う場合の腫瘍へのアプローチ

生検であれ全摘であれ，手術を行う場合には腫瘍へのアプローチが重要となる。ここでは，眼窩腫瘍切除時に形成外科や眼科で主に行われている3つのアプローチについて述べる。なお，耳鼻咽喉科で行われる内視鏡的アプローチについては別成書に譲る。

1) 眼窩の骨切りを行わない経皮前方アプローチ

眼窩の骨切りを行わずに腫瘍を切除する方法である。腫瘍の一部あるいは全部が眼球赤道部よりも前方に存在する場合が本法の適応となる[8]。本法では，眼窩の骨切りは行わず，眼窩腫瘍切除の方法としては最も侵襲の低い方法といえる。成人患者では局所麻酔で行える場合も多く，眼窩腫瘍の切除に際しては，まず考慮したい方法である。また，リンパ増殖性疾患や悪性リンパ腫が強く疑われ生検を目的とする場合は，病変の一部が比較的表在していれば，病変がたとえ周囲と癒着していたり深部まで及んでいたり

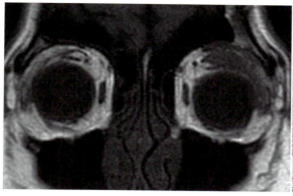
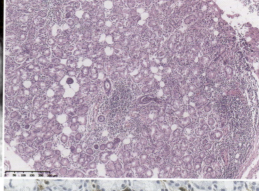

a	b①
	b②

(a) 術前 MRI 所見
　　左眼窩上部に病変がある。
(b) 病理組織学的所見
　①ヘマトキシリン-エオジン染色（×100）
　　リンパ球と形質細胞の浸潤が見られる。
　②抗 IgG4 抗体による免疫染色（×400）
　　IgG4 陽性細胞が多数見られる。
（大阪大学医学部附属病院病理部：佐藤和明先生提供）

図 16 ▶ IgG4 関連眼疾患

しても，本法を用いることができる。ただし，腫瘍が触診できないような症例では，本法による切除が困難な場合が多い。

　皮膚切開の位置は，腫瘍直上で顔面皺線に沿うように行うか，腫瘍の位置にもよるが眉毛下縁や重瞼線のような傷が目立ちにくい部位を選んで切開する。そして眼輪筋等の軟部組織を鈍的に剥離していき，腫瘍に到達し切除する。ただし，眼窩腫瘍は仰臥位となると坐位の時よりも触診しにくくなることがあり，また，皮膚切開前に局所注射するエピネフリン添加リドカインやエピネフリン添加生理食塩水により，さらに触知しにくくなるので，画像結果を参考にしたり，術前に位置をよく覚えておいたりして，腫瘍を見失わないように注意する。眼球を軽く抑えると腫瘍が前方に出てきて見つけやすくなることもあるが，眼心臓反射には注意する。

切除後の創閉鎖においては，深部組織と皮膚の癒着による陥凹変形を防止するため，前述の眼輪筋等を縫合しておく。

2）Krönlein 法等眼窩骨の骨切りを行うアプローチ

　Krönlein 法とは，眼窩外側壁をいったん取り外し，術野を確保する方法である。筋円錐内の腫瘍で視神経より外側にあるものは，Krönlein 法が良い適応である。また，多形腺腫のような涙腺原発腫瘍等は筋円錐外ではあるが，眼窩外側に存在するため本法の方が切除しやすいことは多い。皮膚切開は，眉毛下縁からこめかみにかけてS字状に行う（図 15-c）。この時，こめかみには顔面神経側頭枝が存在するため，外側には切開を延長しすぎないように注意する。眼窩外側壁に達したら骨膜下に剥離していき，眼窩外側の骨を露出させる。本法では，腫

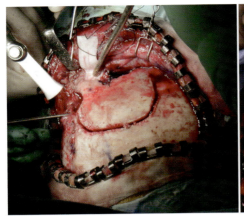 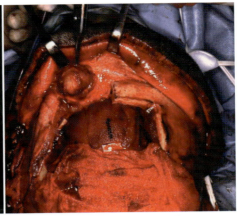

(a) 前頭骨と眼窩上壁を一塊にして骨切りして取り外すアプローチ

(b) 経頭蓋アプローチでの術野
本症例では(a)と異なり，前頭開頭後に眼窩上壁を骨切りしている。

図17 ▶ 経頭蓋アプローチの2例
(久保盾貴ほか：眼窩内腫瘍の治療. 形成外科 60：48-56, 2017 より引用)

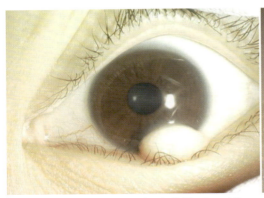 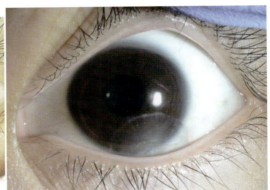

(a) 耳下側角膜輪部に発生した輪部デルモイド

(b) デルモイド切除ならびに表層層状角膜移植術後

図18 ▶ 輪部デルモイド

瘍切除後には骨切りし取り外した骨を元の位置に戻すので，骨切りをする前に，固定用のプレートとスクリューホールの位置を決めておくとよい。すなわち，眼窩外側壁に骨切り予定線をマーキングし，それを跨ぐようにプレートを置き，スクリューで仮固定する。そして，プレートとスクリューを取り外し，骨切りに移る。これにより，腫瘍切除後に，骨切りされた骨を正確に元の位置に戻せるわけである（図15-d）。骨切りした後は，骨をいったん取り外し，術野を確保する（図15-e）。視野がよくなれば，骨膜を切開し，腫瘍を露出させ摘出していく。腫瘍を摘出した後は，骨を元の位置に戻し，前述したスクリューホールを利用して固定する。そして，切開した眼窩外側縁上の骨膜や軟部組織を修復する。

なお，骨切り時に側頭筋と眼窩外側の骨を分離せず付着させた状態，すなわち骨弁とする方法や，皮膚を外眼角から外側に向けて水平に切開する方法（Berke法）もある[8]。

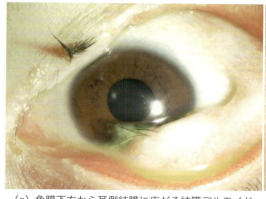 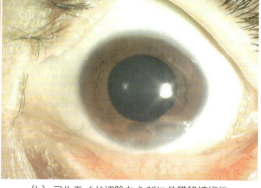

(a) 角膜下方から耳側結膜に広がる結膜デルモイド（Goldenhar 症候群）　　（b) デルモイド切除ならびに羊膜移植術後

図 19 ▶ 結膜デルモイド

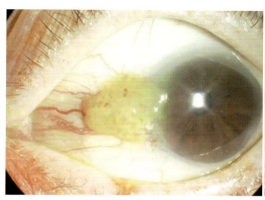 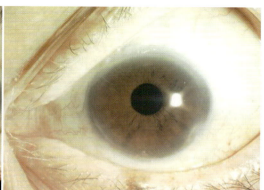

(a) 耳側結膜の乳頭腫　　（b) 単純切除術後

図 20 ▶ 乳頭腫

　また，上記以外にも眼窩の骨切りを行い腫瘍にアプローチする方法がある．腫瘍が眼窩下部に存在する場合は，睫毛下切開あるいは下眼瞼切開から眼窩下壁を骨切りして取り外し，術野を確保する方法である[18]．この方法では眼窩下神経を損傷しないように留意する．それ以外にも，眼窩外側壁および下壁の外側を一塊にして骨切りし，眼窩下方の腫瘍にアプローチする方法等が報告されている[19]．

3) 経頭蓋アプローチ

　眼窩先端部や眼窩上方深部の腫瘍を切除する場合に用いるアプローチで，脳神経外科と共同で行う．前頭骨と眼窩上壁を一塊にして骨切りして取り外したり，前頭開頭後に眼窩上壁を骨切りし取り外したりして術野を確保する（図 17）．

　さらに頬骨弓まで拡大して骨切りし，術野を確保するアプローチもある．最も侵襲の大きい手術法であり，術後に眼瞼下垂や動眼神経麻痺および前頭部の知覚鈍麻が生じることもある．

III　眼表面の腫瘍性疾患

　ここでは，眼表面の腫瘍性疾患の中でも眼球結膜および角膜に比較的よく見られる疾患に関

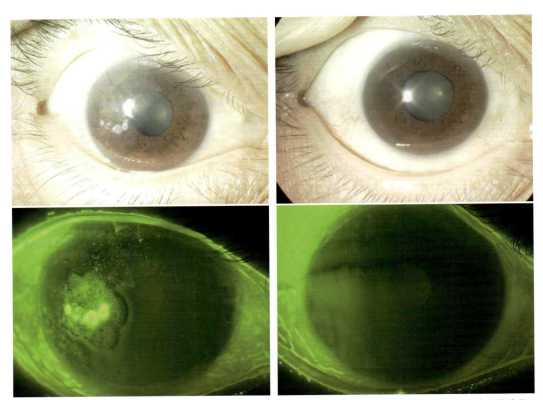

(a) 耳上側の角膜輪部から発生した上皮内癌
フルオレセイン染色にて腫瘍の範囲が明瞭に描出されている。

(b) 腫瘍切除ならびにマイトマイシンC点眼治療後

図21 ▶ 上皮内癌

して解説する。眼表面の腫瘍性疾患としては，デルモイドや母斑，乳頭腫，扁平上皮癌等がある。検眼鏡的に直接観察することが可能であり，腫瘍の形状，色調，位置，範囲といった検眼鏡的所見から臨床的診断をまず行うことが重要である。治療は切除が基本であるが，症例によっては欠損した組織を充填するために角膜移植や羊膜移植を併用する。

■ 頻度の高い眼表面の腫瘍性疾患

1) デルモイド

皮膚様の組織が異所性に発生した先天性の良性腫瘍で，分離腫の一種である（図18-a）。黄白色の半球状の充実性腫瘍であり，耳側の角膜輪部に好発する。腫瘍表面に毛包や皮脂腺等の皮膚付属器を認める場合が多い。輪部デルモイドと同様の先天性の皮膚様病変で，耳側眼球結膜から結膜円蓋部にかけて発生する皮様脂肪腫を結膜デルモイドと呼ぶ（図19-a）。輪部もしくは結膜デルモイドに副耳や耳瘻孔，巨口症等の顔面形成異常および脊椎異常を伴うものをGoldenhar症候群という。

治療は腫瘍切除ならびに表層層状角膜移植が一般的である（図18-b）。広範囲に及ぶ結膜デルモイドでは，切除後の結膜欠損に対し羊膜移植を併用する（図19-b）。弱視予防や術後の抜糸を考慮し，手術は通常7〜8歳以降に行う。

2) 母斑細胞母斑

結膜に生じる先天性の良性疾患である。斑状で扁平であり，眼球結膜の3時，9時の位置に好発する（図6-c, d）。色調はメラニン色素の量によって茶褐色〜黒褐色までさまざまである。半月ひだや涙丘に見られる場合は黒褐色で厚みをもつ（図6-d）。複数の小嚢胞形成を認める場合が多い。悪性黒色腫との鑑別が臨床上，重要である。悪性黒色腫は丈が高い結節性隆起病変であり，色調は均質な黒色で急激な増大が見られる。母斑細胞母斑が母地となる場合もあり，母斑が急激に大きくなった場合や色調の変化が生じた場合には悪性化を考慮して治療に臨む。治療は単純切除であり，切除組織は病理組織学的な検討を行う。

3) 乳頭腫

粘膜に発生する上皮系の良性腫瘍であり，眼表面では結膜（球結膜，瞼結膜のいずれも）に見られる。表面に凹凸のある有茎性のカリフラワー状の腫瘍で血管に富む（図20）。ヒト乳頭腫ウイルスが発症に関与している。腫瘍に触れないよう完全切除を行う。扁平上皮癌との鑑別が困難な例もあり，病理組織学的検査は必須である。

4) 角結膜上皮内癌

上皮内癌（conjunctival/corneal intraepithelial neoplasia：CIN）は角結膜上皮が異形細胞化した腫瘍性病変であり，扁平上皮癌の前駆病変とされる異形成（displasia）〜上皮内癌（conjunctival/corneal carcinoma in situ）の状態をいう。異形細胞は上皮層内に限局し，基底膜を越えると扁平上皮癌と分類される。上皮幹細胞の異常が発症に関与するとされ，角膜輪部を中心に発育し，隆起性腫瘍が角膜および結膜に拡大する。色調は半透明からピンク色を呈し，血管の含有量に依存する。境界は明瞭でありフルオレセイン染色にて不整に染色されることから，進展範囲の描出に有用である（図21-a）。治療は全切除が基本であり，結膜の切除面積が広い場合は羊膜移植を併用する。腫瘍が限局している場合や，術後の再発予防目的にマイトマイシンCの点眼治療も有効とされている（図21-b）[20)21)]。

5) 扁平上皮癌

基底膜を越えて浸潤した角結膜上皮由来の悪性腫瘍である。角膜輪部に好発するが，球結膜，瞼結膜のいずれにおいても発生する（図12）。平坦な形状から乳頭腫様までさまざまな外観を有する。検眼鏡的検査のみならず前眼部OCT（optical coherence tomography：三次元光干渉断層計）や超音波検査，CTおよびMRIを施行し，腫瘍の進展範囲を精査する。治療の基本は全切除であり，進展範囲によって眼瞼切除や眼球摘出および眼窩内容除去を行う。

=== 文 献 ===

1) 柿﨑裕彦：眼形成外科；虎の巻. pp63-70, メディカル葵出版, 東京, 2011
2) 藤田優, 宇津木浩一, 岡本昭二ほか：眼瞼黄色腫の脂質代謝異常；総コレステロール, HDL-コレステロール, アポ蛋白からの検討. 日皮会誌 103：1157-1163, 1993
3) 小林淳二, 門沢浩二, 白井厚治ほか：眼瞼黄色腫患者の臨床像とプロブコールによる治療効果. 動脈硬化 17：457-463, 1989
4) 田辺恵美, 白井厚治：各種黄色腫とその対策. Modern Physician 20：1269-1273, 2000
5) 楠本健司：黄色腫, 汗管腫. PEPARS 21：70-77, 2008
6) 清水宏：あたらしい皮膚科学（第2版）. pp354-359, 中山書店, 東京, 2011
7) 渡辺彰英：眼瞼・結膜セミナー；脂腺癌の臨床. あたらしい眼科 32：1717-1718, 2015
8) 敷島敬悟：眼窩内腫瘍に対する外科的アプローチ. 耳鼻展望 57：285-292, 2014

9) 山下建, 四ツ柳高敏, 北田文華ほか：眼窩内腫瘍30例の検討；IgG4関連疾患の概念を加味して. 形成外科 58：787-796, 2015
10) Shikishima K, Miyake A, Ikemoto I, et al: Pathological evaluation of orbital tumours in Japan: analysis of a large case series and 1379 cases reported in the Japanese literature. Clin Experiment Ophthalmol 34: 239-244, 2006
11) 久保田敏信：リンパ増殖性疾患. 眼科 57：1195-1203, 2015
12) 髙村浩：眼科；眼窩腫瘍. PEPARS 109：9-15, 2016
13) Japanese study group of IgG4-related ophthalmic disease: A prevalence study of IgG4-related ophthalmic disease in Japan. Jpn J Ophthalmol 57: 573-579, 2013
14) 後藤浩, 高比良雅之, 安積淳；日本IgG4関連眼疾患研究グループ：IgG4関連眼疾患の診断基準. 日眼会誌 120：365-368, 2016
15) Goto H, Takahira M, Azumi A, et al: Diagnostic criteria for IgG4-related ophthalmic disease. Jpn J Ophthalmol 59: 1-7, 2015
16) 小林幸夫, 山本一仁：MALTリンパ腫/辺縁帯リンパ腫. 造血器腫瘍診療ガイドライン2013年版, 日本血液学会編, pp157-163, 金原出版, 東京, 2013
17) 辻英貴, 鈴木茂伸, 加瀬諭：新しい展望；眼腫瘍. 眼科 55：865-904, 2013
18) 久保盾貴, 細川亙：眼窩内腫瘍の治療. 形成外科 60：48-56, 2017
19) Asamura S, Matsunaga K, Mori K, et al: The frontal-zygomatic approach vs. the anterior approach for orbital tumor surgery: a retrospective review of the indications and outcomes. Oral Medicine & Pathology 15: 81-86, 2011
20) Wilson MW, Hungerford JL, George SM, et al: Topical mitomycin C for the treatment of conjunctival and corneal epithelial neoplasia with topical mitomycin C. Am J Ophthalmol 124: 397-399, 1997
21) Chen C, Louis D, Dodd T, et al: Mitomycin C as an adjunct in the treatment of localised ocular surface squamous neoplasia. Br J Ophthalmol 88: 17-18, 2004

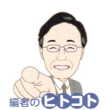

編者のヒトコト

眼瞼・眼窩を対象として日常的に診療している医師は，是非本稿に目を通して，見落としがないようにしてほしいと思います．

11 眼窩骨折

福井大学医学部附属病院形成外科
中井國博

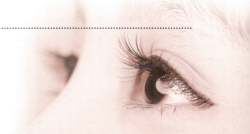

> **Point！**
> ① 眼窩骨折は，外眼筋の運動制限という機能面と，眼球陥凹という整容面の2つを併せもつ。
> ② 若年者の眼窩骨折で，眼球運動障害を呈し外眼筋の絞扼を伴う場合は緊急手術の適応である。
> ③ 眼窩内容が絞扼しやすい線状型骨折は，画像上の変化は小さく見逃す可能性があり，臨床症状と合わせて診断する。
> ④ CT画像検査はできるだけ細かいスライスで撮像し，axial viewだけでなくcoronal viewとsagittal viewでも評価する。

はじめに

　眼窩骨折は，眼窩内部を構成する上下内外の壁のいずれかが破綻したものである（図1）。しばしば眼窩内容がその破綻部分から脱出した状態となる。その場合，出現する主な症状は，外眼筋の運動制限という機能面と，眼窩内容の減少に伴う眼球陥凹という整容面の2つを併せもつ（図2）。骨折の状態により2つの症状の出現の仕方も異なり，それぞれの症状に対して診断および治療を検討しなければならない。

I 眼窩骨折

1 名　称

　眼窩骨折には，ブローアウト（blowout）骨折，吹き抜け骨折，眼窩底骨折，眼窩内骨折とさまざまな名称が混在する。ブローアウト骨折はSmithらによって定義された[1)～3)]。死体眼瞼上にボールを置きハンマーで殴打すると，眼窩縁ではなく眼窩下壁と内側壁に骨折を認めた。この原因を眼窩内圧の急上昇によるものと結論づけ，ブローアウト骨折と命名した[1)]（図3）。

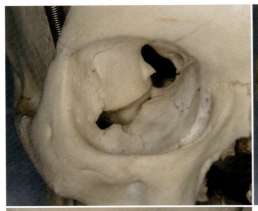
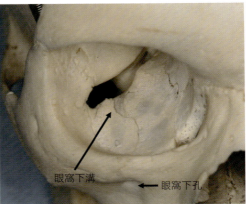
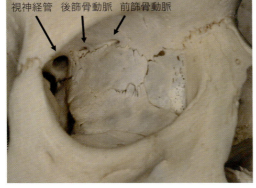

（a）正面から
下壁から内側壁にかけて骨が透けて薄い。眼窩縁から下眼窩裂までの距離は外側に比べ内側の方がかなり長い。
（b）上方から
眼窩下神経は，眼窩下溝から眼窩下管を通って眼窩下孔より出る。
（c）側方から
前篩骨動脈と後篩骨動脈が貫通する位置。後篩骨動脈より深部になると，内側壁に沿ってすぐ突き当りに視神経管がある。

図 1 ▶ 実物の頭蓋骨

図 2 ▶ 眼窩骨折
症状として，眼球運動障害に伴う複視と眼球陥凹を併せもつ。

吹き抜け骨折はブローアウト骨折を日本語に訳したもの，眼窩底骨折は最も頻度の高い下壁骨折を表現したもの，眼窩内骨折は下壁と内側壁の骨折を示す。ただ，これらの用語のそれぞれの厳密な意味について必ずしもコンセンサスがあるとはいい難い。

2 pure type と impure type

実際の骨折においては，眼窩内だけに限局する骨折と眼窩縁も含む骨折の場合がある。ブローアウト骨折の定義に従うと，前者は pure type，後者は impure type となる（図 4）。眼窩骨折は，pure type だけでなく眼窩縁の骨折を含む impure type を合わせた命名となる。

3 発生機序

実物の頭蓋骨を触るとよくわかるが，眼窩縁は強固であるが，涙嚢窩のすぐ背側で眼窩内側壁から下壁にかけては非常に薄い骨により構成されており，軽く接触するだけで容易に骨破壊が起こる（図 1）。それに比べると外側壁およ

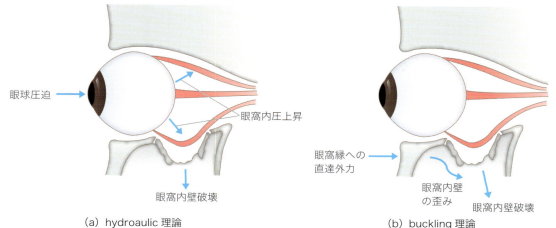

(a) hydroaulic 理論　　　　　　　　　　(b) buckling 理論

図3 ▶ ブローアウト骨折（眼窩骨折）の発生機序

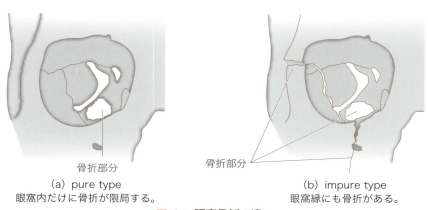

(a) pure type
眼窩内だけに骨折が限局する。

(b) impure type
眼窩縁にも骨折がある。

図4 ▶ 眼窩骨折の違い

び上壁には強度がある。眼窩内圧の急上昇によって引き起こされる骨折であれば，圧力の強さにより大きさは違っても，下壁内側壁を中心とした骨強度の最も弱い同じような部位で骨折するはずであるが，実際には骨折部位や形状はまちまちである。これには，パスカルの原理による均等な内圧上昇だけではなく，眼窩縁に対する直達外力による眼窩内壁の歪みの要因が関与する[1]〜[4]（図3）。Fujino[4]は，実験により眼窩縁に外力を加えると眼窩縁とともに眼窩内壁が歪み，眼窩縁がしなりにより元に戻るのに対して，眼窩内壁は脆弱なため骨破壊が起こることを確認した。眼窩内圧の急上昇が骨折の原因となることをhydroaulic理論，眼窩縁への直達外力による眼窩内壁の歪みが骨折の原因となることをbuckling理論という（図3）。

4 好発部位

骨折の部位は下壁が最も多く，内側壁がそれに次ぎ，内下壁の場合もある（図1，2）。外側壁および上壁の骨折は非常に少なく，特にpure typeはまれである。眼窩の外側は副鼻腔ではないので，ブローアウトの状態にはなりにくいものと思われる。

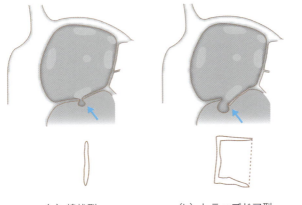
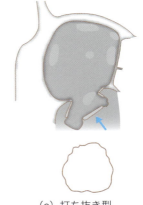

(a) 線状型
・眼窩内容が絞扼しやすい
・骨の変形も眼窩内容の脱出も軽度
・眼球運動障害が優位
・若年者に多い

(b) トラップドア型

(c) 打ち抜き型
・骨の変形も眼窩内容の脱出も大きい
・眼窩内容は絞扼になりにくい
・眼球陥凹が優位

図5 ▶ 眼窩骨折の種類

なお，下壁では下直筋が骨折に巻き込まれ上転下転障害を生じやすく，内側壁骨折では内直筋が巻き込まれ外転内転障害を生じる（**図2**）。内側壁骨折は前篩骨動脈と後篩骨動脈を結んだ線の尾側で起きやすいが（**図1**），この部位は上斜筋が走行する部位であり，上斜筋の障害に伴う眼位回旋異常を来たす後天性 Brown 症候群（後天性上斜筋腱症候群）を引き起こすこともある[5]。

5 頬骨骨折との違い

頬骨体部骨折も骨折線が眼窩内を通る骨折であるので，そういう意味では眼窩骨折である。しかし，多くの場合，頬骨体部への直接外力によって生じる骨折であり，発症原因においてブローアウト骨折とは異なる。

II 眼窩骨折の種類

1 種類

骨折の形状により，線状型，トラップドア（trapdoor）型，打ち抜き型がある（**図5**）。臨床症状ならびに治療を考えるうえでは，線状型・トラップドア型と，打ち抜き型の2つに分けると考えやすい。

2 線状型・トラップドア型

線状型・トラップドア型は，若年者に多く，骨の変形が軽度で眼窩内容の脱出も少ないが，脱出した眼窩内容が絞扼もしくは陥頓しやすい傾向がある（**図5**）。これは，いったん偏位した骨片が骨の弾力により元の位置に戻ろうとする結果，骨折の隙間に入り込んだ眼窩内容が挟まったままの状態になりやすいからだと考えられる。そのため，眼球陥凹よりも眼球運動障害の症状が優位になる。

3 打ち抜き型

打ち抜き型は文字通り眼窩壁が打ち抜かれた状態となり，線状型・トラップドア型と比べ，骨折の範囲も変形も大きく当然眼窩内容の脱出も大きくなるが，脱出した眼窩内容が絞扼もしくは陥頓の状態にはなりにくい（**図5**）。眼球運動障害よりも眼球陥凹の症状が優位になる。も

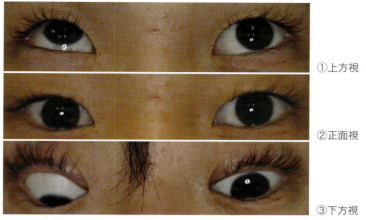

①上方視

②正面視

③下方視

(a) 左眼(患側)の上方視・下方視が制限されている。

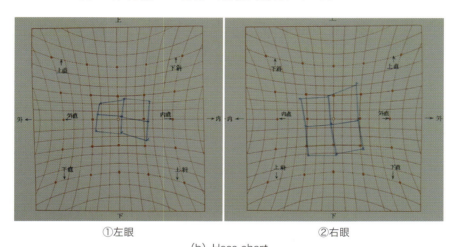

①左眼　　　　　　　　　　　　②右眼

(b) Hess chart

左眼(患側)の動きが小さい。両眼の比較なので、右眼(健側)の動きは大きく反映される。

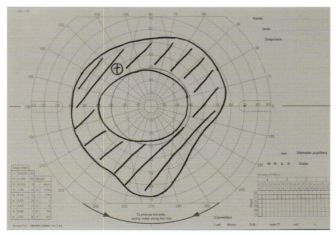

(c) 両眼単一視野領域検査

上方視・下方視を中心に両眼視での複視(斜線部分)の範囲がわかる。

図6 ▶ 左下壁骨折での眼球運動障害の例

ちろん，骨欠損部に比べ脱出量が多い場合は陥頓状態となり眼球運動が制限されることもある。

III 症状

1 代表的な症状

眼球運動障害および複視，眼球陥凹もしくは眼球突出，腫脹，眼瞼部皮下出血，鼻出血，球結膜下出血，眼球運動時痛，悪心・嘔吐，眼窩下神経知覚障害，眼窩部皮下気腫等がある[3)6)7)]。眼窩部皮下気腫は，鼻をかむ際に鼻腔内圧が高まり，眼窩内に空気が入り込むことで生じる。受傷後ならびに術後1カ月は鼻をかむ行為を避けた方がよい。

2 外眼筋の絞扼を示唆する症状

若年者の骨折で特徴的な症状として，oculovagal reflex による悪心・嘔吐，一過性失神，低血圧，徐脈がある。外眼筋の絞扼を示唆する症状とされている。

3 眼科の診察

眼球打撲による失明・前房出血等の眼球損傷や，眼窩深部へ強い圧迫が加わることによる視神経や動眼神経の障害により，視力障害・眼運動麻痺・瞳孔異常等の眼窩漏斗尖部症候群や，眼運動麻痺・瞳孔異常等の上眼窩裂症候群が引き起こされる。眼科での診察が必要である場合には，眼科治療をより優先させる。

IV 診断

1 眼球運動診察

指を追視させながら，上下左右方向だけでなく斜めの9方向の眼球運動，複視，眼位を確認する。手術適応である外眼筋の絞扼を評価する際の最も重要な指標である。なお，写真での記録も行う。

2 forced duction test (traction test)

海外では forced duction test と呼ぶのが一般的である。下直筋もしくは内直筋の眼球付着腱部分を経結膜的に把持して眼球を動かし，その際の抵抗を評価する。結膜を把持していてもある程度評価は可能である。ただ，外来で行う場合は，点眼麻酔をしたうえでも疼痛を伴うため，正確な評価には熟練を要する。術中の整復前後での外眼筋の機械的伸展障害を比較するには大変有効である。あくまでも筋肉の運動制限を確認するもので，治療目的で牽引を繰り返すことは筋の損傷を起こすことになるので避けるべきである[8)]。画像検査によって筋肉の絞扼を評価できるようになった現在では，必要以上に行うメリットはなくなってきている。

3 Hess chart

眼球運動の状態を反対の眼球と比較する検査である（図6）。患側は健側に比べ動きが悪いわけであるから，患側の動きは小さく反映される。健側の動きは患側に比べての比較なので，正常だからといって正常時と同じではなく，動きが大きくなることに注意する。通常の検査では内枠の15°のみになる。日常生活では外枠の30°の視野角が必要となる[5)]。周辺視野まで評価が必要な時は30°まで検査をしてもらうように依頼する。

4 両眼単一視野領域検査

視野計を用いて，両眼視をしたまま中心から周辺に追視を行い，複視の範囲を検出する（図6）。複視の範囲が一目瞭然でわかりやすい。正常では全範囲で50°は単一視できる。特に周辺

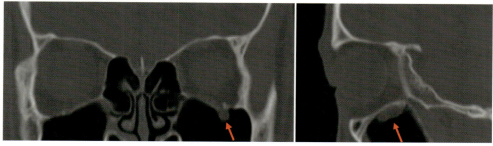

(a) 線状型下壁骨折（左：coronal view, 右：sagittal view）

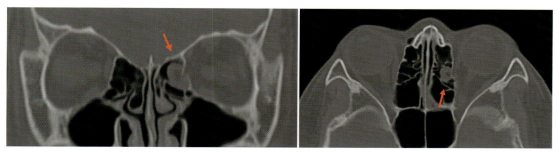

(b) トラップドア型内側壁骨折（左：coronal view, 右：axial view）
coronal view では内直筋の陰影が眼窩内に認められない。missing rectus という状態である。

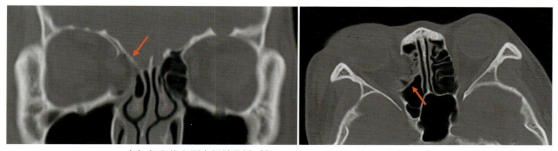

(c) 打ち抜き型内側壁骨折（左：coronal view, 右：axial view）

図7 ▶ 眼窩骨折の CT 画像

視野である 30°以上の視野では評価しやすい。

5 画像検査

1) CT 検査

CT 検査が有用である。骨折や外眼筋の絞扼の状態を正確に評価するために，2 mm 以下の可能な限り細かいスライスで撮像する。Axial view だけでなく coronal view と sagittal view も必要である（図7）。残念ながら，現段階では3DCT で眼窩内の骨折の状態は再現できていない。

2) 各 view での違い

coronal view では下壁骨折，内側壁骨折ともに有効で，最も得られる情報が多い。Axial view は内側壁骨折では有用であるが，下壁骨折では得られる情報は少ない。sagittal view では内側壁骨折での情報は少ないが下壁骨折には有効である。2方向の view からの評価により骨折部位や大きさの同定がより正確となる（図7）。軟部組織の脱出の程度は，外眼筋の位

置や走行，筋体幅や厚みを反対側と比べながら検討する．受傷早期の脱出陰影は，眼窩内容だけでなく上顎洞粘膜下血腫も含まれるので注意する．

3）MRI検査

MRI検査は，軟部組織の評価についてはCTに優る．筋肉と脂肪の区別がつきやすいので，外眼筋の絞扼や脂肪組織の脱出等の質的診断には非常に有効である．

V 手術適応

1 手術の要否

手術の要否は，慎重論と積極論があり一定しない[3)5)6)8)〜10)]．よく似た骨折でも症例により訴えの強さも違い，術者の個人的な経験も加味されるので，個々の症例で検討していくしかないのが実情である．眼球運動障害や眼球陥凹の症状を改善することが目的なので，骨折があっても症状がなければ手術適応にはならない．

2 眼球運動障害からの手術適応

1）若年者の緊急手術の適応

若年者では，骨に弾性があるために若木骨折で線状型・トラップドア型の骨折になりやすく，眼窩内容が絞扼もしくは陥頓しやすい傾向がある．画像上の変化は小さいために軟部組織の絞扼を見逃す可能性があり，臨床症状と合わせて判断する必要がある．若年者の眼窩骨折で，高度な眼球運動障害を呈し外眼筋の絞扼を伴う場合は緊急手術の適応である（表）．

典型的骨折は，画像所見として眼窩内に外眼筋の陰影が見えなくなり，副鼻腔内に見えるmissing rectusという状態である（図7-b）．そこまでではなくても，3日以内，5日以内，7日以内，2週間以内と日数に差があるものの

早期手術が提唱されている[11)]．術後の改善結果は必ずしも手術時期だけが問題ではなく，筋肉と筋周囲組織の絞扼の程度や，それに伴う挫滅や瘢痕の状態が反映される．

2）待期手術の選択

受傷早期の眼球運動障害は，軟部組織の絞扼によるものだけでなく眼窩内組織の腫脹や血腫が影響している．外眼筋の絞扼や強い機械的運動制限がない場合，経過観察で眼球運動が軽快することがあり，手術を回避できる可能性がある．初診時の複視の状態だけで手術の判断をすることは難しい．眼瞼部と眼窩内の腫脹や血腫の状況が完全に一致するわけではないが，眼瞼部の回復を腫脹軽減の指標として，腫脹が減少してくる受傷後1〜2週で複視の状態を評価し，改善がなければ画像検査による眼窩軟部組織の陥頓状態を参考にしながら手術適応を検討する（表）．軽度であっても，読書，食事，階段の上り下り等の日常生活に支障を来たす場合（30°以内の視野角の範囲の複視）は手術治療を考慮する．

3）経過観察の限界

軟部組織の脱出の程度が強い場合は，脱出した状態でそのまま瘢痕化すると拘縮や癒着の原因となる．待期手術では改善は難しくなるので，その点は十分考慮しなければならない．改善が見込める場合はさらに1〜2週間経過を見ることも考えられる．

3 眼球陥凹からの手術適応

1）評価の時期

受傷直後は腫脹が強く，眼球陥凹を呈しないことが多い．受傷早期から眼球陥凹が明らかな場合は，早期に手術を考慮することができる．腫脹が消退してきた後に生じる遅発性の眼球陥凹は，受傷直後の状態からは予測しにくい．腫

表 手術適応の考え方のまとめ

眼球運動障害から
・若年者では，外眼筋の絞扼を起こしやすい。絞扼が認められれば緊急の手術の適応となる。
・絞扼がない場合は経過観察で眼球運動が軽快することがあり，手術を回避できる可能性がある。
・腫脹が消退する1～2週間で複視を評価し，改善傾向がなければ手術を考慮する。
眼球陥凹から
・受傷直後は腫脹が強く，眼球陥凹を呈しにくい。
・腫脹が消退する1～2週間で評価する。
手術操作から
・受傷直後は腫脹が強いため，手術操作が容易ということはない。
・腫脹や血腫が軽減する受傷後1～2週で手術操作がしやすくなる。
・受傷後1カ月もすると，脱出した眼窩組織が固くなり手術操作はしにくくなる。

脹軽減の経過を見ながら術後1～2週で評価してみる（表）。外見上，眼球突出に2mm以上の左右差が存在すると認識されやすいので手術適応の指標の1つになる[3)6)9)10)]。

2）原　因

眼球陥凹の原因は，眼球後方の眼窩容積の拡大と筋円錐内の脂肪の減少と考えられる。画像検査から実際の容積の変化を解析することは臨床の現場では容易ではないので，打ち抜き部分の大きさや眼窩内容の脱出量を検討し，眼球陥凹の起きやすさをある程度予測する。待期手術では，眼球内容脱出部の瘢痕形成，脂肪萎縮，副鼻腔内での表面の粘膜形成の影響で手術操作が難しくなり，ボリュームの評価も難しくなる。

4 手術操作からの手術時期

1）受傷直後

受傷直後は腫脹が強いため，必ずしも手術操作が容易というわけではない（表）。骨折の形状により，線状型，トラップドア型では骨折による変化が少ないため，剥離操作が比較的容易であるが，打ち抜き型の場合は，剥離だけでなく整復操作も難しくなる。

2）受傷後1～2週

腫脹の消退や血腫が吸収されてくる受傷後1～2週で手術操作がしやすくなる（表）。受傷後3日目には，副鼻腔に露出した眼窩内容の表面は粘膜の再生が始まり，1カ月もすると脱出した眼窩組織の表面は固くなり洞粘膜が被覆するようになる。術者の技量も関係するが，1カ月を経過すると手術操作はしにくくなる。

VI 術　式

1 下壁骨折の術式

1）アプローチ

（1）アプローチの種類

眼窩下壁へのアプローチとしては経皮アプローチ，経結膜アプローチ，経上顎洞アプローチがある（図8）[6)12)]。経皮アプローチ，経結膜アプローチは直視下に眼窩内骨折部を確認しながら整復でき，頬骨骨折等の顔面骨骨折に用いるアプローチなので形成外科になじみがある。一方，経上顎洞アプローチは耳鼻科で頻用される方法であり，内視鏡を使い慣れていない医師にはなじみがない。

（2）瘢痕による変形

下眼瞼においては，剥離した範囲の瘢痕拘縮による変形が問題となる。経皮アプローチでは下眼瞼外反，経結膜アプローチでは下眼瞼内反が起こり得る（図8）。

（3）経皮アプローチ

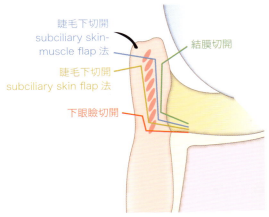

図8 ▶ 眼窩下壁への経皮アプローチと経結膜アプローチ
合併症として，経皮アプローチでは下眼瞼外反，経結膜アプローチでは下眼瞼内反がある。

経皮アプローチには睫毛下切開と下眼瞼切開がある。下眼瞼切開は剥離範囲が少なく瞼縁へのダメージも少ないため，眼瞼外反は起きにくい[3]。一方，皮膚切開部は眼瞼頬部にくるので瘢痕が目立ちやすい。

(4) 睫毛下切開

睫毛下切開には subciliary skin flap 法と subciliary skin-muscle flap 法がある。subciliary skin-muscle flap 法は nonstepped 法と stepped 法に分かれるので，合わせて3つのアプローチがある[12]。subciliary skin flap 法は皮弁が薄くなるため，皮膚の障害が強くなり術後の下眼瞼外反が起きやすい。subciliary skin-muscle flap 法は皮弁が厚くなる分皮膚へのダメージが少なくなり，術後の下眼瞼外反が起きにくい。

(5) やり慣れた方法で

いずれの方法でも，やり慣れた方法であれば下眼瞼の変形の頻度も程度も大きくはならない。眼窩内容の整復が手術の主目的であるので，術者のやり慣れた方法を選択する。

2) 剥離，整復

(1) 眼窩内の形状を意識する

皮膚切開後は，眼輪筋と眼窩隔膜との間を剥離し，眼窩下縁に達したら骨膜下に入り剥離を進める。眼窩は眼窩縁では四角に近いが，内部に入っていくにしたがい楕円形に近くなることを意識する（図1）。下壁から内側壁にかけては斜めに上がっていく（図1）。また，画像検査から術前に骨折の位置と大きさ，特に最深部の位置と下眼窩裂・視神経管からの距離を認識しておく。

(2) 骨折部周囲の剥離

骨膜下の剥離は骨折の周囲から行う。外側で剥離が止まるところは下眼窩裂である。下斜筋の付着部は，周囲骨膜と連続させて骨膜下に剥離し挙上する。骨折部は最後方まで確認した方がよい。骨欠損の範囲を確認できた後に整復に入る。下直筋の眼球停止部に糸をかけておくと術中のガイドとして牽引しながら絞扼具合を確認でき，脱出した眼窩内容での下直筋の位置も分かる。

(3) 整復は愛護的に

陥頓組織の整復は，骨折部分を広げないようにして軟部組織を愛護的に引き上げてくるか，骨折部周囲を広げてすくい上げるかになる。整復する際に無理な操作を行うと，外眼筋周囲の損傷が強くなり瘢痕量が増大する。瘢痕拘縮による癒着が強くなると眼球運動制限は残存することとなる。脱出組織を強引に引っ張り上げることは避けたい。骨折部の周囲を少し除去し，剥離子の入るスペースを確保してすくい上げてくる方が安全である。

トラップドア型は骨片を副鼻腔側に倒し込み，間隙を確保したうえで愛護的に軟部組織を整復する。トラップドア型は左右方向に起こることが多い。下直筋の外側を動眼神経下斜筋枝が走行しているので，下直筋周囲を整復操作する時は注意する。

（4）眼窩下神経の処理

脱出組織に眼窩下神経が巻き込まれている場合は，脱出組織から神経を分離して上顎洞へ落とし込み，それ以外の脱出組織は挙上していく。さらに後方になると眼窩下溝の中を眼窩下神経が通る（図1）。下溝の内側・外側の骨膜を周囲の下壁に沿って切開し，脱出組織から神経を分離していく。

（5）深部の操作

眼窩尖部に近づいてからの脱出組織の操作は慎重に行う。下壁最後部から上顎洞後壁に続く部分に咬み込まれることもあるので，骨折が後方まで及ぶ場合は最後方まで剥離し，整復できていることを確認する[13]。

（6）待期手術の注意点

待期手術になると，脱出した眼窩組織の表面は固くなり洞粘膜が被覆するようになる。脱出組織を整復した後に粘膜を除去する[5]。脱出組織と眼窩下神経血管束の分離は難しくなる。

3）骨欠損部の再建

骨膜を温存でき欠損が小さければ欠損部の再建は必要ないが，そうでなければ眼窩内容が落ち込まないように欠損部再建の材料を挿入する。再建材料は欠損周囲の骨に接触した状態になることが大切であり，特に後方がはね上がらないように注意する。移植骨が周囲と接触しているのであれば，挿入するだけで固定する必要はないが，乗せる部分がない場合はスクリュー等での固定が必要となる。人工物を挿入する場合は固定する。

4）眼球運動の確認

最後に forced duction test（traction test）を行い，下直筋の運動に抵抗がないことを確認する。不十分な眼窩内容の還納と，不適切な再建材料の挿入による医原性の眼球運動障害がないように注意しなければならない[9]。

5）経上顎洞法

（1）整　復

経上顎洞法は，経粘膜アプローチとして口腔前庭粘膜を切開し上顎洞前壁を開窓する。経眼窩法で眼窩深部の骨折部分が視認できない場合や，眼窩内容の腫脹が強かったり待期手術で眼窩内容が固くなったりして上顎洞に脱出した軟部組織の整復が困難な場合に有効である。上顎洞に露出した眼窩内容や骨片を剥離子，ツッペル，指等で整復する。

（2）バルーン等の留置

脱出した眼窩組織を還納することは容易だが，骨欠損部に再建材料を挿入することや整復した状態を保持することは難しい[14)15]。副鼻腔内にバルーン等を留置し，眼窩内容の後戻りを一定期間抑える必要がある。留置期間は，2週間程度では再陥没するため，それ以上の長期間の留置が必要である。バルーン留置に伴う異物感や感染には注意しなければならない。特に洞内のドレナージが不十分となり上顎洞炎となると，眼窩内容の炎症が波及して瘢痕形成を生じ，外眼筋の運動の障害となる可能性もある。

（3）経眼窩法との併用

本法を経眼窩法と併用することもあり，その場合は開窓で得た骨を眼窩骨欠損部に利用することも可能である。

2 内側壁骨折の術式

1）経皮アプローチ

経皮的には，眉毛内側から内眼角にかけて眼窩縁に沿い弧状に皮膚切開する。拘縮変形予防のため内眼角の頭側に三角弁を入れることもある（図9）。

2）内眼角靱帯・涙嚢・上斜筋滑車部の処理

内眼角靱帯前脚は停止部から数mm離れたところで切断するか，内眼角靱帯の付着部の周

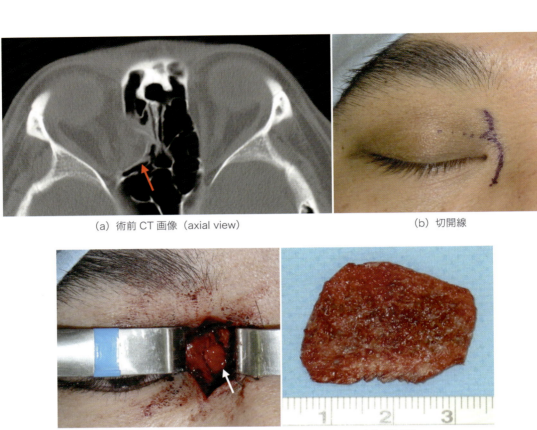

(a) 術前CT画像(axial view)　　(b) 切開線

(c) 脱出組織確認　　(d) 移植骨

(e) 移植骨挿入　　(f) 皮膚縫合後

図9 ▶ 眼窩内側壁骨折の手術の実際

囲骨膜とともに骨膜下に全体に剥離する。骨折部の視野が展開できるように，涙嚢は涙嚢窩から鼻涙管の方向に向けて剥離する。上斜筋滑車部は，周囲骨膜とともに全体に骨膜下に剥離する。内側壁の骨は紙のように薄いので剥離操作は慎重に行う。

3）剥離時の注意点

骨折は前篩骨動脈と後篩骨動脈を結んだ線の尾側で起きやすい。前篩骨動脈と後篩骨動脈付近の剥離が必要であれば止血・切離する。前篩

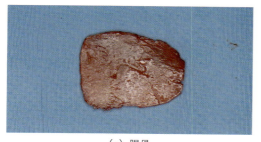
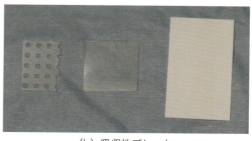

	(a) 腸骨	(b) 吸収性プレート
骨形成	あり	なし
加工性	おおむね容易	より容易
採取部	あり	なし

図 10 ▶ 眼窩壁再建材料の比較

骨動脈までは安全であるが，後篩骨動脈より深部になると内側壁に沿ってすぐ突き当たりに視神経管があるため（図1），整復操作にはかなりの注意が必要である[13]。

4）その他のアプローチ

経鼻経篩骨洞アプローチは，耳鼻咽喉科の経鼻腔篩骨洞解放術に準じてすべて内視鏡下に行われる。経結膜アプローチもあるものの，視野は十分でなく一般的ではない。

3 内下壁骨折の術式

内下壁骨折では，篩骨洞と上顎洞の境にある眼窩を支える部分まで破壊されていることもある。眼窩容積は著明に増大し，軟部組織の脱出も大きくなりがちである。整復も欠損部の再建も難しいが，下壁骨折および内側壁骨折に準じて治療する。

VII 眼窩壁再建材料

1 再建材料

再建材料としては自家組織と人工物が挙げられる。適切に行えば，どちらを選択しても大きな差がないとされている[6)16)]。

2 自家組織

自家組織としては腸骨，頭蓋骨外板，上顎洞前壁，下顎骨，耳介軟骨，鼻中隔軟骨等が挙げられるが，一般的には腸骨を用いることが多い（図10）。厚さ1mm程度で骨欠損部の形状に合うように加工する。骨欠損部の骨再建ができ，周囲との癒合や親和性が高いことが利点である。一方，採取部が必要なこと，加工しすぎると移植骨が割れ強度が弱くなるので，加工に注意が必要なことが欠点である。

3 人工物

人工物では，顔面骨骨折の固定で使用される吸収性プレート，チタンプレートやシリコン等さまざまな材料が使用されている。採取部の障害がないことが最大の利点であるが，副鼻腔に露出した状態で挿入するので，人工物周囲の炎症反応遷延や晩期においての感染リスクに注意を払わなければならない。

4 吸収性プレート

最近では，晩期の感染のリスクも考慮して吸収性プレートを用いることが増えてきている（図10）。厚みも1mm以下のものが開発されており，簡単な加熱あるいは用手的に自由に加

工が可能で，骨折形状に正確に合わせることができる．吸収性プレートにはシートタイプとメッシュタイプがある．メッシュタイプは細かい穴が多数空いているのでドレナージが効く反面，骨膜が破綻している部位では軟部組織が入り込みやすくなり，その部分が癒着する可能性がある．シートタイプでは，そういう意味での瘢痕形成による癒着はない．ただし，骨欠損が大きい場合はプレート吸収後の再落ち込みを考慮しなければならない．

今後は，術前の三次元実体模型の作製や入手がしやすくなっていることから，これを用いると再建材料の加工はさらに容易になると考えられる．

VIII 術後管理

腫脹抑制のため眼部を冷却する．術後は失明等の重篤な合併症があるので，腫脹が強ければ視力や瞳孔の大きさ等をチェックする．腫脹が消退してくれば自発的な眼球運動を励行させる．

文献

1) Smith B, Regan WF Jr: Blowout fracture of the orbit: mechanism and correction of internal orbital fracture. Am J Ophtalmol 44: 733-739, 1957
2) McCarthy JG: The face part 1. Plastic Surgery, Vol.2, pp1053-1056, W. B. Saunders Company, Philadelphia, 1990
3) 田嶋定夫：顔面骨骨折の治療（改訂第2版）．pp55-109, 克誠堂出版，東京，1999
4) Fujino T: Experimental "blowout" fracture of the orbit. Plast Reconstr Surg 54: 81-82, 1974
5) 嘉鳥信忠：眼窩ブローアウト骨折のABC. PAPERS 112：30-43, 2016
6) 日本形成外科学会編：形成外科診療ガイドライン；頭蓋顎顔面疾患（主に後天性）．pp82-99, 金原出版，東京，2015
7) 小室裕造：診断に関するクリニカル・クエッションを作成して．形成外科 54：117-125, 2011
8) 橋川和信，田原真也：眼窩骨折治療のコツ；陥りやすい過ちとその対策．PAPERS 55：16-22, 2011
9) 矢野浩規，平野明喜：眼窩内骨折．頭蓋顎顔面の骨固定；基本とバリエーション，小室裕造ほか編，pp145-154, 克誠堂出版，東京，2013
10) 奥村隆行：手術治療の適応と時期に関するクリニカル・クエッションを作成して．形成外科 54：127-133, 2011
11) 石田有宏：小児眼窩底骨折の治療に関するクリニカル・クエッションを作成して．形成外科 54：147-155, 2011
12) 上村哲司：アプローチに関するクリニカル・クエッションを作成して．形成外科 54：135-140, 2011
13) 菅原康志編：インストラクション・フェイシャルフラクチャー．pp58-69, 克誠堂出版，東京，2007
14) 副島一孝，下田勝巳，樫村勉ほか：眼窩骨折の低侵襲手術法（1）；経上顎洞手術①．形成外科 55：351-358, 2012
15) 黒川正人，柳沢曜，川崎雅人ほか：眼窩骨折の低侵襲手術法（2）；経上顎洞手術②．形成外科 55：359-365, 2012
16) 菅原康志：再建材に関するクリニカル・クエッションを作成して．形成外科 54：141-145, 2011

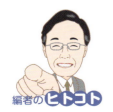

手術適応や再建材料，pure typeとimpure typeの意味などについてもまだまだ議論の余地があるのが，この眼窩骨折の興味深いところです．

12 眼瞼の外傷

福岡大学医学部形成外科
髙木誠司

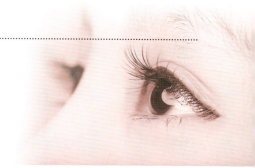

Point !

1. なるべく覚醒状態の無麻酔下で創傷を観察・評価する。動きの異常の有無も見ておく。
2. 異物は初期治療でしっかりと除去する。
3. 三次元的な解剖学的正位への整復を目指す。組織のデブリードマンは極力行わず，皮膚は必要最小限のバイト幅で縫合する。
4. 涙小管の断裂では，下涙小管の方が上涙小管より機能的に優位とはいえ，可能であれば上涙小管の再建も果たす。
5. 術後感染を生じることはまれで，早ければ術翌日には洗顔を許可し，ドレッシング材を当てないことも多い。

はじめに

「机の角にぶつけた」「自転車で転倒した」「交通事故でフロントガラスに顔から突っ込んだ」「まぶたにフックが引っかかった」「化学薬品が目にかかった」等，眼瞼外傷の受傷機転は実にバリエーションに富んでおり，幼児から成人，そして高齢者までが年齢を問わず患者となり得る。まずは眼球の表面や眼内の状態を把握することが最重要であり，それを踏まえたうえで，ここでは眼瞼軟部組織の新鮮創傷について記述する。

眼瞼の主たる機能は，眼球の保護，そして適度な瞬目による眼球表面の乾燥防止にあるが，加えてコミュニケーションにおいても眼瞼は重要な役割を果たしている。眼瞼は，その形態や動きに関して，たとえわずかな左右差であってもそれが目立つし，些細な変形であっても患者にとっては大きな悩みの種となることもある。外傷治療においては解剖学的正位への整復，そして正常機能と左右対称性の回復が常に最終目標である。

そのためには正確な解剖学的知識をしっかり

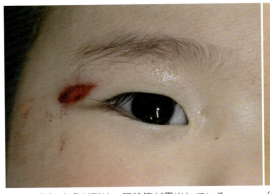
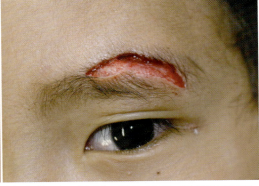

(a) 皮膚が裂け，眼輪筋が露出している。　　(b) 打撲による眉毛内の裂創である。前頭筋に達する。

図1 ▶ 上眼瞼裂創

と頭に入れたうえで，裂創，刺創，熱傷等，創の種類にかかわらず，まずは創をしっかりと観察し，組織損傷の評価を行う。上眼瞼は大きな動作機能を伴う部位であるので，開閉瞼の動きの観察・評価も重要である。ただ，実際には腫脹を伴っていることがほとんどであり，完全に満足がいく評価が常にできるわけではない。

初期診察は，可能であれば沈静がかかっていない覚醒状態，かつ無麻酔下で行いたい。その後，適当な麻酔にて疼痛を排除したうえでの観察・評価に移っていく。複雑な創傷では特に，治療前の臨床写真を残しておくのがよい。閉瞼時・開瞼時の顔面全体と創部局所の写真が基本である。

I 眼瞼裂創（涙管の損傷は伴わない）

1 創の深さと特徴

眼瞼の皮膚は身体中で最も薄い。打撲や圧挫の力は容易に皮膚を引き裂き，その下の眼輪筋や皮下脂肪を露出させる（図1-a）。眉毛部では創が前頭筋に至ることもある（図1-b）。せん断応力を伴う外傷の場合には，眼輪筋上や眼窩隔膜上といった層での剥奪創の形を取ることもしばしばある。

創がさらに深く及び，眼瞼挙筋や挙筋腱膜の損傷を伴えば，眼瞼下垂の症状を呈し得る。創傷自体は小さく大したキズではないように見えても，挙筋腱膜が損傷を受けていることもあるし，まれではあるが，打撲後で体表創傷は一切ないのに挙筋腱膜が瞼板から外れて眼瞼下垂を生じることもある。

眼窩内脂肪は1〜2 mmの小さな粒である皮下脂肪とは異なり，もっと大きく一塊となった脂肪であるが，その露出を認めた場合には，眼窩隔膜の損傷の存在を予想しなければならない（図2）。瞼板・眼瞼結膜に至るまで上眼瞼が全層で裂け，瞼縁の連続性が断たれている場合もある。

2 創処置の手順

ここでは主に涙小管断裂を伴わない上眼瞼全層裂創の処置手順について記述する。

1）麻　酔

眼瞼周囲のみの創処置であれば局所麻酔下に十分に施行可能である。ただし，①処置に時間がかかりそうな場合，②創傷が眼球に近く患者

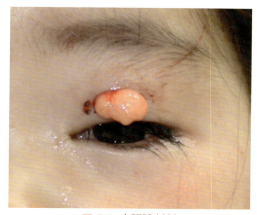

図2 ▶ 上眼瞼刺創
眼窩脂肪が脱出している。眼窩隔膜が裂けているはずである。

の不用意な動きにより眼球表面を傷つける可能性が高い場合，③短時間の安静さえとることが難しいような乳幼児症例の場合等においては，全身麻酔下に創処置を行うのが望ましい。浸潤麻酔薬には止血目的でエピネフリンを添加して使用する。麻酔薬によって創部が浮腫状となって創縁が不明瞭になることのないよう，眼窩上神経のブロックを併用するなどして，必要最小量の使用に留める。なお，麻酔の前に可能な範囲で観察と評価を済ませておくべきであることは前述の通りである。

2）異物除去とデブリードマン

砂，木くず，ガラス片等の異物はしっかりと取り除き，汚染がひどい場合には十分な洗浄を行う。これらは受傷時の初期治療で行うのが最も効果的であるため，ここで手を抜かず，納得がいくまで十分に時間をかける。フロントガラスの破片は透明で目立たないし，小さなキズから意外に奥まで入り込んでいることがあるので注意して探す。3DCTである程度の場所と個数を把握してから手術に臨むのもよい。残った異物は外傷性刺青，皮下結節，遷延性感染，肥厚性瘢痕・瘢痕拘縮等の原因となり得る。

血流の豊富な顔面においては，初期治療でのデブリードマンは極力行わない。特に眼瞼では，今にもちぎれそうで血流も途絶えているような皮膚であっても，広げて本来の部位に戻せば植皮片や複合組織移植片として生着してくれる可能性があり，これが将来的な瘢痕拘縮の防止につながる（図3）。

3）瞼縁・瞼板の縫合

瞼板の辺縁で，瞼板腺（マイボーム腺）が開口する部分がグレイライン（眼瞼灰白線）である。まずはこれを丁寧に合わせる。6-0のナイロン糸をグレイラインから刺入し，瞼板の断面から出た針糸をそれと対応する瞼板断面から刺入，そしてグレイラインから出し，適度な強さで結紮する。この糸を瞼裂方向へと牽引しながら断裂した瞼板をさらに縫合する。糸の結紮部分は瞼板の前面に置き，眼球結膜側には糸を露出させない。瞼板をうまく縫えれば，瞼縁の輪郭はスムーズできれいな弓形を呈する。また，睫毛の向きも揃っているはずである。瞼板上縁よりも頭側で眼瞼結膜が裂けている場合には，8-0バイクリル等を用いて結び目が組織内にくるように縫合する。この一連の操作の際は，角膜保護板等で眼球表面を保護しながら行った方が安心である。

なお，グレイラインにかけた糸は断端を長く残し，皮膚縫合終了後にテープで皮膚に止めておく。断端が短いと角膜を擦ってしまう（図4）。

4）眼瞼挙筋・挙筋腱膜・眼窩隔膜の処理

眼瞼挙筋・挙筋腱膜の断裂が疑われる場合には，創内を注意深く観察して断端を見つけて縫合する。開瞼動作をさせると挙筋の運動が観察されるので断端を見つけやすい。挙筋の損傷がない部位，もしくは損傷が軽度な部位で挙筋・挙筋腱膜の一端を見つけ，そこから損傷のひどい部位にたどっていくのがよい。

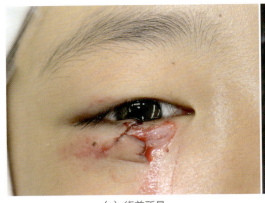

(a) 術前所見　　　　　　　　　　　　　　(b) 術後3カ月の所見

瞼縁の連続性が絶たれ，下眼瞼皮膚は眼輪筋上で剥奪されている。

図3 ▶ 下眼瞼瞼縁の裂創

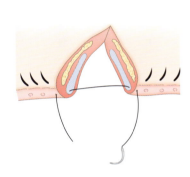
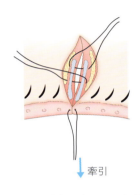
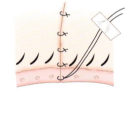

(a) 最初にグレイライン（眼瞼灰白線）を合わせる。
(b) 次に瞼板を寄せて，皮膚・眼輪筋を一層で縫合する。
(c) 皮膚縫合のバイト幅は最小限とする。

図4 ▶ 瞼縁の縫合

眼窩脂肪の露出を認める場合にはこれを眼窩内に整復し，眼窩隔膜を縫合する。

5）皮膚の縫合

眼輪筋の深さで埋没縫合を行うことはあるが，真皮縫合は基本的に行わない。皮膚が極端に薄く，適切な真皮縫合が不可能だからである。ただし，瞼縁から離れるに従い皮膚は厚くなり，そこでは真皮縫合を加えることもある。

表面縫合は，バイト幅（縫い代）をできるだけ最小限とし，6-0や7-0といった細いモノフィラメント糸で行う。創縁同士を緩く寄せて合わせるイメージである。剥奪創では皮膚がよれてしまって，いかにも皮膚欠損があるように見えるかもしれないが，丁寧に広げて，その形を参考にしながら創縁に合わせていってみると意外に皮膚欠損はないことが多い（図5，6）。茎が非常に細く弁状に挫滅された皮膚であっても，「植皮」という形での生着を期待して元の位置に縫合固定する。

3 その他

1）眉毛内を横切るような瘢痕性脱毛は目立

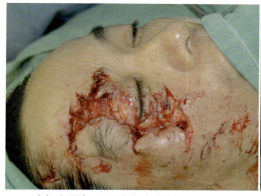
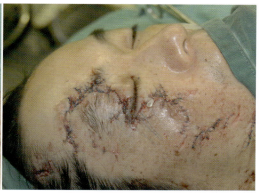

(a) 上眼瞼では眼窩脂肪が露出している。
(b) 眉毛や創縁の形状を参考にしながら，元の位置に縫合していく。皮膚欠損はなかった。

図5 ▶ 上・下眼瞼〜頬部の剥奪創

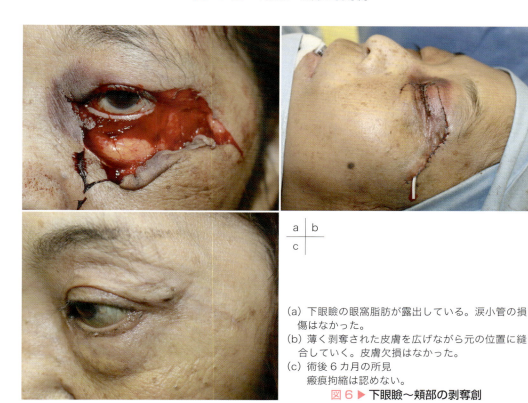

(a) 下眼瞼の眼窩脂肪が露出している。涙小管の損傷はなかった。
(b) 薄く剥奪された皮膚を広げながら元の位置に縫合していく。皮膚欠損はなかった。
(c) 術後6カ月の所見
瘢痕拘縮は認めない。

図6 ▶ 下眼瞼〜頬部の剥奪創

つ（図7）ので，それを最小限のものとするべく，有毛部では毛包をなるべく損傷しない真皮縫合を心がけ，かつあまり密には行わない。

　2）綿密な創部観察と組織修復を行ったうえで，それでも組織欠損を認める創がある。その場合にも，基本的には保存的処置もしくは手術侵襲が比較的少ない植皮術程度でとりあえずの閉創と創治癒を得て，そこで生じた変形に対しては二期的に修正術を施行した方がよい。ただし，組織欠損量が大きい場合や，将来的な修正

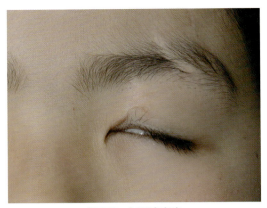

図7 ▶ 上眼瞼瘢痕
眉毛内の瘢痕性禿髪と上眼瞼の拘縮を認める。

術までの待機中に重大な眼球障害が予想されるような場合には，初期治療の段階から皮弁を用いた再建が必要となる（図8）。

3）小児の比較的浅く小さな創では「全身麻酔をかけてまで縫合処置をすべきなのか」と，その適応に悩むことがある。しかし，皮膚の皺線に平行な創で幅が1～2 mmなのであれば，縫合処置は行わずにテープで固定しておくのみでも，その瘢痕はさほど目立たずに治癒する。

4）下眼瞼には，上眼瞼における眼瞼挙筋に相当するようなはっきりした機能筋はなく，動きに乏しい部位である。それでも瘢痕や組織欠損により下眼瞼の外反を招き，涙点が眼球表面から浮いてしまって流涙症状を呈したりするので，上眼瞼同様に丁寧かつ慎重な縫合処置が必要である。

5）血腫予防のために，細く切ったペンローズドレーンを留置して閉創することもある。

II 涙小管断裂

1 原因と症状

「ふとした拍子に瞼縁が鉤状の先端構造をした器物にひっかかってしまい，強い力で引っ張られて眼瞼が引きちぎられた」。このような受傷機転による創傷では，ほとんどのケースで眼瞼は内側で断裂し，外側の一部組織で生体とつながっている。そしてその内側の損傷は涙点よりも内側にあることが多く，涙小管の断裂を伴っている可能性が高い（図9，10）。

眼球表面から涙嚢，そして鼻腔内への涙液の生理的排出において，上涙小管と比べて下涙小管を通過する涙液の方が多いとされ，よって上涙小管のみの断裂は放置しても流涙を生じにくいとされている[1]。逆に，下涙小管の断裂を放置すると流涙を来たすとされる。それでもやはり，上下にかかわらず，断裂しているのが判明した場合には整復・再建を原則とすべきである。

流涙に伴う症状には「うつむくと涙がこぼれ落ちる」「涙で視界がぼやける」「目やにが溜まりやすい」といったものがあり，「常にハンカチが手放せない」とQOLの低下を招く。涙液による眼瞼皮膚炎（皮膚のただれ）を生じることもある。涙小管の二次的再建は良好な結果を得られない場合もあるため，下涙小管の断裂を認めた場合には特に，初期治療の段階でしっかりと再建しておく必要がある。

2 診 断

涙管ブジーを涙点から挿入し，創面にこのブジーが現れれば断裂の診断は容易につく。なお，涙点から涙嚢，そして鼻腔へと抜ける涙道の走行は，単純な直線状の通路ではない（本書「1. 手術に役立つ解剖と生理」参照）。その三次元的走行をイメージしながらブジー挿入を行わないと，新たな涙道損傷を引き起こすことになる。

3 涙小管再建

ここでは臨床で最も遭遇する機会の多い「下涙小管のみの断裂」を例に手順を記す。

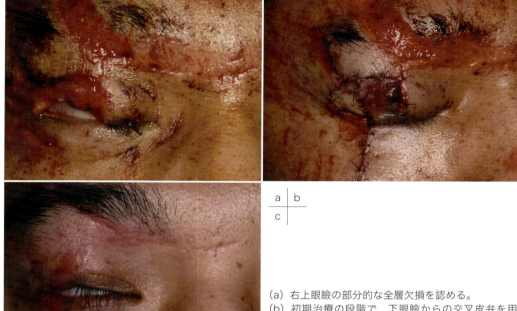

(a) 右上眼瞼の部分的な全層欠損を認める。
(b) 初期治療の段階で，下眼瞼からの交叉皮弁を用いた閉創・再建を行った。
(c) 兎眼はあるが眼球保護は果たせている。

図8 ▶ **右上眼瞼挫裂創**
（編者細川互提供）

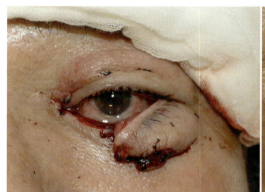
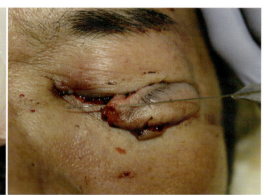

(a) 涙点より内側の創では涙小管断裂を疑う。
(b) 涙点から挿入した涙管ブジーが断裂部から飛び出している。

図9 ▶ **下眼瞼裂創**

1）断端の確認

涙点側の断端は容易に見つけることができるが，涙嚢側の断端を見つけるには少しばかりの経験とコツが必要である。受傷した眼瞼組織を元の位置に戻し，涙点側断端に相応する部分を中心にしっかりと観察する。涙小管は直径1mm前後で，乳白色でつやのあるリング様に見える。損傷していない上涙点・涙小管からピオクタニン等で薄く色を付けた色素水を通水させ，損傷涙小管の涙嚢側からの流出を見つけて

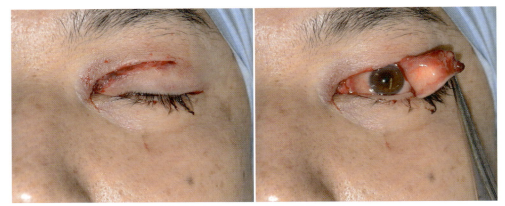

(a) 瞼板上縁に沿って全層で裂けている。

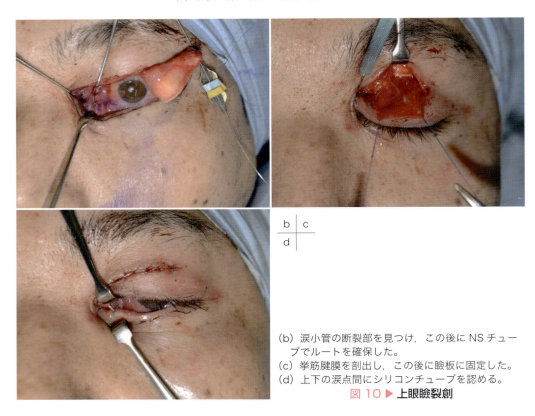

(b) 涙小管の断裂部を見つけ，この後にNSチューブでルートを確保した。
(c) 挙筋腱膜を剖出し，この後に瞼板に固定した。
(d) 上下の涙点間にシリコンチューブを認める。

図10 ▶ 上眼瞼裂創

もよい。同時にこれは，総涙小管から涙嚢を経て鼻涙管までを洗浄し，その疎通を確認する意味もある（通水テスト）。それらしき断端が見つかれば，そこから通水やブジー挿入を行い，確かに涙小管断端であることを確認する。

損傷していない側の涙点から挿入し，涙小管の合流点を経て，逆行性に損傷涙小管へと通してくるピッグテイル型ゾンデというものもある（図11）。その名前の通り，豚のしっぽのごとくクルンと巻いたゾンデ（消息子）である。ただし，これも涙管の三次元的走行をイメージして挿入を行わないと，新たな涙管損傷を引き起

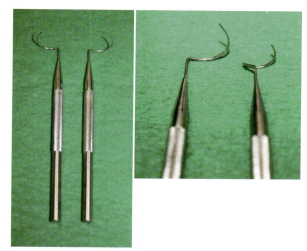
図11 ▶ ピッグテイル型ゾンデ

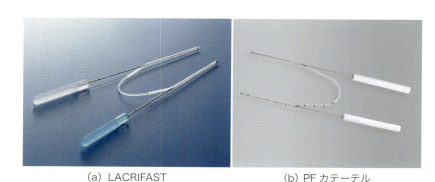
（a）LACRIFAST　　　（b）PFカテーテル
図12 ▶ 涙道チューブ

こしかねないので注意が必要である。

やみくもな探索操作やそのための局所麻酔の注射は浮腫を増長させ，涙嚢側断端の発見をますます難しくするので，よほど涙点に近い部位の断端でない限り，基本的には全身麻酔下での手術が望ましい。

2）管腔の確保

損傷涙小管の断端がおのおの確認されれば，次はLACRIFASTやPFカテーテルなどの涙道チューブを用いて管腔の確保を図る（図12）。涙道チューブの素材はポリウレタン等で，細い管の両端に涙小管内への挿入を助けるステントが入っている。チューブ両端の片方を上涙点から，もう片方を下涙点から挿入し，こちらは断裂部分を越えて，ともに先端を鼻腔内まで誘導する。そしてステントを引き抜く。

3）チューブの挿入

チューブ挿入にあたっては，その入り口である涙点の大きさがチューブの太さに比べて小さいことが多い。その場合は，細い涙管ブジーから太い涙管ブジーへと順繰りに涙点に挿入することで，涙点の拡張を得たうえでチューブを挿入する。涙点部分を通過することができれば，あとはそれほど抵抗なく進めることができる。

4）縫合処置

次いで，断裂した下涙小管の縫合に移る。8-

0ナイロン糸やバイクリルを用いて断裂涙小管に3～4針ほど糸をかけ，これらは糸を長く切って置き糸としておく。眼瞼の裂創部分を修復するべく，眼瞼の形態も見ながら皮下軟部組織に埋没縫合の糸を通す。これを縫合すると，断裂した涙小管が自然に寄ってくるはずなので，そうやって緊張を取りながら涙小管にかけた糸を縫合する。その後，眼瞼裂創に対して適切な縫合処置を施行する。

4 術後処置

上・下涙点間にわずかにチューブが見えるもののほとんど目立たないし，患者が違和感を訴えることも少ない。チューブは1～3カ月ほどで抜去し，さらに2カ月は1～2週に1回の通水と洗浄を繰り返しながら経過観察する。この時点まで経過が良くてもその後に狭窄してくることもあり，その場合はたとえ再手術しても同様の結果になることが多い。

5 その他

1）腫脹が強く涙小管断端の探索が難しいような場合には，再建を二期的に行ってもよい。初期治療では皮膚のみ疎に縫っておき，腫れが引いた3～5日後に創を再度開けて，涙小管断端を探索する。あまり時期が遅くなると瘢痕の形成が進み，やはり再建が難しくなる。

2）裂創がさらに内眼角寄りの場合には，内眼角靱帯の損傷を伴っていることもある。放置すれば変形を残すので，しっかりと修復する。

III 熱傷・化学損傷

一般的な顔面熱傷や，時に化学損傷が眼周囲に及ぶことがある。受傷の際には反射的に閉瞼するので，その熱傷による損傷が眼球に及ぶことは少なく，まずは上・下眼瞼の皮膚が損傷を受ける。眼瞼は皮膚が薄く，また眼瞼自体が薄い構造体であるので，同部での瘢痕拘縮の発生は容易に兎眼や外反を招く。二次的に結膜炎を生じることもあるし，さらには角膜障害を引き起こす危険性もある。

瘢痕拘縮を予防する，もしくは最小限に留めるためには，創傷部位に対しては可及的早期の上皮化を目指した治療を行い，そして上皮化による創閉鎖後にはリザベン内服やヒルドイド塗布といった薬物治療を補助的に用いながら瘢痕の早期成熟を目指すことが重要である。瘢痕・瘢痕拘縮の治療は瘢痕の成熟を待ったうえで施行することが原則だが，視機能に重大で不可逆的な障害を残す可能性が高そうな場合にはもちろんこの限りではなく，早めの植皮や皮弁形成を検討することになる。

IV ドレッシング材や創処置について

幼小児で形態覚遮断性弱視を起こし得る年齢であれば，視野を妨げるドレッシングは避けるべきであるが，そうでなくとも患者にとって，瞼裂周囲，特に上眼瞼に貼付されたガーゼは不快なものである。眼瞼の動きを制限するし，視野を妨げることもある。顔面は血行が豊富な部位であり，よほどの汚染創でなければ，そして異物残存がなければ，術後創感染を生じる可能性はかなり低い。

一次縫合できた創で，ドレーンもない，あるいはすでに抜去後の創であれば，特にドレッシング材も貼らずにすごしてもらい，半日後ぐらいから洗顔もソフトに行ってもらうことも多い。洗髪ももちろん許可する。比較的浅い挫傷でも同様に管理するが，こちらは上皮の欠損を伴う

ので，湿潤環境下療法（moist wound healing）の考えに従い，上皮化するまではワセリンを代表とする油脂性基剤軟膏をこまめに塗布するよう指示したうえでドレッシング材は貼付しない．

表面縫合糸の抜糸時期は症例と部位に応じて考える必要があるが，縫合糸痕を懸念すべき部位は術後5日ほどで抜糸すべきだし，逆に術後5日ほどで抜糸できるように皮下組織での埋没縫合をしっかりと行っておきたい．

----- 文 献 -----

1) Kanski JJ, Bowling B: Kanski's Clinical Ophthalmology（7th ed）. p44, Saunders, Philadelphia, 2011

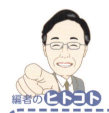

編者のヒトコト

かつての弟子ながら，私にも目新しいことが記載されており，勉強になりました．

13 眼窩再建・義眼床再建

兵庫医科大学形成外科
曽束洋平

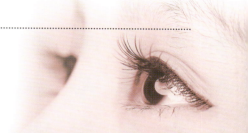

> **Point!**
> ❶ 眼窩再建・義眼床再建では，骨性眼窩，眼窩内容と義眼台，義眼床，眼瞼のうち，欠損や変形している部位の状況を適切に把握し，手術の計画・再建を行う。
> ❷ 義眼は薄く，軽量であることが望ましく，これを達成すべく義眼床再建を行う。
> ❸ 再建された義眼床は，長期的には必ず何かしらの義眼床変形に至るため，長期にわたる経過観察が必要である。

はじめに

　眼窩・義眼床再建に至る疾患には腫瘍，外傷，先天異常などさまざまあり，その状態は，眼球癆，眼球内容除去後，眼球摘出後，眼瞼温存眼窩内容除去後，完全眼窩内容除去後，拡大眼窩内容除去後等さまざまである。それぞれの状態に応じて，眼窩再建，義眼床再建の治療は異なってくるが，それは残存している組織によって適応が変わるためである[1)~3)]。眼窩再建・義眼床再建では，骨性眼窩，眼窩内容と義眼台，義眼床，眼瞼の再建が必要であり[1)]，不足・欠損している組織を補いつつ，義眼の収まる部屋を作成する必要がある。

I 解剖・名称

　眼窩は前頭骨，蝶形骨，篩骨，口蓋骨，涙骨，上顎骨，頬骨の7つの骨よりなる。成人の眼球は，直径24 mm程度，眼球容積は約6～7 mlで，眼窩の軟部組織の容積は約30 mlである[4)]。
　義眼が収まる部屋を義眼床と呼び，結膜嚢とも呼ばれる[5)]。義眼床の背側面を義眼床底部といい，頭尾側の円蓋部をそれぞれ義眼床上円蓋部，義眼床下円蓋部という。義眼床底部の奥，義眼床の背側部は，眼窩内容・義眼台となる[3)]（図1）。

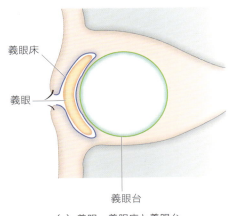
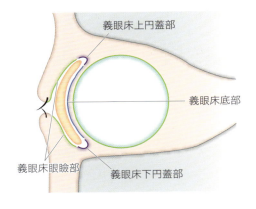

(a) 義眼，義眼床と義眼台　　　　(b) 義眼床の各部位の名称

図1 ▶ 義眼床再建のために知っておくべき解剖・名称

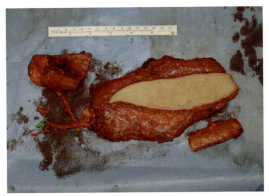

図2 ▶ 遊離肩甲下動脈系連合皮弁の例（肩甲骨・肋骨付き広背筋皮弁）

II 眼窩再建

1 骨性眼窩

　腫瘍切除による骨欠損，骨折による変形，成長期における無眼球状態，放射線照射による眼窩発育不全等では眼窩の欠損や変形を伴っている。眼窩の欠損・変形に合わせて，血管柄付き骨移植，血管柄付き軟骨移植，遊離骨移植，遊離軟骨移植，人工骨移植術，人工物移植術，骨切り移動術等が適応となるが，当然正常な眼窩骨の位置での硬組織再建が目標となる。

1) 血管柄付き骨移植，血管柄付き軟骨移植

　肩甲骨・肋骨付き広背筋皮弁等の遊離肩甲下動脈系連合皮弁（図2），肋軟骨付き腹直筋皮弁（内胸動脈複合皮弁[6]を含む）が一般的である。眼窩内容を含む欠損部を補填するための大きな皮弁を移植することができ，なおかつ骨・肋軟骨という硬組織をも同時に移植できるのが利点である。血管柄を有するため，術後の骨吸収もほとんどない。1つの血管柄で繋がっているため，皮弁の自由度がそれぞれの組織を移植するよりは低いので，軟部組織や骨の欠損部を正確に把握し，皮弁の最終的な配置を考慮した皮弁挙上が必要である。

　移植床血管としては，浅側頭動静脈を第一選択とするが，放射線照射や手術歴など血管の損傷や操作歴があれば，顔面動静脈に求める。前述の皮弁であれば長い血管柄を採取できるのも特徴であり，血管柄の長さには余裕がある。

2) 遊離骨移植，遊離肋軟骨移植

　採骨，採軟骨部としては，腸骨や肋軟骨が一般的である。血管柄がないので移植組織の自由度制限はなく，また採骨した骨の加工も自由である。ただし，移植床組織の状態によっては，

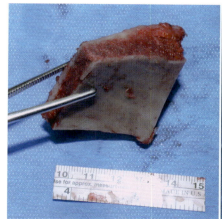 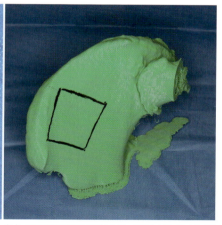

(a) 採取した全層の腸骨（4×4 cm）　　（b) 腸骨稜下有窓法による，対面する2方に骨皮質を有する全層の腸骨のイメージ模型

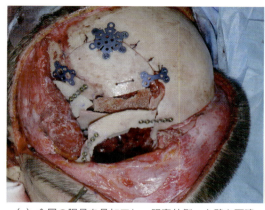 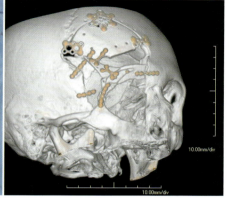

(c) 全層の腸骨を骨加工し，眼窩外側〜上壁を再建　　（d) 術後CT所見

図3 ▶【症例①】44歳，女性，遊離腸骨移植による骨性眼窩再建

かなり骨吸収されてしまう可能性もある。

【症例①】44歳，女性，遊離腸骨移植による骨性眼窩再建

右涙腺腺様嚢胞癌にて拡大眼窩内容を摘出し，同時に右遊離腹直筋皮弁と遊離腸骨による眼窩再建を行った。眼窩外側を中心に欠損していたため，4×4 cmの腸骨を全層にて採取し，同部位の欠損に合うように骨を加工してプレートにて固定した。全層による腸骨採取は，腸骨稜下有窓法により，対面する2方に骨皮質を有する全層骨を採取した（図3）。

3）人工骨移植術，人工物移植術

ハイドロキシアパタイト等の人工骨移植や，チタンメッシュプレートやシリコン素材の人工物移植があるが，露出や破損のリスクも高く，放射線照射後であればさらにリスクが高く，あまり勧められない方法と考える。

4）骨切り移動術

成長期における無眼球状態，放射線照射による眼窩発育不全により，骨性眼窩が狭窄していることが多い（図4）。成長期途中であれば，組織拡張器やコンフォーマ（仮義眼）による眼

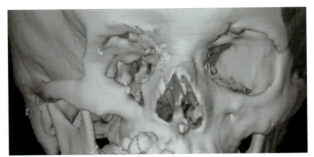

(a) 眼窩発育不全により骨性眼窩が狭窄している。

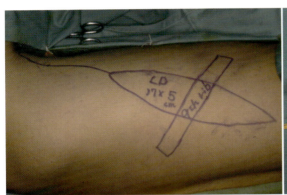

(b) 肋骨付き遊離広背筋皮弁のデザイン

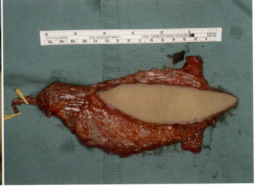

(c) 挙上された肋骨付き遊離広背筋皮弁のデザイン

図4 ▶【症例②】21歳，男性，血管柄付き骨移植と骨切り移動術を組み合わせた骨性眼窩再建

窩拡大も期待できるが，成人の眼窩発育不全には眼窩外側壁を前外方に移動する骨切り術等が必要となる[1]。眼窩の拡大を行うと，自然と眼窩内容積が広がり容積不足に陥るため，眼窩内容積を増量させる必要がある。また，骨切りし，欠損部へ骨移植を組み合わせることも可能である。

【症例②】21歳，男性，血管柄付き骨移植と骨切り移動術を組み合わせた骨性眼窩再建

幼少時に rhabdomyosarcoma の診断で右眼窩内容摘出術と化学療法および放射線療法（30 Gy）を施行された。その後，左遊離広背筋皮弁を移植されたが，頰骨の低成長，上顎骨の欠損による変形を生じた。頰骨骨切り術＋肋骨付き右遊離広背筋皮弁を計画した。右頰骨を骨切りし，頰骨体部を前外方へ移動後，一部の肋骨は遊離骨片として，他は骨弁として骨欠損部へ移植しプレート固定した。移植床血管は，前回の遊離皮弁で浅側頭動脈が使用されていたため顔面動静脈を選択した。皮弁をやや bulky に眼窩部を中心に移植し，皮弁にて義眼床を作成した（図4）。

2 眼窩内容・義眼台

眼窩内容充填では，硬組織，準硬組織，軟部組織を埋入することで眼窩内容量を増大させ，義眼床内での義眼の安定を得るように形成を行う。これを義眼台形成と呼ぶ。遊離皮弁移植，軟骨移植，真皮脂肪移植，脂肪注入，局所有茎皮弁，人工材料移植等を単独あるいは併用し，眼球内容の不足量に応じて組織充填方法を選択

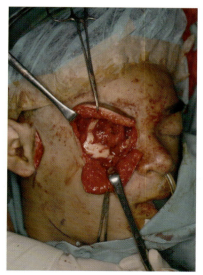

(d) 右眼窩を展開した状態

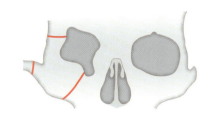

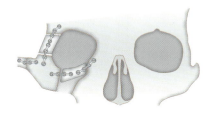

(e) 右頬骨を骨切りし, 前外方へ移動後, 一部を遊離の肋骨としつつ, 肋骨を骨欠損部へ移植

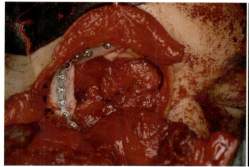

(f) 肋骨のプレート固定後の状態

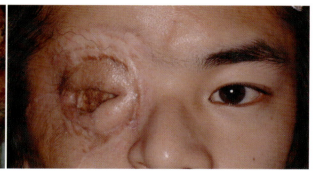

(g) 肋骨付き遊離広背筋皮弁後3年の所見
複数回の追加手術を施行し, 義眼床形成を行った。

図4 ▶【症例②】

する。眼窩内の不足する容量を義眼で補おうとすると, 義眼は大きく, 重たいものとなる。重たい義眼は, 義眼床を下方が浅い・薄い形状へと変化させ, 義眼床への負担を大きくし, やがて義眼の滑落を招くことになる（図5）。義眼の底部を前方に位置させ, 義眼を薄く軽いものにすれば, 義眼床への負担は軽減されるため, 義眼床形成に義眼台形成は極めて重要な役割をもっている[3)7)]。

理想的な義眼の形状は, 大きめのコンタクトレンズの形状であり, このような形の義眼が収まるような義眼床を作成することが理想となる。

1）広範囲で著明な眼窩内容の不足

広範囲で著明な眼窩内容の不足に対しての充填には, 遊離広背筋皮弁や遊離腹直筋皮弁等の移植組織量を多く設定できる遊離皮弁が適応となる。眼瞼温存眼窩内容除去では皮弁の皮島で義眼床底部を形成することができ, 眼瞼全層欠損の場合は顔面皮膚をひとまず皮弁の皮島にて再建し, 二期的に義眼床形成を計画する（図6）[8)]。

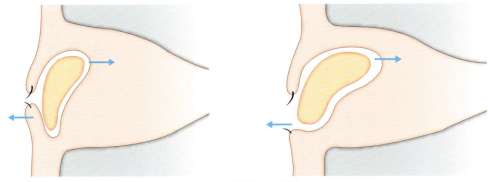

図5 ▶ 義眼床の変形
大きく重い義眼では，上円蓋部は深くなり，下円蓋部を前下方へ圧排し，下方で浅い形状となる。

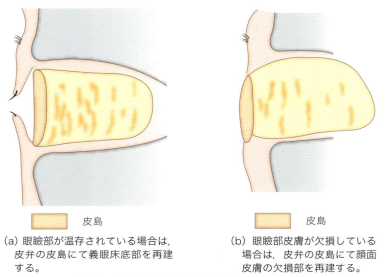

（a）眼瞼部が温存されている場合は，皮弁の皮島にて義眼床底部を再建する。

（b）眼瞼部皮膚が欠損している場合は，皮弁の皮島にて顔面皮膚の欠損部を再建する。

図6 ▶ 義眼床形成における皮弁皮島の用い方

【症例③】64歳，男性，遊離腹直筋皮弁による眼窩再建

左涙腺腺様嚢胞癌にて，眼窩内容を摘出された。左遊離腹直筋皮弁による眼窩再建を計画した。眼瞼は温存されていたため，義眼床底部のみに腹直筋皮弁の皮島を露出させ，他部位は皮島の皮膚を de-epithelized した。皮弁の萎縮を予想し，やや bulky に皮弁を移植した。予想を超える萎縮を回避するため，筋肉成分を移植組織量が不足しない程度に少なくした。移植床血管は浅側頭動静脈を選択した（図7）。

【症例①】（前述）44歳，女性，遊離腸骨移植による骨性眼窩再建後の遊離腹直筋皮弁による眼窩再建

右涙腺腺様嚢胞癌にて拡大眼窩内容を摘出し，同時に右遊離腹直筋皮弁と遊離腸骨による眼窩再建を行った。眼瞼全層を含めた周囲皮膚の欠損を認め，顔面皮膚を腹直筋皮弁の皮島にて再建した。皮膚再建に不要な皮島の皮膚を de-epithelized し，皮弁の萎縮を予想し，やや

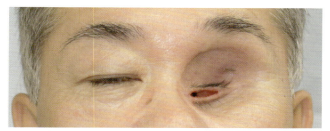

(a) 左涙腺腺様嚢胞癌にて，眼窩内容摘出後の状態

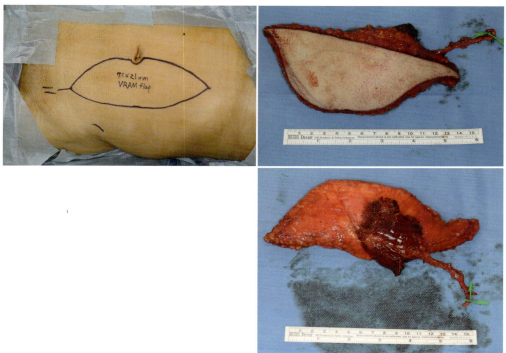

(b) 左遊離腹直筋皮弁により眼窩再建を施行した。

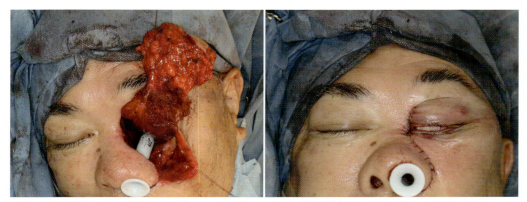

(c) 移植床血管は浅側頭動静脈を選択し，眼窩部より腹直筋皮弁の血管柄を側頭部への皮下トンネルに通して，血管吻合を施行した。

(d) 眼瞼は温存されていたため，義眼床底部のみに腹直筋皮弁の皮島を露出した。瞼裂より皮弁の皮島をわずかに観察することができる。

図7 ▶【症例③】64歳，男性，遊離腹直筋皮弁による眼窩再建

眼窩再建・義眼床再建 ‖ 177 ‖

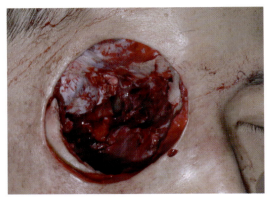

(a) 右涙腺腺様嚢胞癌にて拡大眼窩内容を摘出し，同時に右遊離腹直筋皮弁と遊離腸骨による眼窩再建を行った。眼瞼全層を含めた周囲皮膚の欠損を認める。

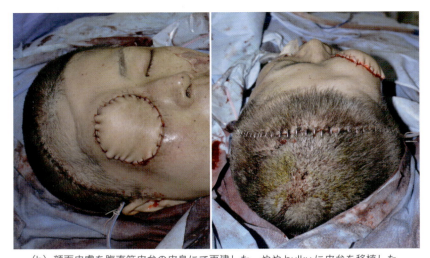

(b) 顔面皮膚を腹直筋皮弁の皮島にて再建した。やや bulky に皮弁を移植した。

図8▶【症例①】44歳，女性，遊離腸骨移植による骨性眼窩再建後の遊離腹直筋皮弁による眼窩再建

bulky に皮弁を移植した。移植床血管は顔面動静脈を選択し，血管吻合した（図8）。

2）中等度から軽度の眼窩内容の不足

中等度から軽度の眼窩内容の不足に対しての充填には，軟骨移植，真皮脂肪移植，脂肪注入，局所有茎皮弁，人工材料を単独あるいは併用する。人工材料を使用する場合は，血流の良い組織で被覆しておく必要があり，放射線照射歴のある場合はさらなる注意が必要である。中等度から軽度の眼窩内容の不足に対しての充填に関しては，眼球陥凹との共通点も多く，詳しくは本書「16.眼球陥凹」の項を参照されたい。

【症例④】30歳，女性，幼少時網膜芽細胞腫にて眼球摘出後の眼球陥凹

眼窩内容不足による眼球陥凹に対して肋軟骨移植を行った。肋軟骨採取では，肋軟骨を切断せず，一部連続性を保つようにして採取した（図9）。

3）義眼台

義眼は，後面は陥凹している。義眼床前面に

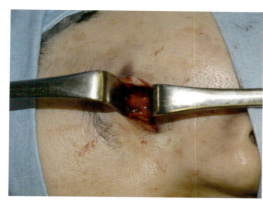
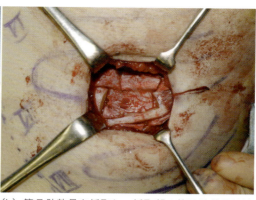

(a) 義眼床底部を開放し，スペースを作成した。
(b) 第7肋軟骨を採取し，採取部の第7肋軟骨は連続性を保つようにした。

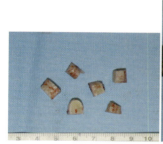
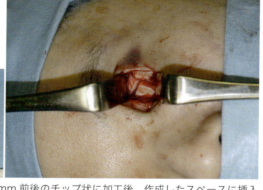

(c) 採取した軟骨の一部はφ7mm前後のチップ状に加工後，作成したスペースに挿入し，義眼床底部を閉創した。

図9 ▶【症例④】30歳，女性，幼少時網膜芽細胞腫にて眼球摘出後の眼球陥凹

は義眼が安定して装用できるための隆起が必要であり，義眼床後方の軟部組織内に義眼台を埋入するなどして隆起を作成する。軟骨，人工材料等を義眼台として使用する場合は，義眼の日々の入れ替え，物理的刺激，瘢痕拘縮による周囲組織の菲薄化を考慮し，血流の良い組織で被覆しておく必要があり，放射線照射歴のある場合はさらなる注意が必要である。

【症例⑤】48歳，男性，肋軟骨を用いた義眼台埋入

約30年前，外傷後に眼球を摘出され，同時に義眼床形成も行った。その後，眼球陥凹の訴えがあり，第6肋軟骨を採取して義眼台として形成し，眼窩内のスペースへと挿入した（図10）。

【症例⑥】65歳，女性，人工骨を用いた義眼台埋入

炎症性偽腫瘍の手術後眼痛が強く，視力低下もあり，眼球内容摘出術を施行された。ハイドロキシアパタイトによる義眼台を作成し，挿入した（図11）。

III 義眼床

義眼が収まる部屋を義眼床と呼ぶ。眼球の摘出や眼窩内容除去を施行する際には義眼台の埋

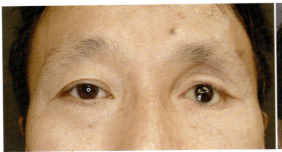

(a) 初診時所見　　　　　　　　　　(d) 術後3年の所見

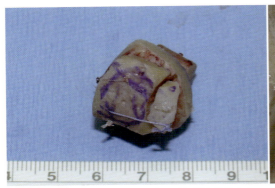

(b) 眼球陥凹の訴えがあり，第6肋軟骨を採取した。

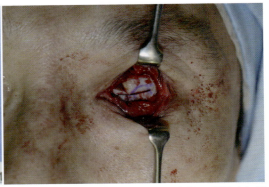

(c) 軟骨を加工して，義眼台として形成し，眼窩内に挿入した。

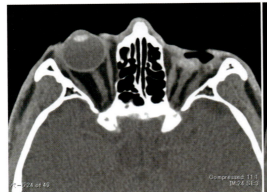

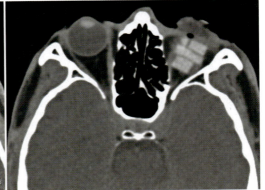

(e) 術前CT所見
義眼台はなく，眼球陥凹を認める。

(f) 術後3年のCT所見
義眼台形成ができている。

図10 ▶【症例⑤】48歳，男性，肋軟骨を用いた義眼台埋入

入も必要となる。

　義眼床再建は，遊離植皮術，遊離皮弁移植，局所有茎皮弁術を単独あるいは併用して行う。しかし，いずれの場合も萎縮や術後瘢痕拘縮を生じやすく，形態の変形を来たすことが多い。義眼床の狭小化は，malignant contracture とも呼ばれ，再発を繰り返す傾向があり，厄介な合併症である[9)10)]。

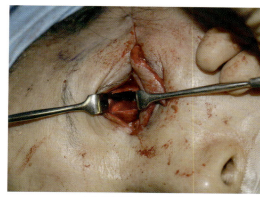
（a）眼球摘出後の状態

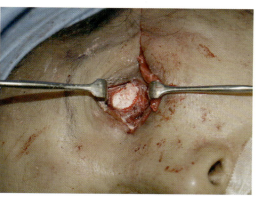
（c）義眼台を埋入した状態

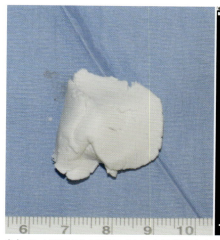
（b）ハイドロキシアパタイトによる義眼台を作成した。

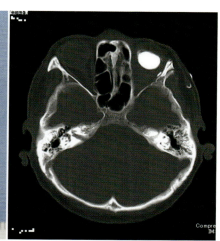
（d）術後3カ月のCT所見
挿入された義眼台を確認できる。

図11 ▶【症例⑥】65歳，女性，人工骨を用いた義眼台埋入

1 義眼床再建

1）遊離植皮術

　全層植皮片を採取し，およそ3×3cm程度のちょうどポケットティッシュの形状の袋を作成する。表皮面を外側としてまず作成し，後に裏返して，真皮面を外側とする方法が簡便でよい。固定用のフラジオマイシン硫酸塩貼付剤（ソフラチュール®貼付剤10cm：サノフィ・アベンティス社，日本）を入れ込む。この袋を作成したスペースに挿入して，義眼床を再建する。

【症例①】（前述）44歳，女性，遊離植皮術を用いた義眼床再建

　右涙腺腺様嚢胞癌にて拡大眼窩内容を摘出し，同時に右遊離腹直筋皮弁と遊離腸骨による眼窩再建を行った。術後3カ月，義眼床再建を行った。

　腹直筋皮弁採取部の腹部の瘢痕より5×4cmの全層植皮片を採取し，25×30mm程度のポケットティッシュ形状の皮膚の袋を作成した。真皮面を外側とし，袋内に固定用のフラジオマイシン硫酸塩貼付剤（ソフラチュール®貼付剤10cm）を入れ，移植腹直筋皮弁内に作成して

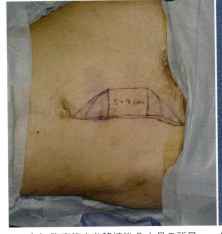

（a）腹直筋皮弁移植後 3 カ月の所見
腹部の瘢痕を利用して 5×4 cm の全層植皮片を採取した。

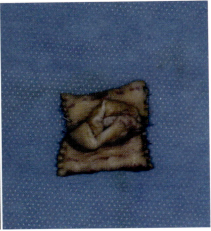

（b）25×30 mm 程度のポケットティッシュ形状の皮膚の袋を作成した。

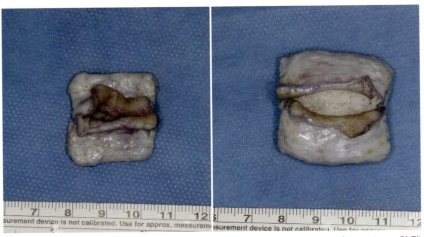

（c）真皮面が外側となるように裏返した。

（d）袋内に固定用のフラジオマイシン硫酸塩貼付剤（ソフラチュール® 貼付剤 10 cm）を挿入した。

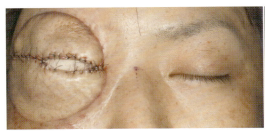

（e）腹直筋皮弁内に作成しておいたスペースに袋を移植した。

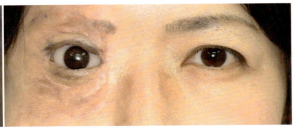

（f）その後，皮弁の皮膚を全層植皮にて置換し，義眼床再建より術後約 1 年の所見

図 12 ▶【症例①】44 歳，女性，遊離植皮術を用いた義眼床再建

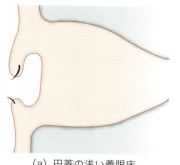 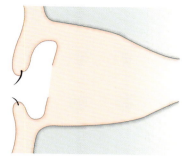 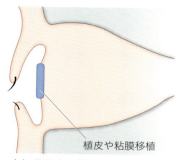

（a）円蓋の浅い義眼床　　（b）義眼床底部を切開し，義眼床を拡大する。　　（c）義眼床底部にて不足する上皮成分を皮膚や粘膜移植で補う。

植皮や粘膜移植

図 13 ▶ 粘膜移植または植皮術を用いた義眼床拡大

おいたスペースに移植した（図12）。

2）遊離皮弁移植，局所有茎皮弁

眼窩内容除去症例では遊離皮弁の皮島を使用する方法もある。遊離前腕皮弁[11]や遊離広背筋皮弁，遊離腹直筋皮弁が一般的である。lateral orbital flap[5]，正中前額皮弁（median forehead flap）も一般的であるが，最後の仕上げ手術に皮弁が必要になることも多く，できるだけ避けたい[12]。

2 義眼床拡大

義眼床の粘膜または皮膚が不足・欠損している場合，円蓋が浅くなっていることが多く，その場合は粘膜移植または植皮術を行う（図13）。義眼床拡張器ソケットダイレーター[12]を使用する方法もある。

IV 義眼床の長期経過

再建された義眼床がいくら良いものであっても，脂肪や支持組織の萎縮や弛緩が生じることや，義眼による毎日の機械的刺激等により，必ず何かしらの義眼床変形に至る。長期にわたる経過観察が必要で，義眼装着患者にもインフォームドコンセントが重要である。

義眼床再建を行う機会は実際は少ないが，症例ごとの眼窩部の状況を適切に把握し，手術の計画・再建を行う必要がある。

文 献

1) 楠本健司, 鈴木健司：眼窩（義眼床を含む）. 形成外科 53：S116-S117, 2010
2) 楠本健司, 鈴木健司, 小川豊：義眼床再建に伴う眼瞼形成. PEPARS 43：30-37, 2010
3) 八木恵子：義眼床形成. あたらしい眼科 20：1647-1651, 2003
4) 福田慶三, 梅本泰孝, 小泉正樹：肋軟骨を使った義眼床の再建. 形成外科 41：115-124, 1998
5) 小川豊：Lateral orbital flap による義眼床再建. 形成外科 41：125-129, 1998
6) 竹市夢二, 多田宏行, 浅井晶子ほか：内胸動脈複合皮弁による顔面広範切除後の眼窩, 眼瞼形成. 日頭顎顔会誌 32：1-10, 2016
7) 元村尚嗣, 羽多野隆治, 藤川平四朗ほか：機能筋を用いた義眼床再建について. 日頭顎顔会誌 32：11-14, 2016
8) 朝戸裕貴, 波利井清紀：遊離皮弁による義眼床再建. 形成外科 41：131-137, 1998
9) Vistnes LM, Iverson RE: Surgical treatment of the contracted socket. Plast Reconstr Surg 53: 563-567, 1974
10) Antia NH, Arora S: "Malignant" contracture of the eye socket. Plast Reconstr Surg 74: 292-

294, 1984
11) 田原真也, 橋川和信, 杉本庸:遊離前腕皮弁による義眼床形成術. 形成外科 51:1183-1187, 2008

12) 冨士森良輔:義眼床の再建. あたらしい眼科 24:601-609, 2007

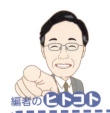

編者のヒトコト

眼球のみの摘出であれば,そう難しくはないのですが,欠損が眼球以外の組織に広がれば広がるほど整容的再建は難しくなります。私は,整容的再建手術をしても患者が眼帯などで隠す結果なら,その整容的再建には否定的です。

14 眼瞼再建

兵庫医科大学形成外科
河合建一郎

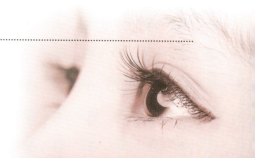

> **Point!**
> ❶ 眼瞼の解剖について理解しておく。
> ❷ 欠損部位・範囲に応じた再建方法を選択する。
> ❸ 再建に際して，眼瞼の機能と形態に留意する。

はじめに

　眼瞼は乾燥や異物から眼球を保護する一方，顔貌の印象や表情に大きな影響を与えており，生理的機能および整容的機能の2つの重要な機能をもつ器官である。眼瞼には基底細胞癌や脂腺癌等の悪性腫瘍が発生することも多いが，前述の2つの特性をもつため，腫瘍を拡大切除した後には機能的・整容的な再建を考慮しなければならない。眼瞼は三次元的・解剖学的に複雑な形態を有しており，さらにその形状には個人差が大きい。眼瞼は左右に存在するため，患側を解剖学的・機能的に正しく再建すればよいわけではなく，再建した患側と健常側とで整容的に見てできるだけ差がないようにする必要もある。

　眼瞼の再建方法にはさまざまな術式があり，形成外科や眼科の成書にも多くの方法が記載されている[1)~16)]。眼瞼再建では，基本的には「欠損の部位・大きさに基づいて再建方法を考慮すること」が肝要である。欠損の部位については，Spinelliら[1)]の分類がよく知られている。同分類ではZoneとして，Zone Ⅰ：上眼瞼，Zone Ⅱ：下眼瞼，Zone Ⅲ：内眼角部，Zone Ⅳ：外眼角部，Zone Ⅴ：その他の部位でZone Ⅰ～Ⅳに接するところ，の5つに分類している（図1）。また，眼瞼は厚みの薄い器官であるが，皮膚・瞼板・結膜という性質の異なる3つの組織が存在し，それぞれが重要な役割を果たしている。このため，再建の際は，欠損の面積とともに厚みやそれぞれの組織についても考慮する必要がある。

　時に眼瞼の再建は困難なものであるが，「ど

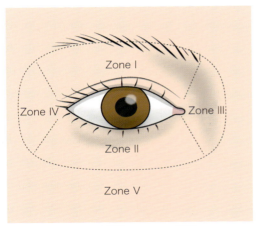

図1 ▶ 眼瞼の Zone 分類

のようにして手術するか，治すか」と個々の症例ごとに考えさせられ，形成外科という仕事の面白さ・魅力に満ちたものでもある。

I 眼瞼の解剖

　詳細については成書ならびに本書「1. 手術に役立つ解剖と生理」に譲るが，大きくは前葉部分と後葉部分とに分けられる。前葉部分は主に皮膚と眼輪筋からなる。眼瞼の皮膚は人体内で最も薄くしなやかである。このため，他部位の皮膚を用いて眼瞼の皮膚そのものの質感を再現するのは難しいことも多く，拘縮が目立ちやすい。後葉部分は瞼板，結膜等があり，眼球にフィットする形態を保持することや眼球を保護するのに重要な役割を担っている。

　各種の局所皮弁の作成にあたっては，眼瞼の前葉・後葉といった構造的概念とともに，眼瞼や周囲の血行動態[17]〜[19]についても理解しておかなければならない。密な血管網があるため，眼瞼は基本的には血流の豊富な組織であるが，後述する switch flap 等では瞼板動脈弓や眼瞼動脈弓といった内側と外側を結ぶ横方向の動脈弓が皮弁への血流を担うため，血管解剖を考慮

して手術を行う。

II 術式の選択

　これまで報告されてきた主な再建方法を欠損の Zone 別に示す（表）。

1 Zone I（上眼瞼）

　上眼瞼は整容性のみならず，瞬目といった運動性や，眼球に適切にフィットするような形態にも留意して再建方法を考えなければならない。

1）前葉の欠損

　欠損範囲が 1/2 を超えない小範囲の欠損であれば，隣接する皮膚や眼輪筋を用いた前進皮弁や V-Y 皮弁といった局所皮弁が第一選択となる[1)9)]。一方，欠損範囲が 50％を超えるような大きな欠損である場合，lateral orbital flap といった眼輪筋を茎とする皮弁を用いる方法が紹介されている[2)]。しかし，そのような大きな欠損を生じる原因は色素性母斑切除後や熱傷瘢痕等である。このような場合，周囲の皮膚を使えないことも多く，また局所皮弁が必ずしも整容的・機能的に満足できる結果になるとは限らない。成書等では皮弁が紹介されていることが多いが，対側上眼瞼からの全層植皮術も適応となる。

2）全層の欠損

　幅 1/4 までの欠損はそのまま縫縮する。1/4 を超える際は再建が必要であるが，前述のごとく，前葉・後葉両方を再建しなければならない。瞼板動脈弓を血管茎とする switch flap のような前葉・後葉を一塊に再建する方法[4)13)]（図2）と，後葉を鼻中隔軟骨・粘膜や口蓋粘膜で，前葉を局所皮弁で分けて再建する方法がある[5)12)]（図3）。前者は同じ構成物の眼瞼組織を使用す

表 Zone 別の再建方法

Zone			
Zone I	前葉	小範囲	直接縫合 前進皮弁 V-Y 皮弁
		広範囲	植皮 lateral orbital flap
	全層	小範囲 (1/4 まで)	直接縫合
		広範囲	switch flap（Mustardé 法等） 鼻中隔軟骨・粘膜移植あるいは硬口蓋粘膜と局所皮弁 Cutler-Beard 法
Zone II	前葉	小範囲	直接縫合 眼輪筋皮弁
		広範囲	lateral orbital flap 頰部回転前進皮弁
	全層	小範囲 (1/4 まで)	直接縫合
		広範囲	鼻中隔軟骨・粘膜移植あるいは硬口蓋粘膜と局所皮弁あるいは頰部回転前進皮弁 Hughes 法
Zone III	浅層	小範囲	直接縫合 上眼瞼からの眼輪筋皮弁
		広範囲	glabellar flap 鼻唇溝皮弁 前額皮弁 植皮
	深層		直接縫合 glabellar flap 鼻唇溝皮弁 前額皮弁 植皮
Zone IV	浅層		直接縫合 眼輪筋皮弁 頰部回転前進皮弁 植皮
	深層		直接縫合 頰部回転前進皮弁 側頭筋膜弁 遊離皮弁
Zone V			植皮 遊離皮弁

るため適合性が良いが，手術が二期的になるといった欠点がある。また，切り離しの時までに皮弁が反転された形状で固定されたりトラップドア状になることも多く，切り離して即終了とはならずその後修正を要することも多い。一方後者は，手術が一期的に済むというメリットがある。ただし，鼻中隔軟骨・粘膜は実際の眼瞼後葉よりも厚みがあるため，再建した瞼が分厚くなりがちである。移植する際に軟骨は削って薄くするなどの工夫が必要である。形態的には皮膚が弛緩して外側が下垂気味のやや厚めの眼瞼に向いている。厚みが薄い眼瞼の場合は，術後の整容面の問題から鼻腔軟骨・粘膜移植法よりは switch flap の方がよいことも多い。switch flap を行うと採取部である下眼瞼の欠損が大きくて縫縮できないような場合，鼻中隔軟骨・粘膜や口蓋粘膜を用いて下眼瞼の後葉成分を再建しつつ，malar flap を組み合わせて前葉も再建する Mustardé の交叉皮弁[4)13)]も一法である（図4）。

このほか，上眼瞼の全層欠損に対する再建方法としては Cutler-Beard 法[6)] も古典的には有名であるが，術後長期間の固定を要することや瞼板成分を再建できないこと[14)]もあり，今日ではあまり使用されない再建方法ではないかと考える。

いずれの方法であっても，術後の拘縮や瘢痕等のために意図した形態にならず修正術を行うこともある[14)]。また，瘢痕や notch を目立たなくするために重瞼線に沿うように Z 形成を行うこともある[13)]。術前から何度か修正を行う可能性があることを説明しておくべきである。

2 Zone II（下眼瞼）

再建した下眼瞼は重力の影響で外反しやすい。下眼瞼の再建で最も重要なのは支持性である。

1）前葉の欠損

植皮は拘縮を起こし眼瞼全体が外反する恐れがあるため，lateral orbital flap や前進皮弁，V-Y 皮弁等の眼輪筋を茎とした局所皮弁が用い

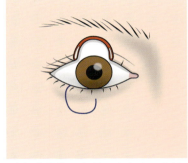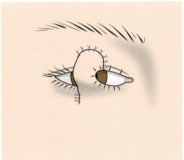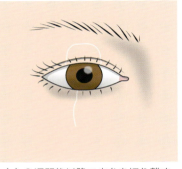

(a) 上眼瞼の欠損の大きさの3/4程度の幅で，高さが同じ皮弁を下眼瞼に作成する。

(b) 全層で皮弁を挙上するが，皮弁の茎となるのは瞼板に沿った瞼板動脈弓であるため，これを損傷しないように注意する。

(c) 2週間後以降で皮弁を切り離すが，この間に皮弁やdonor siteは瘢痕で固まっているため，いきなりキレイな形にはなりにくい。一度にすべてキレイにしようとするのではなく，まず組織の生着や瘢痕の成熟を待って，さらに修正を行うようにする。

図2 ▶ 眼瞼のswitch flap

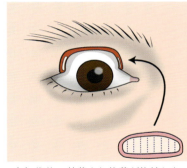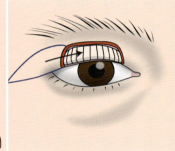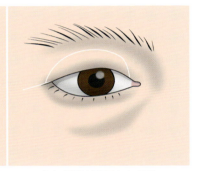

(a) 術後，前葉より後葉が拘縮した場合，眼瞼が内反し皮膚面が角膜と接して角膜損傷を起こす危険性があることと，移植に際して形状を整えるのにトリミングすることから，後葉成分となる鼻中隔軟骨・粘膜は欠損よりも大きめに採取する。軟骨と粘膜を欠損の大きさに合わせてトリミングし，軟骨に割を入れて眼球にフィットするようにする。鼻中隔軟骨は瞼板よりも分厚いため削って薄くしておく。

(b) 結膜-粘膜，瞼板-軟骨，挙筋腱膜の断端-軟骨上端の順に吸収糸で縫合する。縫合の結び目は眼球側に出ないように注意する。次にlateral orbital flap等の局所皮弁で前葉を再建する。

(c) 再建が完了した状態

図3 ▶ 鼻中隔軟骨・粘膜と眼輪筋皮弁を用いた再建法

られることが多い[9]。欠損範囲が大きい場合は頬部回転前進皮弁[13)20)]を用いるのも一法である。ただし，侵襲が大きくなることには注意を要する。

2）全層の欠損

上眼瞼の機能として最も重要な運動機能や角膜保護機能を傷害する危険性があることや，下眼瞼と比べ上眼瞼の瞼板の方が大きく反転しに

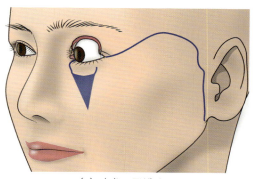
(a) 皮弁のデザイン
瞼板動脈弓を含むように外側茎の switch flap を malar flap の先端に繋げるようにデザインする。着色した三角部分は切除する。

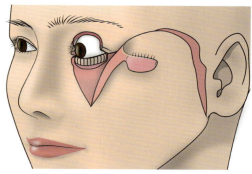
(b) 下眼瞼後葉を鼻中隔軟骨・粘膜や口蓋粘膜で再建する。皮弁を挙上し前方に移動する。

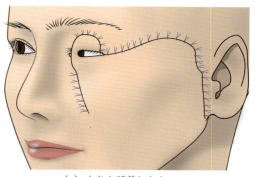
(c) 皮弁を縫着したところ
2週間後以降で皮弁を切り離すが，一度にすべてキレイにしようとするのではなく，まず組織の生着や瘢痕の成熟を待って，さらに修正を行うようにするのは switch flap と同様である。

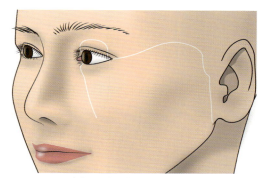
(d) 再建が完了したところ

図4 ▶ Mustardé の交叉皮弁による上眼瞼再建法（一期法）
図は一期法であるが，まず switch flap を行って，switch flap の切り離しの際に下眼瞼の再建を malar flap で行う二期法もある。

くいことから，上眼瞼とは異なり下眼瞼の全層欠損では switch flap で再建する方法が用いられることは少ないと思われる。また，上眼瞼の結膜・瞼板を反転させる Hughes 法[3] も有名であるが，switch flap と同様，上眼瞼の変形を来たす可能性がある[14]。このため，支持組織として鼻中隔粘膜・軟骨や硬口蓋粘膜を用いて後葉を再建し，前葉を頬部回転前進皮弁や lateral orbital flap および V-Y 皮弁等の局所皮弁で再建する方法[9)13)14)16)] が用いられることが多い。

3 Zone III（内眼角）

この部位では涙道や内眼角靱帯といった重要器官に注意を払う必要がある。また，Zone I や II も含んだ欠損となる場合には，それぞれの部位に応じた再建を考慮しなければならない。

1）浅い欠損

内眼角靱帯や涙道にまで至らない浅い欠損の場合，小欠損であれば保存的治療により意外なほどに良い整容的結果が得られることが多い。早期の創閉鎖を望むならば，上眼瞼や鼻背から

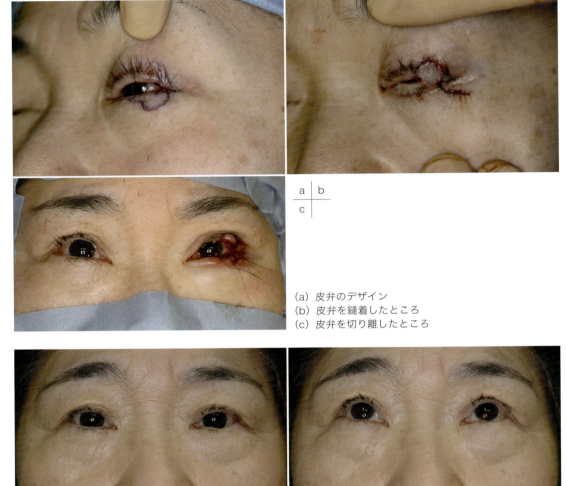

(a) 皮弁のデザイン
(b) 皮弁を縫着したところ
(c) 皮弁を切り離したところ

(d) 術後2年の所見

図5 ▶【症例①】61歳,女性,switch flap による再建例

の局所皮弁が適応となる。大きな欠損であれば,教科書的には glabellar flap や鼻唇溝からの V-Y 皮弁等が一般的であるが,瘢痕や下眼瞼の外反が目立つ場合もある。植皮でも整容的・機能的に十分満足できる結果を得ることができることも多い。

2) 深い欠損

涙道や内眼角靭帯を含むような深い欠損が生じるのは悪性腫瘍切除に伴うことがほとんどである。このような場合,再建を行ったとしても

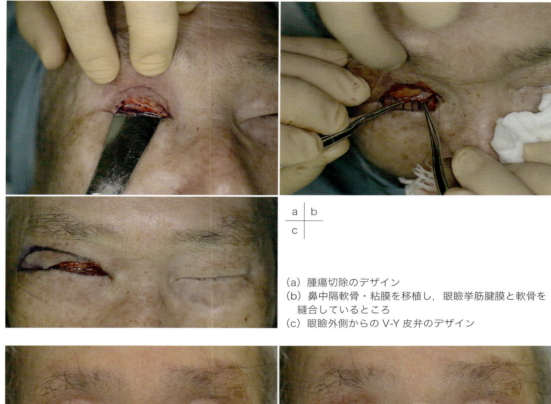

(a) 腫瘍切除のデザイン
(b) 鼻中隔軟骨・粘膜を移植し，眼瞼挙筋腱膜と軟骨を縫合しているところ
(c) 眼瞼外側からの V-Y 皮弁のデザイン

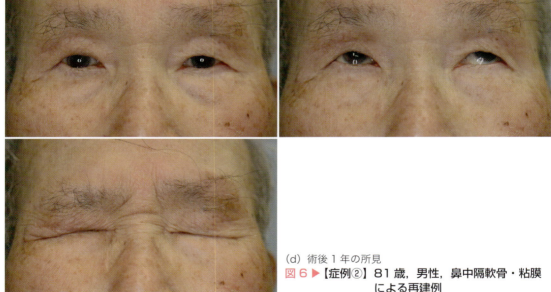

(d) 術後 1 年の所見

図6 ▶【症例②】81歳，男性，鼻中隔軟骨・粘膜による再建例

涙小管のポンプ機能等は失われるため，チュービングを行っても機能的な回復は実際には難しいこともしばしばある。一方，内眼角靱帯はそれに相当する構造がなければ眼瞼の形態に影響を及ぼすため，可能な限り再建に努める。

ここで用いられる皮弁の代表的なものとしては glabellar flap 等がある。悪性腫瘍切除後の大きな欠損では2つ以上の局所皮弁を組み合

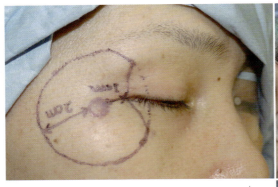
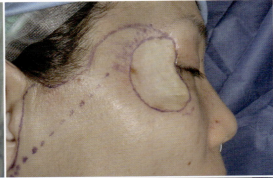
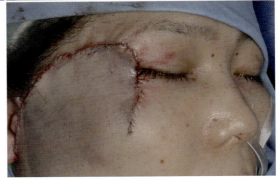

(a) 腫瘍切除のデザイン
　　再発の可能性を考え植皮にていったん創部を被覆した。
(b) Malar flap のデザインと縫合後の所見
　　初回手術後1年，腫瘍の再発がないことを確認しmalar flap にて再建した。

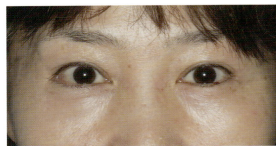
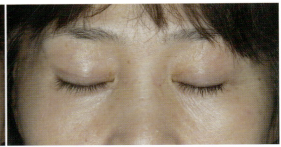
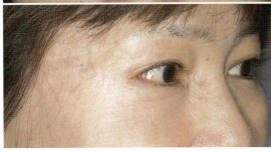

(c) 初回手術後5年の所見

図7 ▶【症例③】51歳，女性，Zone Vの欠損に対する再建例

わせたり，遊離皮弁が用いられることもある。

4 Zone IV（外眼角）

Zone III と同じく，外眼角靱帯に及ぶ欠損の場合には再建を要する。

1）浅い欠損

lateral orbital flap や頬部回転前進皮弁を用いることが多い。植皮も適応がある。

2）深い欠損

Zone III の深い欠損と同じく，悪性腫瘍切除に伴うことがほとんどである．筋膜等を用いて外眼角靱帯の再建に努める．Zone I や II の欠損も伴う場合は眼瞼支持組織としての後葉成分を再建したうえで，頬部回転前進皮弁等で再建を行う．

5 Zone V（隣接部）

Zone V に至るような大きな欠損では，徒に整容性ばかりを追い求めるのではなく，悪性腫瘍等の原疾患の治療や眼球の保護について十分に考慮するべきである．いったんは植皮や free flap で組織欠損を覆っておき，二期的・三期的に修正を加えていって最終的に満足できるような再建を目指すのがよい．

III その他

眼瞼は，機能面・整容面いずれの観点からも重要な器官であり，その再建には形成外科の技量・知識が必要とされる．個々の症例によって欠損の状態が異なるため，欠損に応じた再建方法を細かく考えなければならないが，手術は一度では終わらないことも多い．何よりも大切なのは患者と医師の相互の信頼関係であり，このため手術に際しては十分な説明を行い，患者やその家族に，なぜその手術が必要なのか，どのようなリスクがあるのかをしっかりと理解してもらい手術に臨む．

IV 症 例

【症例①】61歳，女性，switch flap による再建例

左上眼瞼外側の腫瘍を近医にて生検したところ基底細胞癌の診断で，当科を受診した．腫瘍辺縁から 3 mm のマージンをつけて腫瘍を眼瞼全層で切除した．Zone I の欠損に対して，内側を茎とする下眼瞼からの switch flap を挙上し，上眼瞼の欠損に合わせて縫着した．17日後に皮弁を切離した．その後数回の修正術を行い，初回手術後 3 年経過して再発もなく，整容的にも満足できる結果を得ている（図 5）．

【症例②】81歳，男性，鼻中隔軟骨・粘膜による再建例

右上眼瞼内側の腫瘍に対して生検を行ったところマイボーム腺癌との診断であったため，拡大切除術を施行した．生じた欠損は Zone I の全層であった．欠損に対して鼻中隔軟骨・粘膜を採取し，形状を整え軟骨に割を入れて眼球にフィットするようにした．術後は後葉の方が拘縮しやすいため，実際の欠損の大きさよりも少し大きめに作成しておくことがポイントである．結膜-粘膜，瞼板-軟骨，挙筋腱膜の断端-軟骨上端の順で縫合し，後葉を再建した．前葉の欠損は，外側から眼輪筋を茎とする V-Y 皮弁にて再建した．健側の上眼瞼は，皮膚がやや余剰で外側が下眼瞼に被さるように下垂していたため，形状を考慮して再建を行った（図 6）．

【症例③】51歳，女性，Zone V の欠損に対する再建例

右外眼角部の腫瘍を近医にて生検したところメルケル細胞癌の診断で，当科を受診した．生検の瘢痕から 2 cm のマージンをつけ，骨膜まで含めて切除した．外眼角靱帯は保存した．鼠径部からの全層植皮にて創部をいったん被覆した．1 年間経過観察し，再発がないことを確認して頬部皮弁にて再建を行った．その後，数回の修正術を行い良好な結果を得ている（図 7）．

文献

1) Spinelli HM, Jelks GW: Periocular reconstruction: a systematic approach. Plast Reconstr Surg 91: 1017-1024, 1993
2) Yoshimura Y, Nakajima T, Yoneda K: Reconstruction of the entire upper eyelid area with a subcutaneous pedicle flap based on the orbicularis oculi muscle. Plast Reconstr Surg 88: 136-139, 1991
3) Hughes WL: Total lower lid reconstruction: technical details. Trans Am Ophthalmol Soc 74: 321-329, 1976
4) Mustardé JC: Major reconstruction of the eyelids: functional and aesthetic considerations. Clin Plast Surg 8: 227-236, 1981
5) Callahan A: Reconstruction of the eyelids with cartilage and mucosa from the nasal septum. Trans Ophthalmol Soc U K 96: 39-44, 1976
6) Cutler NL, Beard C: A method for partial and total upper lid reconstruction. Am J Ophthalmol 39: 1-7, 1955
7) 丸山優, 岡田恵美：眼瞼の再建. 腫瘍切除後の再建外科 最近の進歩, 田井良明編著, pp14-20, 克誠堂出版, 東京, 1996
8) 小川豊：眼瞼・義眼床の再建；臨床例アトラス. pp3-58, 克誠堂出版, 東京, 2006
9) 多久嶋亮彦, 波利井清紀：眼瞼の再建. 各種局所皮弁による顔面の再建 最近の進歩（改訂第2版）, 田原真也編著, pp44-51, 克誠堂出版, 東京, 2009
10) 宮本純平, 中島龍夫：眼輪筋付き皮下茎皮弁による眼瞼の再建. 各種局所皮弁による顔面の再建 最近の進歩（改訂第2版）, 田原真也編著, pp148-155, 克誠堂出版, 東京, 2009
11) Wolfe SA, Rivas-Torres MT, Ozerdem O: Reconstruction of the Periorbital Adnexa. Plastic Surgery (2nd ed), edited by Mathes SJ, Vol.3, pp733-762, WB Saunders, St. Louis, 2005
12) Siegel RJ: Palatal grafts for eyelid reconstruction. Plast Reconstr Surg 76: 411-414, 1985
13) 元村尚嗣, 原田輝一：Mustardé の交叉皮弁. 各種局所皮弁による顔面の再建 最近の進歩（改訂第2版）, 田原真也編著, pp135-147, 克誠堂出版, 東京, 2009
14) 添田周吾：眼の形成外科. pp41-45, 克誠堂出版, 東京, 1993
15) McGregor IA: Eyelid reconstruction following subtotal resection of upper or lower lid. Br J Plast Surg 26: 346-354, 1973
16) Tyers AG, Collin JRO：眼形成手術カラーアトラス（第3版）. pp352-427, エルゼビア・ジャパン, 東京, 2010
17) Kawai K, Imanishi N, Nakajima H, et al: Arterial anatomical features of the upper palpebra. Plast Reconstr Surg 113: 479-484, 2004
18) Bozikov K, Shaw-Dunn J, Soutar DS, et al: Arterial anatomy of the lateral orbital and cheek region and arterial supply to the "peri-zygomatic perforator arteries" flap. Surg Radiol Anat 30: 17-22, 2007
19) Chen WP: Asian Blepharoplasty and the Eyelid Crease (2nd ed). pp3-22, Butterworth-Heinemann Elsevier, Oxford, 2006
20) Mercer DM: The cervicofacial flap. Br J Plast Surg 41: 470-474, 1988

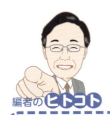

編者のヒトコト

眼瞼再建には遊離皮弁を用いることは少なく，形成外科の古典的な手技を用いることが多いと思われます．先人の実力を実感する分野です．

15 眼窩骨切り

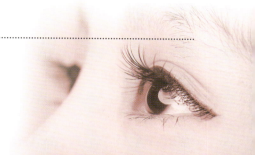

兵庫医科大学形成外科
西本　聡

> **Point!**
> ❶ 骨切りする眼窩の部位別にその目的を理解する。
> ❷ 骨切り部位に至るまでのアプローチを理解する。
> ❸ 再建について考えておく。
> ❹ 合併症などの不利益を考えておく。

はじめに

　ヒトの眼窩は四角錐体に近い形をしており、前方の底面以外は7つの骨（前頭骨，上顎骨，頬骨，涙骨，篩骨，口蓋骨，蝶形骨）の壁で構成されている。眼球およびその付属器官（外眼筋，視神経等）が内含されているため，これらを損傷せずに眼球より後方へ到達するためには，眼窩の壁を外して側方からアプローチする必要がある（図1）。また，眼窩の壁自体に腫瘍等の病変がある場合は骨を切って摘出する。先天性，後天性にかかわらず，眼窩の骨性変形は外貌に大きく影響を与えるので，骨を切って修正する対象となる。

　本稿では，アプローチの方向から上，外側，下壁別に，眼球赤道面より後方へのアクセスとその組み合わせによる代表的眼窩壁移動術について概説する。

I 眼窩上壁骨切り

　眼窩上壁は眼窩と前頭蓋底を隔てているため，眼窩内へ上方から到達するためには開頭が必須である。われわれは脳外科と共同で手術を行う。このアプローチは下垂体および視床下部を手術する方法として開発された[1〜4]。

適　応

　眼窩内眼球赤道面より後方で視神経より頭側病変へのアプローチや，眼窩上壁自体の病変が適応となる。

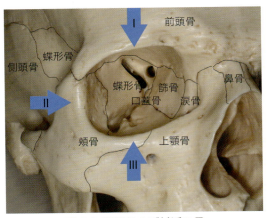

図1 ▶ 眼窩および付近の骨
Ⅰ：上方からのアプローチ（眼窩上壁骨切り）
Ⅱ：外側からのアプローチ（眼窩外側壁骨切り）
Ⅲ：下方からのアプローチ（眼窩下壁骨切り）

2 アプローチ

1）皮弁挙上

　頭皮冠状切開が基本である。皮膚切開の長さは必要に応じて決定するが，ある程度の長さを確保した方が操作しやすい。幼小児以外では前頭洞が開放されることを前提に手術を行う。前頭鼻管を有茎骨膜弁でパックするためには，早めに骨膜下に入って骨膜弁の長さを確保しておく。側頭部では顔面神経側頭枝を損傷しやすいので注意する。安全を期するなら，側頭筋膜下で挙上していく方法もある。

2）眼窩上神経の開放，眼窩壁の露出

　眼窩上縁付近で眼窩上神経が眼窩上孔を通ってくるので，眼窩上孔の下縁にノミをあて楔状に開放する。骨膜下に眼窩上縁を越え，上壁の骨を露出していく。眼窩上壁のみの骨切りの場合は，内眥・外眥靱帯を外さない範囲に留める。鼻骨上を剝離する時には，正中で骨膜に縦切開を加えると皮弁の挙上操作が楽になる。側頭筋を剝離して眼窩側壁の外側を露出する。側頭鱗部では，側頭筋の一部を骨側に残しておくと再固定時の縫い代とすることができる。

3）前頭開頭，骨切り

　前頭洞を開放せずにすめばよいが，術野の展開を優先する。ある程度大きく取り外した方が眼窩内の操作が行いやすい。眼窩上縁と前頭骨を一塊として取り外す方法と，前頭部を取り外して視野を確保したうえで眼窩上縁を切る方法が考えられるが，眼窩後方の操作では後者の方が比較的安全である（図2）。

3 再　建

1）眼窩骨膜は完全に閉鎖する必要はない。取り外した骨を戻してチタンプレート等で固定する。眼窩上壁が欠損となった場合，そのままにしておくと脳の拍動が眼球に及ぶことになるため硬性組織で再建する。開頭で取り外した前頭骨の内板は良い再建材料である。

2）前頭洞が開放された場合は，前頭洞粘膜の処理，後壁の削除による cranialization，有茎骨膜弁による前頭鼻管のパックなど細心の注意を払って再建する。

3）側頭筋の再固定を行わないと同部の陥凹変形が目立つようになる。骨に穴をあけて糸を通すなどの工夫を要する。

4）内眥・外眥靱帯を外した場合は，位置をよく確認して再固定する。

4 合併症等の不利益

1）前頭洞の鼻腔へのドレナージが遮断されると前頭洞炎が，また硬膜外にできた死腔に感染が起きることがある。

2）硬膜損傷が修復されていないと髄液漏を起こし，髄膜炎の危険性がある。

3）再固定骨片の感染と，それに続く骨欠損がある。

4）頭皮の長い切開瘢痕と禿髪がある。

5）眼窩上・滑車上神経を損傷すると頭皮感

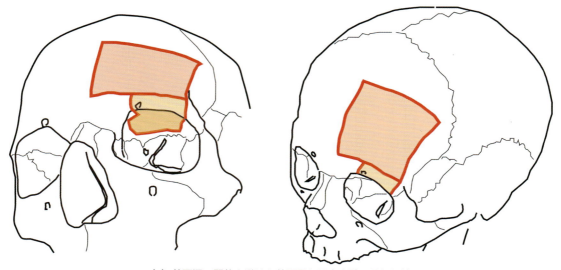

(a) 前頭洞の開放を避けた前頭骨と眼窩上壁の骨切り線

図2 ▶ 眼窩上壁骨切り

覚麻痺を残す．

6) 側頭筋上の皮弁剥離時に顔面神経側頭枝を損傷することがある．

7) 側頭筋の再固定がうまく行われないと側頭部陥凹変形を来たす．

8) 厚いプレートを使用すると再建プレートが表面から触れることがある．

II 眼窩外側壁骨切り

眼窩外側壁を骨切りして眼窩内深部に到達する方法については 1889 年に Krönlein[5] の報告があり，1953 年に Berke[6] によるその変法についての報告がある．

1 適 応

眼窩内眼球赤道面より後方で視神経より外側病変へのアプローチのほか，眼窩外側壁自体の病変，また甲状腺眼症に対する外側減圧術にも用いられる．

2 アプローチ

1) 皮膚切開

ほとんどの場合，外眥から水平に側方へ伸ばした切開でアプローチできるが，顔面神経側頭枝の損傷に注意する．必要に応じて結膜切開を追加すると視野が広がる．眉毛下から眼窩縁に沿った切開を採用する場合もある．大きく展開する場合は頭皮冠状切開を行う[7]．

2) 骨の露出

眼窩外側縁に沿って骨膜を切開し，前頭骨，頬骨上を剥離していく．外側では側頭窩の落ち込みに沿って側頭筋を剥離していく．眼窩側は，骨膜下に剥離すると外眥靱帯は比較的簡単に外れる．

3) 骨切り

側頭筋，眼窩内容を脳ベラ等でガードしながら骨切りを行う．骨切り上縁は前頭頬骨縫合部より頭側となるが，頭蓋底へ切り込まないように注意する（図3）．

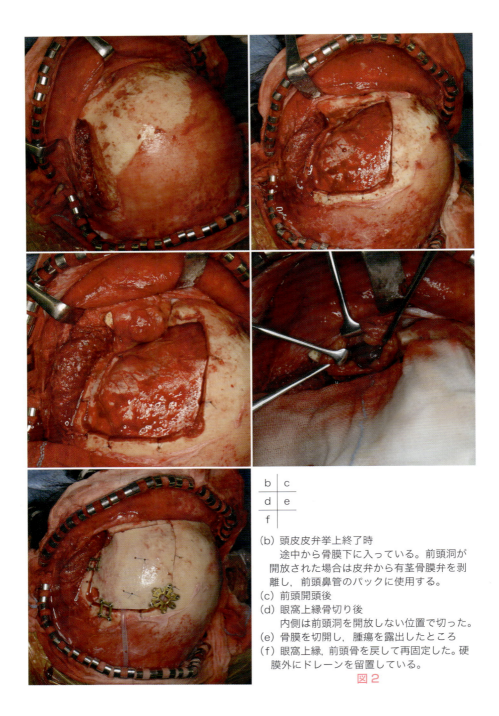

(b) 頭皮皮弁挙上終了時
　途中から骨膜下に入っている。前頭洞が開放された場合は皮弁から有茎骨膜弁を剥離し，前頭鼻管のパックに使用する。
(c) 前頭開頭後
(d) 眼窩上縁骨切り後
　内側は前頭洞を開放しない位置で切った。
(e) 骨膜を切開し，腫瘍を露出したところ
(f) 眼窩上縁，前頭骨を戻して再固定した。硬膜外にドレーンを留置している。
図2

3 再　建

1) 外した骨を戻してプレート等で固定する。皮膚表面から触れやすい位置なので，厚いプレートは避けた方がよい。

2) 切開した骨膜を元のように縫合すると，外眼角はほぼ良い位置に戻る。固定位置によっては外眼角の形態に大きな影響が出るので注意を要する。また，この操作により側頭筋も再固

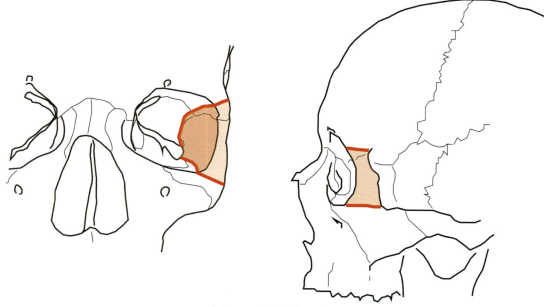

(a) 眼窩外側骨切りライン
図3 ▶ 眼窩外側壁骨切り

定される。

4 合併症等の不利益

1）外眥から側方への切開では，切断していなくても展開時の損傷により顔面神経側頭枝麻痺を来たすことがある。

2）外眥靱帯の固定位置により外眼角の形態異常を来たす。

3）厚いプレートを使用すると再建プレートが表面から触れることがある。

4）再固定骨片の感染がある。

5）側頭筋の再固定がうまく行われないと側頭部陥凹変形を来たす。

6）切開瘢痕は避けられない。

III 眼窩下壁骨切り

頬骨上顎骨の骨折や眼窩底骨折と同様の展開で眼窩底上面および頬骨・上顎骨前面は露出できるが，骨切りして上顎洞のスペースを利用することで後方の操作がしやすくなる。また上顎洞側から直視下，内視鏡的操作，あるいは照明代わりに用いることもできる。眼窩内側の骨を削除することで視神経より内側へもアプローチが可能である[8)9)]。

1 適 応

眼窩内眼球赤道面より後方で視神経より内尾側病変へのアプローチや，眼窩下壁自体の病変に用いられる。甲状腺眼症に対する下方減圧術に対しては眼窩底のみ骨切りする。

2 アプローチ

1）眼窩下縁へのアプローチ

睫毛下切開，眼窩下縁切開，経結膜切開等から眼窩下縁へ至る。内側は涙小管を切断しないように注意する。経結膜切開は一見視野が狭そうだが，涙丘を越えて頭側に結膜切開を延長す

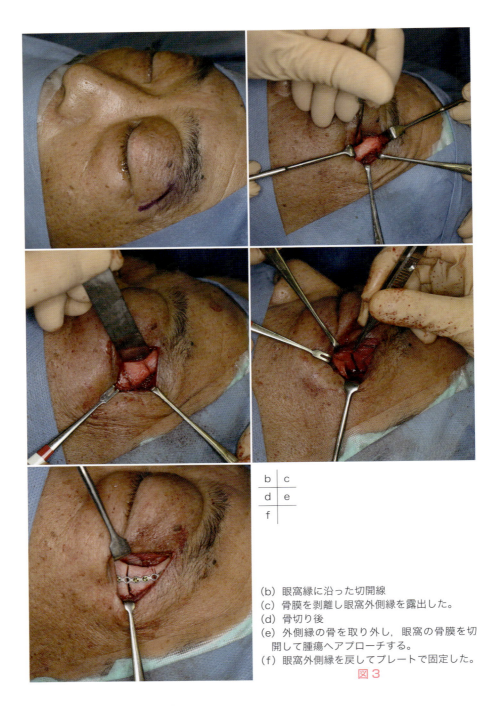

(b) 眼窩縁に沿った切開線
(c) 骨膜を剥離し眼窩外側縁を露出した。
(d) 骨切り後
(e) 外側縁の骨を取り外し，眼窩の骨膜を切開して腫瘍へアプローチする。
(f) 眼窩外側縁を戻してプレートで固定した。

図3

ると眼窩内側壁まで露出可能で，外眼角切開を追加する，あるいは外眥を越えて頭側へ結膜切開を延長することで視野の拡大が得られる[10]。

2）骨の露出

　眼窩下縁骨膜に切開を加え骨膜下に眼窩底および頬骨上顎骨前面を露出するが，強固に癒着しているのは通常，眼窩下縁付近のみである。

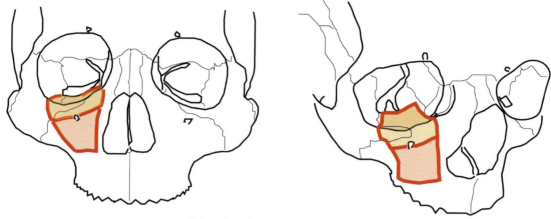

(a) 眼窩下壁と上顎洞前面の骨切り線
眼窩底後方はリュエル等で削除することが多い。

図4 ▶ 眼窩下壁骨切り

眼窩下孔と眼窩下神経を確認する。内壁において前後の篩骨動脈は前頭蓋底から眼窩壁を貫いてくることを銘記する。これより頭側で眼窩内側壁を削除すると頭蓋底に至る。次いで，上口腔前庭（犬歯窩）から上顎骨前面を露出し，尾側から眼窩下神経を確認する。

3) 上顎洞前面骨切り

上顎の稜構造および眼窩下神経に注意しながら上顎洞前面を骨切りして開窓する。取り外した骨は眼窩底の再建にも使用できる。内視鏡を入れるだけならドリルで穴をあけるのみでもよい。

4) 眼窩下縁骨切り

下眼瞼側から眼窩下縁および眼窩底の骨切りを行う。眼窩下神経束が眼窩下管の中を通っているので，切断したり，引きちぎったりしないように注意する。上顎洞粘膜を剥離，あるいは取り除く。眼窩底後方はリュエル等で削除する（図4）。

3 再　建

1) 眼窩底を再建しないと眼球が下方へ落ちてくるので，支える構造を再建する必要がある。眼窩底の骨は薄いので，取り外した骨を戻すことは難しい。そのため上顎洞前壁，腸骨，頭蓋骨外板等の自家骨や，チタンメッシュ，ハイドロキシアパタイト等の人工物を用いる。欠損が大きくなるので，短期間で吸収されるプレートは推奨されない。

2) 外した眼窩下縁を戻してプレート等で固定する。

3) 上顎洞前壁は再建の必要はないが，再固定できるようならプレート等で固定する。

4) 外眥靱帯を外した場合は再固定を忘れないようにする。

4 合併症等の不利益

1) 眼窩底の再建ができていない場合，眼窩内容が落ち込み，眼位の異常や眼球陥凹が生じる。

2) 睫毛下切開では下眼瞼の内・外反が生じることがある。

3) 眼窩下神経付近を操作するため，神経自体を損傷しなくても眼窩下神経麻痺を生じるこ

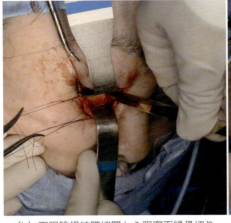

(b) 下眼瞼経結膜切開から眼窩下縁骨切り

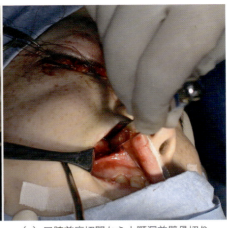

(c) 口腔前庭切開から上顎洞前壁骨切り

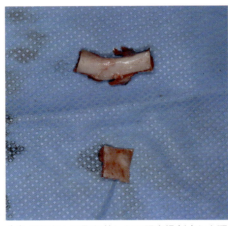

(d) 骨切りして取り外した下眼窩縁(上)と上顎洞前壁(下)

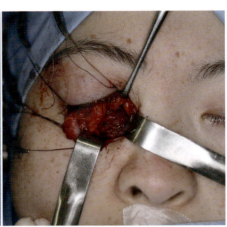

(e) 下眼瞼切開から腫瘍を剖出した。

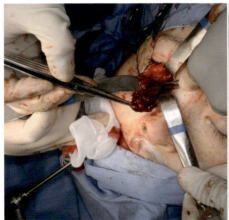

(f) 口腔前庭から内視鏡を上顎洞へ入れ，尾側から眼窩底面側を観察しつつ腫瘍を摘出した。

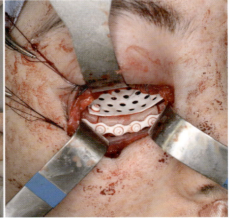

(g) 取り外していた眼窩下縁をプレートで再固定した。削除した眼窩底はハイドロキシアパタイト含有プレートで再建した。

図4

とが多い。

4）結膜切開で下眼瞼を引っ張りすぎると下眼瞼内側が裂け，涙小管が断裂することがある。

5）厚いプレートを使用すると再建プレートが表面から触れることがある。

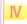 眼窩上・外側壁骨切り (fronto-orbital advancement)

頭蓋縫合早期癒合症，特に頭蓋前方の縫合（冠状縫合，前頭縫合）の早期癒合は眼窩の変形を呈する。これらの眼窩形態の改善のために，Tessier[11]が原法のfronto-orbital advancementが行われる。片側の冠状縫合癒合症で，軽症の場合は片側のみの眼窩骨切りとする場合もあるが，多くの場合両側眼窩骨切りをして整形し，バランスを整える。

1 適　応

片側冠状縫合早期癒合による斜頭症，両側冠状縫合早期癒合症による短頭症，および前頭縫合早期癒合症による三角頭蓋においては眼窩と前頭部の形態修正を目的とする。クルーゾン病，アペール症候群等の症候性頭蓋縫合早期癒合症による短頭や塔状頭蓋では，眼球突出の矯正と頭蓋容積の拡大を目的とする。

2 アプローチ

1）皮弁挙上

頭皮冠状切開からアプローチする（前述の「Ⅰ. 眼窩上壁骨切り」参照）。

2）眼窩上壁・外側壁の露出

眼窩上神経を開放し，眼窩上壁下面を露出する。正中部は前頭鼻骨縫合が操作できる範囲まで露出する。内眥靱帯は外さなくてもよい。眼窩外側壁も内・外側を露出する。外眥靱帯は外

す必要がある。

3）前頭開頭，骨切り

前頭骨は大きく取り外す。前頭鼻骨縫合から眼窩上壁（前頭蓋底），眼窩外側壁へと骨切りする。前頭蓋底の骨切線は鶏冠より前方で行い，深い位置で行う必要はない。眼窩の外上方が最も厚く，硬く，切りにくい。冠状縫合の癒合がある場合は中頭蓋底が前方へせり出している場合があり，後方で切ると中頭蓋窩へ切り込んでしまう恐れがあるので注意する。外側壁は前頭頬骨縫合までとする切り方もあるが，眼窩容積・形態を整えるためにはさらに下方まで骨切りする。眼窩上縁はsupra-orbital bar (bandeau)と呼ばれる（図5）。

3 整形，固定

1）一期的整形固定術の場合，supra-orbital barを側頭方向へ伸ばして骨切りし，溝の中を前方へ滑らせるような形で移動固定する (tongue-in-groove)。取り外した眼窩上縁および前頭骨には切り込みを入れるなどして整形固定する。幼小児では金属のプレートやワイヤーの使用は推奨されない。

2）前方移動量が大きいと硬膜外に大きな死腔を残すことになり，硬膜外膿瘍の原因となる可能性がある。Marchacら[12]のfloating foreheadではこの死腔を減らすことができるが，頭蓋容積の拡大には制限があるといわれている。

3）この手術では鼻腔と硬膜外腔が大きく交通するが，この交通は遮断するべきなのか，あるいはドレナージのためにかえって大きく開放したままにするのかは議論が分かれている。

4）移動量が大きいと頭皮の縫合が難しくなる。骨延長器を用い，時間をかけて前方移動させることにより硬膜外死腔の予防と頭皮を含めた軟部組織の延長を図る方法が開発されたが，

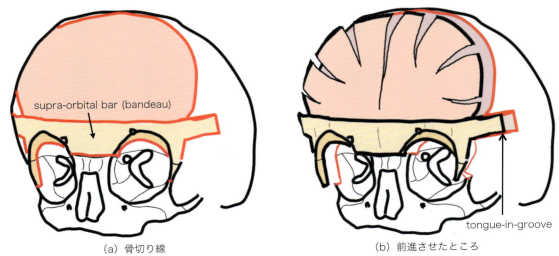

(a) 骨切り線　　　　　　　　　　(b) 前進させたところ

図5 ▶ fronto-orbital advancement

整容的には一期的手術に劣る。

4 合併症等の不利益

1) 出血が多いため，幼小児に対しての手術では輸血をためらわない方がよい。

2) 乳幼児期に一期的手術を行った場合，前頭洞の発達不良が指摘されている。延長器を用いた場合の前頭洞発達についてはいまだ定かではない。

3) その他については前述の「I」の項参照。

V 眼窩外・下・内側骨切り（Le Fort III 型骨切り術）

Le Fort III 型骨切り術は Tessier[13] による頭蓋内に入らない骨切りで，眼窩の3/4を切り，上顎とともに移動させる術式である。眼窩容積の大きな拡大が期待できる。

1 適応

クルーゾン病，アペール症候群等の症候性頭蓋縫合早期癒合症による相対的眼球前突および上顎後退が適応となる。

2 アプローチ

1) 皮弁挙上など

頭皮冠状切開，下眼瞼（睫毛下または結膜）切開，口腔前庭切開等を組み合わせてアプローチする。下眼瞼切開を行わない術者も多いが，眼窩内下部を頭皮冠状切開から直視下に置くのは難しい。

2) 眼窩外側，下・内壁，頬骨，上顎洞後外側面，翼口蓋窩の露出

外眥靱帯は取り外すが，内眥靱帯は外す必要はない。頬骨は頭皮冠状切開から，あるいは口腔前庭から十分に露出する。咬筋を十分に剥離しておかないと，移動させる時の妨げとなる。翼口蓋窩付近の操作はブラインドにならざるを得ない。

3) 眼窩骨切り

眼窩外側は前頭頬骨縫合部か，それよりやや高い位置で切る。外側壁の骨切り線下端は下眼窩裂に繋げる。眼窩底を鼻涙管の後方を目指して切り進めるが，不用意に進むと眼窩下神経管

内の神経血管束を切断してしまうので注意する。鼻根部の前頭鼻骨縫合部で前頭蓋底に切り込まないように横断する。頭側から眼窩内側壁を，また内眥靱帯および涙嚢窩の後方を切り進み，前述の眼窩底の骨切り線と連続させる（図6）。

4）上顎離断

　頬骨は頬骨弓あるいは体部で縦に切る。次に翼突上顎接合部（pterygo-maxillary junction：PMJ）を切るが，口腔側から切る方法と，側頭窩から切る方法がある。どちらにしてもブラインド操作であり，顎動脈を損傷すると大出血するので注意する。上顎洞後上方外側壁を，翼口蓋窩と下眼窩裂を繋ぐように骨切りする。最後に鼻中隔を切る Tessier の原法では頭蓋底と平行に後方へ切ってから尾側へ降りるが，頭蓋底を損傷する危険性がある。口腔内に手を入れ，後鼻棘に指を置き，これを目指して鼻根部からまっすぐにノミを進める。方向さえ間違わなければ問題なく切れる。

　ここまできて Rowe の鉗子を用いて down fracture する。左右の鉗子の動きをずらしてしまうと上顎の正中で割れることがある。抵抗が大きい時はそれぞれの骨折線が確実に切れているかを再度確認する。翼突上顎接合および上顎洞外上方が不確実なことが多い。頭蓋底や視神経管骨折の報告[14]があるので，無理に力を込めてはならない。

3 固　定

　1）一期的固定ではギャップに骨移植を行う必要があり，移動距離は限られる。最近は骨延長器を用いた方法も普及してきている。

　2）切離した上顎を下前方へ動かすと眼窩容積をかせぐことができるが，あまり下げすぎると中顔面が伸びてしまう。また咬合面が下がり，

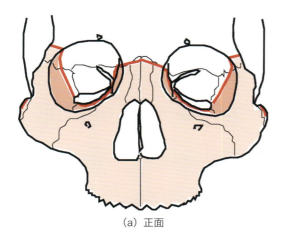
（a）正面

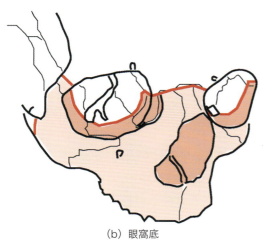
（b）眼窩底

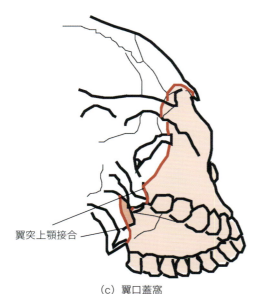
翼突上顎接合
（c）翼口蓋窩

図6 ▶ Le Fort III 型骨切り術

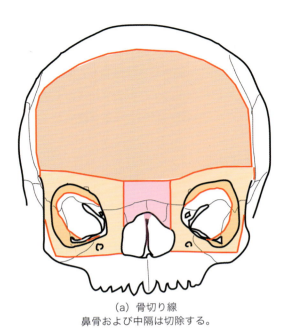

(a) 骨切り線
鼻骨および中隔は切除する。

(b) 箱状に切った眼窩骨を中央へ移動させる。鼻背には onlay graft を置く。

図7 ▶ hypertelorism に対する box osteotomy

相対的に開口制限を呈する。

3）延長器を用いた場合は大きな移動が可能となるため，咬合平面に平行な方向への移動が推奨される。

4 合併症等の不利益

1）骨切り部位が多く時間もかかるため出血が多くなる。翼口蓋窩の静脈叢や顎動脈から大量出血となることがある。

2）術後出血は口腔および咽頭側へ流れるために窒息の危険性がある。

3）骨切り時の衝撃で頭蓋底を骨折し，死亡例の報告[15]がある。

4）失明の報告[16]がある。

5）切り離した上顎の下方移動量が大きいと中顔面が伸び，いわゆる long face になる。

6）開口制限を来たす。

7）その他，前述の「I」〜「III」の項参照。

VI 眼窩全周骨切り術（box osteotomy）

Tessier[17]によって orbital hypertelorism（眼窩間距離隔離症）に対する治療法の1つとして開発された術式で，眼窩を一周箱状に骨切りして移動させる。この手術は眼球の位置を変えることができる。なお，眼窩を一周骨切りする術式としては他に fronto-facial monobloc advancement, bibloc advancement, facial bipartition 等があるが，ここでは hypertelorism に対する box osteotomy について解説する。

1 適 応

hypertelorism, hypotelorism（眼窩間距離狭小症），および fronto-facial dysplasia に対する水平方向の眼窩移動のみならず，眼位に左右差のある場合など上下方向に移動させることにも応用できる。その他，眼位の左右差に起因

する複視にも適用される。

2 アプローチ

1）皮弁挙上など
前述の Le Fort III 型骨切り術とほぼ同じで，上顎および頬骨前面は下眼瞼切開からでも露出可能だが，口腔前庭切開からの方が視野が広く，操作性も高い。

2）眼窩壁の露出
外眥靱帯は取り外す。内眥靱帯は外さなくてもよいが，外した方が視野は広がる。また，再固定する時に内眥靱帯間を引き締めることができる。

3）前頭および眼窩上縁骨切り
眼窩上縁は前述の fronto-orbital advancement に準じて行う。Tessier の骨切り線はかなり後方で，当初は篩骨を全切除していたようだが，嗅覚脱失を避けるためには鶏冠より前方での骨切りとなる。

4）眼窩外・下・内側壁の骨切り
前述の Le Fort III 型骨切り術に準じる。眼球の位置を移動させるという目的においては深い位置での骨切りが必要であるが，現実的には難しい。

5）頬骨・上顎骨骨切り
症例にもよるが，顔幅を保つためには頬骨の外側を残すように体部を切る。下方は，口腔内から眼窩下神経孔の尾側で横に梨状孔縁まで切る。

6）鼻骨中隔切除
鼻骨は切除するが，中隔も併せて切除しないと正中化の効果は顕著とならない。

3 整形固定

1）箱型に切った眼窩を正中に寄せてプレートあるいはワイヤーで固定する。

2）鼻背には前頭骨等から onlay graft をすると隆鼻によるカモフラージュ効果が期待できる（図7）。

3）内眥靱帯を取り外した場合は涙嚢窩後上方で骨に穴をあけ，両側内眥靱帯間をワイヤーで引き寄せるとよい。

4 合併症等の不利益

1）骨切り部位が多く時間もかかるため出血が多くなる。

2）術後出血は口腔および咽頭側へ流れるために窒息の危険性がある。

3）死亡例の報告[17]がある。

4）失明の報告[18]がある。

5）眼球の位置を変えるため，複視が残存する可能性がある。

6）その他，前述の「I」〜「III」の項参照。

文 献

1) McArthur LL: An aseptic surgical access to the pituitary body and its neighborhood. J Am Med Assoc LVIII: 2009-2011, 1912
2) Frazier CH: I. An Approach to the Hypophysis through the Anterior Cranial Fossa. Ann Surg 57: 145-150, 1913
3) Jane JA, Park TS, Pobereskin LH, et al: The supraorbital approach: technical note. Neurosurgery 11: 537-542, 1982
4) 坪井康次, 能勢晴美, 松村明ほか：眼窩腫瘍の解剖と手術アプローチ；経頭蓋アプローチについて. Neurol Surg 脳神経外科 34：17-28, 2006
5) Krönlein R: Zur Pathologie and operativen Behandlung der Dermoidzysten der Orbita. Beitr Klin Chir 4: 149-163, 1889
6) Berke RN: A modified Krönlein operation. Trans Am Ophthalmol Soc 51: 193-231, 1953
7) Paluzzi A, Gardner PA, Fernandez-Miranda JC, et al: "Round-the-Clock" Surgical Access to the Orbit. J Neurol Surg B Skull Base 76: 12-24, 2015

8) Kennerdell JS, Maroon JC, Celin SE: The posterior inferior orbitotomy. Ophthal Plast Reconstr Surg 14: 277-280, 1998
9) Bejjani GK, Cockerham KP, Kennerdel JS, et al: A reappraisal of surgery for orbital tumors. Part I: extraorbital approaches. Neurosurg Focus 10: 1-6, 2001
10) 石田有宏：顔面骨へのアプローチの基本．頭蓋顎顔面の骨固定；基本とバリエーション，小室裕造ほか編，pp37-51，克誠堂出版，東京，2013
11) Tessier P: Relationship of craniostenoses to craniofacial dysostoses, and to faciostenoses: a study with therapeutic implications. Plast Reconstr Surg 48: 224-237, 1971
12) Marchac D, Renier D, Jones BM: Experience with the "floating forehead". Br J Plast Surg 41: 1-15, 1988
13) Tessier P: The definitive plastic surgical treatment of the severe facial deformities of craniofacial dysostosis. Plast Reconstr Surg 48: 419-442, 1971
14) Lanigan DT, Romanchuk K, Olson CK: Ophthalmic complications associated with orthognathic surgery. J Oral Maxillofac Surg 51: 480-494, 1993
15) Matsumoto K, Nakanishi H, Seike T, et al: Intracranial hemorrhage resulting from skull base fracture as a complication of Le Fort III osteotomy. J Craniofac Surg 14: 545-548, 2003
16) Munro IR: Current surgery of craniofacial anomalies. Otolaryngol Clin North Am 14: 157-166, 1981
17) Tessier P: Experiences in the treatment of orbital hypertelorism. Plast Reconstr Surg 53: 1-18, 1974
18) Alonso N, Goldenberg D, Fonseca AS, et al: Blindness as a complication of monobloc frontofacial advancement with distraction. J Craniofac Surg 19: 1170-1173, 2008

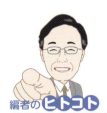

編者のヒトコト

眼窩は骨で囲まれていますから，眼窩骨切りができないとアプローチ手段がとても制限されます．本稿のすべての骨切りをマスターするのは大変ですが，できるだけ多くの骨切りができるのが望ましいと思います．

16 眼球陥凹

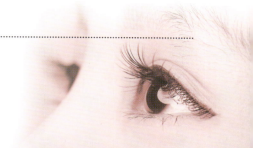

大阪大学医学部形成外科
清家志円

> **Point!**
> ❶ 眼球陥凹は眼窩内容積の拡大によって生じる。
> ❷ 眼窩骨折または頬骨骨折による外傷性眼球陥凹が最も多い。
> ❸ 陳旧性眼球陥凹の治療にあたっては、三次元的に眼窩の状況を捉え、最適な術式を考える。

はじめに

眼球陥凹（enophthalmos）とは、健側に比して患側の眼球が前後方向に後退している状態をいい、眼球陥没や眼球後退ともいわれる。多くは外傷性に生じるが、まれに非外傷性のものもある。主な症状は複視および顔面非対称である。複視が機能的問題である一方、顔面非対称は整容的問題であり、どちらも軽視することができない。

臨床において眼球陥凹を診る機会が多いのは、頬骨骨折または眼窩壁骨折に伴うものであろう。特に、それらの初回手術または保存治療後に遷延する陳旧性眼球陥凹を経験することは少なくない。また、眼球の前後方向の偏移だけではなく、垂直方向および左右方向の偏移を含めた三次元的な捉え方が必要である。

I 診察および検査

1 問 診

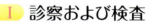

発症または自覚した時期、外傷によるものかどうか、他院での治療歴、基礎疾患の有無、複視があるかなど、基本的な問診をする。主訴が複視による機能的問題なのか、または顔面の非対称による整容的問題なのかを明らかにさせ、患者と治療目標を共有する。また、患者の仕事内容やスポーツの趣味などを聞いておく。治療にあたって自家腸骨移植を行う可能性があり、患者によってはそれが術後の生活に影響するおそれがあるからである。

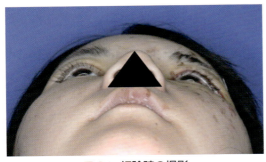

図1 ▶ 初診時の撮影
眼球陥凹は煽りから観察するとわかりやすい。頬部の高まり，外鼻，眉毛等を指標に眼球陥凹の度合いを評価する。

2 視　診

　正面，左右側面，および煽り（図1）から眼球陥凹の程度を見る。同時に複視および顔面の非対称を観察する。複視は，患者の頭部を動かさないよう指示したうえで検者の指を追視させ，眼球運動を観察するのが一般的である。骨折例の複視においては，眼球陥凹および眼球運動障害が複合的に寄与しているので注意が必要である。また，外傷後の腫脹によって眼球陥凹が隠されていることがある。眼球陥凹を認めても，弱視等によって複視を訴えないこともあるので，眼科的診察を仰ぐことも必要である。

　対側の眼球突出（exophthalmos）およびホルネル症候群（Horner syndrome）等による偽性眼球陥凹（pseudoenophthalmos）を除外する。また，眼瞼下垂を主訴に受診する患者の中には，眼球陥凹に伴う偽眼瞼下垂症の患者もいるので注意する。

3 写真撮影

　正面像，左右の側面像，および煽りの計4枚を撮る。正面像は顔貌全体の対称性がわかるように撮る。側面像は眼球の突出程度がわかるように接写する。煽りは，左右の眼球を比較できるよう外鼻，頬部の高まり，および眉毛を基準にするように撮影する（図1）。複視がある場合は，眼球運動がわかるように各方向を注視させて撮影しておく。

4 計　測

　ヘルテル眼球突出計（Hertel exophthalmometer）を用いるのが一般的かつ簡便な計測方法である。簡便ではあるが，検者によって測定値のばらつきが出やすいため，経時的変化を比較する場合は同一の検者による計測が望ましい。また，この計測は眼窩外線を基準としているので，頬骨骨折等で眼窩外線が移動している場合は信頼性に欠ける。正常計測値は15±1 mmとされ，左右差2 mmまでは正常範囲，すなわち眼球陥凹による症状が自覚されないとされる。複視を認める場合には，眼球運動の評価も必要であるからヘスチャート（Hess chart）を得ておく。

5 画像検査

　単純CTが有用である（図2）。眼球陥凹それ自体は水平断のみから評価できるが，治療にあたっては眼球の前後方向の位置だけでなく垂直方向の位置および眼窩を構成する骨の形態を総合的に評価する必要があるから，水平断だけでなく矢状断，冠状断，および三次元CT画像が必須であろう。

　水平断では，左右の水晶体が同一断面に写るように撮影しなければ正確な評価ができない。ヘルテル眼球突出計による計測と同様に，眼窩外線および水晶体を目安にして眼球陥凹の程度を評価する。眼球だけでなく眼窩骨，外眼筋，眼窩脂肪等をよく観察する。

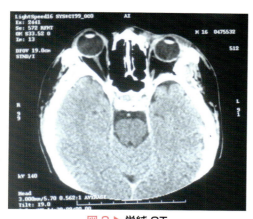

図2 ▶ 単純CT
水平断を示す。同じ断面に水晶体が写っているのでわかりやすい。

II 原因

1 外傷性（陳旧性を含む）

眼球陥凹の原因としては外傷性が最も多い。外傷性の中でも頻度が高いのは、眼窩下壁骨折（吹き抜け骨折を含む）、眼窩内側壁骨折、および頬骨骨折である。

Converseら[1]は、眼窩と眼球の関係を、水を入れたコップとそこに浮かべたボールにたとえ、コップを大きなものに変えると水面は下がり、同時にボールは低くなるが、これが眼球陥凹であると説明している。すなわち、眼窩内容積の拡大が眼球陥凹を招来するのである。眼球陥凹の成因には、眼窩内容積の拡大のほかにも、外傷後変化として眼窩軟部組織量の萎縮による減少ならびに眼球支持組織の破綻がかかわっているという報告[2,3]がある。ただし、これらの影響はほとんどないか、またはあっても軽微であるとする報告[4-7]も多い。眼球陥凹の主たる原因は眼窩内容積の拡大であることに異論はない。Raskinら[8]によれば、眼窩内容積が13%以上増大すれば眼球が2mm後退するという。

眼窩骨折では、外力に弱い紙様板（lamina papyracea）である下壁や内側壁が骨折し、眼窩軟部組織が上顎洞または篩骨洞へ逸脱することで眼球陥凹が起こる[8,9]。下壁または内側壁が骨折することにより眼窩内容積が拡大しているのである。

頬骨体部骨折では、頬骨が外側および下方へ偏移することにより眼窩内容積が拡大し[4,5,10]、眼窩軟部組織量の相対的な減少から眼窩陥凹が起き得る[11]。頬骨骨折は、弓部骨折を除いてその骨折線が眼窩内（下壁および外側壁）を通ることに留意すべきである。

冒頭で述べたように、初回手術の整復が不十分であった、または保存治療で治癒させた陳旧例では、眼球陥凹が問題となることが少なくない。また重症外傷例でも、早期治療が間に合わず陳旧性眼球陥凹を来たすことがある。

Kimら[12]は陳旧性眼球陥凹85例のうち、その原因は46%が不十分な整復、31%は重症外傷後で初回治療が間に合わなかった、24%は看過であったと報告している。また、Lee[13]は眼窩骨折初回手術症例186例のうち術後眼球陥凹を認めたのは28例（15%）、Namら[14]は405例のうち22例（5.4%）であったと報告している。

2 内因性

1) silent sinus syndrome

上顎漏斗が特発性に閉塞することにより上顎洞内の換気低下さらには無気化を来たす疾患である。1964年にMontgomery[15]が初めて報告し、1994年にSoparkerら[16]が命名した。閉塞した上顎洞は変性し、眼窩下壁は沈下していく。結果として、眼球陥凹、眼位低下、上眼瞼後退を呈する[17-19]。

2）リポジストロフィー（脂肪異栄養症）

皮下脂肪組織が病的に減少する疾患である。先天性および後天性があり，後天性は全身型と部分型に二分される。後天性部分型リポジストロフィーは特発性または外傷，脂肪織炎その他の炎症を原因とする[20]といわれているが，本型において眼窩脂肪の減少が招いた眼球陥凹の症例報告[21]がある。また，ヒト免疫不全ウイルス（HIV）治療に続発したリポジストロフィーによる眼球陥凹が報告されている[22,23]。

3）silent brain syndrome

水頭症に対する脳室腹腔シャント造設手術の後に眼球陥凹を来たしたという症例報告[24〜26]がある。頭蓋内圧の変化が骨成長に影響を与え，眼窩上壁が上方へ偏移することで眼窩内容積が拡大することが眼球陥凹を招来するといわれている[25]。

3 先天性

1）デュアン症候群（Duane syndrome）

外転神経核の形成不全を原因とする先天性症候群で，外直筋の運動障害およびそれに伴う斜視を主症状とし，眼球陥凹，瞼裂狭小，弱視，マーカス・ガン現象（Murcus Gunn phenomenon）等を伴う。本症候群は3つのtypeに分類されているが，眼球陥凹はいずれのtypeにも出現する[27]。

2）congenital orbital fibrosis

外眼筋および上眼瞼挙筋の先天性麻痺を主とする疾患概念である。眼球運動障害，眼瞼下垂，眼瞼後退，眼球突出や眼球陥凹等を呈する。多くは常染色体優性遺伝である。両側性にすべての外眼筋および上眼瞼挙筋が冒される型（general fibrosis syndrome），上眼瞼挙筋および下直筋が冒される型等が報告されているが，片側の眼瞼下垂および眼球陥凹を呈する症例報告がある[28〜30]。

3）その他の先天性疾患

眼球陥凹を呈するとされる先天性疾患の報告はほかにもいくつかあるが，偽性眼球陥凹である場合も多いと思われる。個々の疾患に関して正確に評価する必要があるが，これら疾患の眼球陥凹に対して外科治療を行った報告は極めて少ない。

4 偽 性

偽性眼球陥凹（pseudoenophthalmos）とは，実際には眼球の後退を認めないにもかかわらず，眼球陥凹があるかのように見える状態をいう。ホルネル症候群に伴う偽性眼球陥凹が有名である。交感神経障害が招く眼瞼下垂が，あたかも眼球陥凹であるかのように見せている。

ほかには，眼瞼腫脹，小眼球症（microphthalmos），眼球癆，PESS（postenucleation eye socket syndrome），または進行性顔面片側萎縮症（ロンバーグ病またはパリー・ロンバーグ病）において偽性眼球陥凹を認めることがある[31,32]。

III 治 療

1 手術適応

眼球陥凹の治療は後退した眼球を正しい位置に前進させることが目的であり，外科治療が主体である。手術適応は2mm以上の後退としている報告が多いが[9,12,33]，実際には患者とよく相談して手術計画を立てることになるので，絶対的適応はない。

眼球陥凹の治療にあたっては，術前の画像評価が重要であり，特に陳旧性眼球陥凹の場合は骨欠損量および眼窩軟部組織の不足量の推測が困難であることが多い。術後の後戻りも考慮しなければならない。一言に眼窩骨折といっても

骨折の様式や骨欠損の範囲はさまざまであり，それらを把握したうえで，種々の人工補填物および自家組織からいずれを選択するか，骨切りの必要はあるかなどの判断が要求される。

2 手術時期

新鮮骨折例においては眼周囲の腫脹によって眼球陥凹が明らかでないことがしばしばあるため，陳旧例となってから明らかになることがある。また，保存的に経過観察された骨折例では，眼球運動障害は改善を得られたが，眼球陥凹は残存してしまうという例を経験する。陳旧例は新鮮例と比べて，瘢痕形成によって手術操作がより困難であるという報告が多く[33]，新鮮例のうちにできるだけ正確に整復し陳旧性眼球陥凹を予防することが重要である[12]。ただし，慎重に整復を行っても，眼球陥凹は一定の割合で起きてしまうという意見もある[14]。Simonら[34]は，眼窩底骨折手術50例を受傷後2週間前と後に分け，両者の手術成績に有意差はなかったと報告している。

silent sinus syndromeでは眼球陥凹が進行している時期に手術することは避け，進行が止まった時期または鉤切除術（uncinectomy）や開洞術（antrostomy）その他の根治手術後に行うのが望ましい。

3 術　式

眼球陥凹の外科治療にあたってはまず，得られた単純CT画像などから，眼球陥凹が眼窩容積の拡大によるものか，または眼窩内軟部組織の減少によるものかを判断する。以下に挙げるようにさまざまな術式があるが，基本的には，眼窩壁再建および眼窩骨切りを組み合わせて行う。術後はやや後戻りするのでやや過矯正にし[10,35]，術後は長期的に経過を観察する。

著者の施設では，高い生体適応性や充填量の調節が容易な点から顆粒状ハイドロキシアパタイトを好んで用いているが，その他ではラクトソーブ®や自家腸骨等も症例に合わせて使い分けている。人工補填物についてよくいわれるような感染例はこれまで経験していない。

1）自家骨移植

腸骨内板，頭蓋骨外板，肋骨[36]，および下顎骨外板[37,38]が候補であるが，前二者が一般的であろう。患者の年齢，仕事内容，生活様式，および頭髪の範囲等を考慮して選択する。

腸骨内板は大きな骨片を採取でき成型しやすい点，および眼窩手術と並行して採取でき手術時間を短縮できる点で優れている一方，骨髄からの想定以上の出血に難渋することがある。走行や跳躍時の振動による疼痛を比較的長い期間訴えることもある。

頭蓋骨外板は採取の傷が被髪部に隠れて目立たず，採取部の後遺症状がほとんどないという利点がある。また，その皮質骨が密な構造をもつことから，その他の骨と比べて吸収されにくいという意見[33]もある。採取時や成型時に骨が細片化しないよう骨膜を付けて採取するという工夫[39]もある。

2）自家軟骨移植

肋軟骨，鼻中隔軟骨，および耳介軟骨から選択される。軟骨の利点は，骨と違い柔軟性をもつので眼窩下壁または内側壁の弯曲に沿って成型しやすいこと[11]や，細分化することで骨欠損部への充填の際に調整しやすいこと[40]である。

本田ら[41]は，自家骨よりも吸収が少ない点および人工材料よりも合併症が少ない点を挙げ，補填物の中で肋軟骨が最も有用であるとしている。肋軟骨は眼窩手術と並行して採取でき，手術時間を短縮できる点も優れている。また自家骨移植と組み合わせ，死腔充填のために肋軟

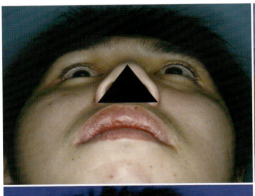
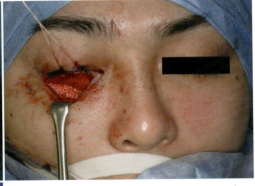
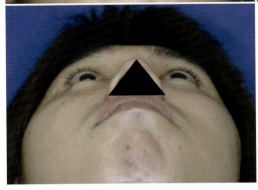

(a) 当科初診時所見
　　初回手術（腸骨移植）後も眼球陥凹が残存し，それと同時に頬部の平坦化も認める。
(b) 術中所見
　　顆粒状ハイドロキシアパタイトを充填したところ。上顎前壁にも充填し，頬部の高まりを出している。
(c) 術後3カ月の所見
　　補填物により，眼球陥凹および頬部の平坦は改善されている。

図3 ▶【症例】32歳，男性
（編者細川互提供）

骨を用いる方法も報告されている[36)42)]。

3）人工補填物（インプラント）

今日では多種多様の人工補填物が製造販売されている。人工補填物は非吸収性および吸収性に分けられる。非吸収性材料としてはチタン，ハイドロキシアパタイト（セラタイト®：日本特殊陶業社，日本，アパセラム®：HOYA Technosurgical社，日本)[7)]，リン酸カルシウム（バイオペックス®：三菱マテリアル社，日本），多孔性ポリエチレン（Medpor®：Stryker社，米国）等がある。吸収性材料としてはポリL乳酸（ラクトソーブ®メッシュおよびシート：メディカルユーアンドエイ社，日本），ポリL乳酸およびハイドロキシアパタイトの複合体（スーパーフィクソーブ®メッシュ：タキロン社，日本），ポリジオキサノン（PDS）[43)]，乳酸重合体[44)]等がある。近年では新生骨の誘導能を有する製品も開発されている[7)45)]。

人工補填物の利点は組織移植を必要としないこと，およびそれによる手術時間の短縮である。一方で，その欠点は自家組織に比べて露出または感染の可能性が高いことであるといわれてきたが，実際に警鐘を鳴らす報告は少ない[14)33)43)45)〜47)]ことから，頻度はそれほど高くないと思われる。

また，三次元実体模型を用いる方法や，あらかじめ成型を必要とする人工補填物等は時間と費用がかかるが，それらを使用しない従来法と比較して正確な再建が可能であるという報告[48)]がある一方，チタンによる従来法と術前成型セラミックスを比較しそれらの術後成績に有意差はないという報告[35)]もある。

4）自家脂肪組織移植

眼窩軟部組織の不足または眼窩内容積の拡大による眼窩軟部組織の相対的減少を自家脂肪組織で補うこともできる。一般的な脂肪採取部である腹部または大腿部から脂肪組織を吸引採取

し，球後部に注入して眼球を前進させることで眼球陥凹を治療する[2)32)49)]。また，人工補填物および脂肪移植を組み合わせることで，眼窩の再建だけでなく眼位の修正が可能であるという報告もある[10)]。合併症として球後部出血に気を付けなければならない。

5）異種骨移植および異種真皮移植

補填物として牛由来の骨または真皮を用いるものである。拒絶反応が起こらないように脱細胞化され抗原性が失われている。わが国では認可されていないので，海外での報告に限られる[27)50)]。

6）骨切り術

骨折の未治療例または整復が不十分であった症例では，眼窩内容積の拡大が眼球陥凹を来たす要因であるから，眼窩内容積を縮小させる目的で骨切り術が選択されることがある。Kimら[12)]は，陳旧性眼球陥凹85例のうち43例に頬骨骨切り術を行ったと報告している。不十分な整復の頬骨骨折症例では，整容面での改善も期待できる。

骨切り術による骨の移動だけでは眼窩再建が不十分と考えられる場合には，自家骨または軟骨もしくは人工補填物を併用することもある。眼窩骨切り術にチタンメッシュまたは自家肋軟骨移植を併用した報告がある[13)]。

7）その他

眼窩内に補填するという意味では前述の3）と同様だが，菅原ら[51)]は，ティッシュ・エキスパンダーを眼窩内に留置し，その注入量を参考にリン酸カルシウム骨ペーストを充填する治療法を報告している。

IV 症 例

患者：32歳，男性

1年前，喧嘩による外傷性眼窩底骨折に対して他院で腸骨移植を受けたが眼球陥凹が残存し，当科に紹介され受診した。前回同様に睫毛下切開からアプローチし，眼窩底および上顎骨前面に顆粒状ハイドロキシアパタイト（セラタイト®）の充填を行い，改善を得た（**図3**）。

文 献

1) Converse JM, Smith B: Enophthalmos and diplopia in fractures of the orbital floor. Br J Plast Surg 9: 265-274, 1957
2) Hunter PD, Baker SS: The treatment of enophthalmos by orbital injection of fat autograft. Arch Otolaryngol Head Neck Surg 120: 835-839, 1994
3) Kim YK, Park CS, Kim HK, et al: Correlation between changes of medial rectus muscle section and enophthalmos in patients with medial orbital wall fracture. J Plast Reconstr Aesthet Surg 62: 1379-1383, 2009
4) Bite U, Jackson IT, Forbes GS, et al: Orbital volume measurements in enophthalmos using three-dimensional CT imaging. Plast Reconstr Surg 75: 502-508, 1985
5) Schuknecht B, Carls F, Valavanis F, et al: CT assessment of orbital volume in late-traumatic enophthalmos. Neuroradiology 38: 470-475, 1996
6) Ramieri G, Spada MC, Bianchi SD, et al: Dimensions and volumes of the orbit and orbital fat in posttraumatic enophthalmos. Dentomaxillofac Radiol 29: 302-311, 2000
7) 養父孝乃介, 上田晃一, 大場創介：陳旧性眼窩壁骨折による眼球陥没の治療. 形成外科 45：319-325, 2002
8) Raskin EM, Millman AL, Lubkin V, et al: Prediction of late enophthalmos by volumetric analysis of orbital fractures. Ophthal Plast Reconstr Surg 14: 19-26, 1998
9) Jin HR, Shin SO, Choo MJ, et al: Relationship between the extent of fracture and the degree of enophthalmos in isolated blowout fractures

of the medial orbital wall. J Oral Maxillofac Surg 58: 617-620, 2000

10) Metzler P, Ezaldein HH, Pfaff MJ, et al: Correction of severe enophthalmos by simultaneous fat grafting and anatomic orbital reconstruction. J Craniofac Surg 25: 1829-1832, 2014

11) Pearl RM: Enophthalmos correction: principles guiding proper treatment. Operative Techniques in Plastic and Reconstructive Surgery, edited by Manson PN, Vol.5, pp352-356, Elsevier, Philadelphia, 1998

12) Kim YH, Ha JH, Kim TG, et al: Posttraumatic enophthalmos: injuries and outcomes. J Craniofac Surg 23: 1005-1009, 2012

13) Lee JW: Treatment of enophthalmos using corrective osteotomy with concomitant cartel-graft implantation. J Plast Reconstr Surg 63: 42-53, 2010

14) Nam SB, Bae YC, Moon JS, et al: Analysis of the postoperative outcome in 405 cases of orbital fracture using 2 synthetic orbital implants. Ann Plast Surg 56: 263-267, 2006

15) Montgomery WW: Mucocele of the maxillary sinus causing enophthalmos. Eye Ear Nose Throat Mon 43: 41-44, 1964

16) Soparker CN, Partinely JR, Cuaycong MJ, et al: The silent sinus syndrome: a cause of spontaneous enophthalmos. Ophthalmology 101: 772-778, 1994

17) Illner A, Davidson HC, Harnsberger HR, et al: The silent sinus syndrome: clinical and radiographic findings. Am J Roentgenol 178: 503-506, 2002

18) Sivasubramaniam R, Sacks R, Thornton M: Silent sinus syndrome: dynamic changes in the position of the orbital floor after restoration of normal sinus pressure. J Laryngol Otol 125: 1239-1243, 2011

19) Cobb AR, Murthy R, Cousin GC, et al: Silent sinus syndrome. Br J Maxillofac Surg 50: e81-e85, 2012

20) 清水宏：あたらしい皮膚科学（第2版）. pp337-338, 中山書店, 東京, 2011

21) Nasr AM, Ayyash I, Karcioglu ZA: Unilateral enophthalmos secondary to acquired hemilipodystrophy. Am J Ophthalmol 124: 572-575, 1997

22) Merchante N, García-García JA, Vergara S, et al: Bilateral enophthalmos as a manifestation of HIV infection-related lipoatrophy. HIV Med 5: 448-449, 2004

23) De Niro JE, Silkiss RZ: Severe enophthalmos and lagophthalmos secondary to HIV-associated lipoatrophy. BMJ Case Rep: pii:bcr0620114376. doi:10.1136/bcr.06.2011.4376

24) Meyer DR, Nerad JA, Newman NJ, et al: Bilateral enophthalmos associated with hydrocephalus and ventriculoperitoneal shunting. Arch Ophthalmol 114: 1206-1209, 1996

25) Cruz AA, Mesquita IM, de Oliveira RS: Progressive bilateral enophthalmos associated with cerebrospinal shunting. Ophthal Plast Reconstr Surg 24: 152-154, 2008

26) Bernardini FP, Rose GE, Cruz AA, et al: Gross enophthalmos after cerebrospinal fluid shunting for childhood hydrocephalus: the "silent brain syndrome". Ophthal Plast Reconstr Surg 25: 434-436, 2009

27) Pagnoni M, Marenco M, Bartoli D, et al: Surgical management of enophthalmos in Duane syndrome. J Craniofac Surg 24: 518-519, 2013

28) Harley RD, Rodrigues MM, Crawford JS: Congenital fibrosis of the extraocular muscles. Trans Am Ophthalmos Soc 76: 197-226, 1978

29) Hertle RW, Katowitz JA, Young TL, et al: Congenital unilateral fibrosis, blepharoptosis, and enophthalmos syndrome. Ophthalmology 99: 347-355, 1992

30) Marvrikakis I, Pegado V, Lyons C, et al: Congenital orbital fibrosiss: a distinct clinical entity. Orbit 28: 43-49, 2009

31) Hamedani M, Pournaras JA, Goldblum D: Diagnosis and management of enophthalmos. Surv Ophthalmol 52: 547-573, 2007

32) Hardy TG, Joshi N, Kelly MH: Orbital volume augmentation with autologous micro-fat grafts. Ophthal Plast Reconstr Surg 23: 445-449, 2007

33) Hazani R, Yaremchuk MJ: Correction of post-

traumatic enophthalmos. Arch Plast Surg 39: 11-17, 2012
34) Simon GJ, Syed HM, McCann JD, et al: Early versus late repair of orbital blowout fractures. Ophthalmic Surg Lasers Imaging 40: 141-148, 2009
35) Nkenke E, Vairaktaris E, Spitzer M, et al: Secondary reconstruction of posttraumatic enophthalmos: prefabricated implants vs titanium mesh. Arch Facial Plast Surg 13: 271-277, 2011
36) Lee YH, Wang JK, Hwang K: Correction of enophthalmos with rib bone segment and diced cartel grafts. J Craniofac Surg 23: 1917-1920, 2012
37) Krishnan V, Johnson JV: Orbital floor reconstruction with autogenous mandibular symphyseal bone grafts. J Oral Maxillofac Surg 55: 327-330, 1997
38) Garg V, Giraddi GB, Roy S: Comparison of efficacy of mandible and iliac bone as autogenous bone graft for orbital floor reconstruction. J Maxillofac Oral Surg 14: 291-298, 2015
39) 石田有宏, 新城憲：経結膜切開と頭蓋骨外板移植による陳旧性外傷後眼球陥凹の再建. 形成外科 45：337-352, 2002
40) Nishi Y, Kiyokawa K, Watanabe K, et al: A surgical treatment of severe late posttraumatic enophthalmos using sliced costal cartelage chip grafts. J Craniofac Surg 17: 673-679, 2006
41) 本田隆司, 野崎幹弘, 大久保麗ほか：眼窩内補填物による陳旧性眼球陥没の治療. 形成外科 45：327-335, 2002
42) Lieger O, Zix J, Kruse A, et al: Bone and cartilage wedge technique in posttraumatic enophthalmos treatment. Arch Facial Plast Surg 12: 305-310, 2010
43) Gierloff M, Seeck NG, Springer I, et al: Orbital floor reconstruction with resorbable polydioxanone implants. J Craniofac Surg 23: 161-164, 2012
44) Al-Sukhun J, Lindqvist C: A comparative study of 2 implants used to repair inferior orbital wall bony defects: autogenous bone graft versus bioresorbable poly-L/DL-lactide [P (L/DL) LA 70/30] plate. J Oral Maxillofac Surg 64: 1038-1048, 2006
45) Morotomi T, Matsunaga K, Kusuhara H, et al: Long-term result of a biodegradable osteo-inductive copolymer for the treatment of orbital blowout fracture. J Craniomaxillofac Surg 42: 443-447, 2014
46) Yi WS, Xu XL, Ma JR, et al: Reconstruction of complex orbital fracture with titanium implants. Int J Ophthalmol 5: 488-492, 2012
47) Degala S, Shetty SK, Biddappa L: Reconstruction of post-traumatic internal orbital wall defects with titanium mesh. J Maxillofac Surg 12: 418-423, 2013
48) He D, Li Z, Shi W, et al: Orbitozygomatic fractures with enophthalmos: analysis of 64 cases treated late. J Oral Maxillofac Surg 70: 562-576, 2012
49) Cervelli D, Gasparini G, Moro A, et al: Retrobulbar lipofilling to correct the enophthalmos. J Craniofac Surg 22: 1918-1922, 2011
50) Cheung D, Brown L, Sampath R: Localized inferior orbital fibrosis associated with porcine dermal collagen xenograft orbital floor implant. Ophthal Plast Reconstr Surg 20: 257-259, 2004
51) 菅原康志, 丹生淳史, 宇田宏一ほか：Tissue expander を用いた陳旧性眼球陥凹の治療；Push out method（POM）. 形成外科 45：311-317, 2002

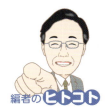

特に眼球陥凹の原因論について，本稿で勉強させて頂きました。我が弟子ながら，ありがとう！

索引

和 文

【あ】

悪性黒色腫 133
悪性リンパ腫 138
アシュネル反射 92
アペール症候群 203

【い】

異種骨移植 215
異種真皮移植 215
インプラント 214

【う】

打ち抜き型 148

【え】

エステティックユニット 68

【お】

横転皮弁 69

【か】

外眼角形成術 19
外眼筋手術 93
外眥 5
外眥靱帯 5
解剖 1
化学損傷 168
下眼瞼 4
下眼瞼牽引筋膜 52
下眼瞼の楔状切除 108
角結膜上皮内癌 143
下壁骨折 153
河本法 56
眼窩 6
眼窩外側壁骨切り 197
眼窩下神経 155, 201
眼窩下壁骨切り 199
眼窩狭小症 20

眼角 5
眼角隔離（開離）症 13
眼窩減圧術 87
眼窩骨 6
眼窩骨切り 195
眼窩骨折 145
眼窩再建 171, 172
眼窩腫瘍 129, 133
眼窩上・外側壁骨切り 203
眼窩上神経 196
眼窩上壁骨切り 195
眼窩内圧上昇 83
眼窩内脂肪除去 88
眼窩内容 174
眼窩内容積 211
眼窩壁骨折 209
眼窩容積 204
眼窩離開症 20
汗管腫 131
眼球運動障害 150
眼球陥凹 150, 209
眼球心臓反射 92
眼球突出 82
眼瞼 1
眼瞼黄色腫 130
眼瞼おくれ 39
眼瞼外傷 159
眼瞼外反症 15, 67
眼瞼・眼窩の先天性疾患 12
眼瞼・眼窩の発生 10
眼瞼形成術 94
眼瞼後退 81, 83, 94
眼瞼再建 185
眼瞼脂肪除去 96
眼瞼腫瘍 129
眼瞼内反症 14, 51
眼瞼の Zone 分類 186
眼瞼裂創 160
眼症状を伴う症候群 23
眼表面の腫瘍性疾患 141

顔面神経側頭枝	100	甲状腺眼症	81
顔面神経麻痺	99	甲状腺ホルモン検査	41
眼輪筋	3	後天性眼瞼下垂症	37
眼輪筋減量術	107, 108	絞扼	150

【き】

		後葉	1, 3
義眼	171	後葉成分	71
偽眼瞼下垂	101, 103, 104	交連	5
義眼床	171, 179	ゴールドプレート	104
義眼床拡大	183	骨切り術	215
義眼床再建	171, 181	骨性眼窩	172
義眼台	178	骨性眼窩再建	173, 174
基底細胞癌	132	コロボーマ	12
吸収性プレート	157		
急性涙嚢炎	112	**【さ】**	
頬骨骨折	209	再建材料	157
頬部回転前進皮弁	188	霰粒腫	130
挙筋	3		
挙筋機能の評価	25	**【し】**	
挙筋短縮術	48	自家骨移植	213
緊急手術	152	自家脂肪組織移植	214
筋ジストロフィー	45	自家組織	157
筋膜移植	76, 109	自家組織移植	75
筋膜移植による吊り上げ術	30	自家軟骨移植	213
		篩骨動脈	201
【く】		視神経管	90
クルーゾン病	203	視神経症	87
		脂腺癌	132
【け】		重瞼術	47
形態覚遮断性弱視	4	重症筋無力症	45
経頭蓋アプローチ	141	小眼球症	15
経皮前方アプローチ	138	上眼瞼	1
結膜涙嚢鼻腔吻合術＋Jones tube 留置	125	上眼瞼挙筋延長術	104
瞼縁癒着	15	上眼瞼挙筋短縮術	27
瞼板	3	上眼瞼皮膚弛緩症	42
瞼板短縮術	73	上眼瞼皮膚切除術	45
腱膜性眼瞼下垂	44	睫毛下切開	154
瞼裂狭小化	100	睫毛内反症	14, 51
瞼裂縮小症	13	脂漏性角化症	131
		人工物	157
【こ】		人工補填物	214
ゴアテックスによる吊り上げ術	34		
後篩骨動脈	89, 156	**【す】**	
		スーチャーアンカー	103

ステロイドパルス療法･･････････････････････84

【せ】

生理･･････････････････････････････････････1
石灰化上皮腫････････････････････････････132
前篩骨動脈･･･････････････････････････89, 156
線状型･･････････････････････････････････148
先天奇形発生･････････････････････････････10
先天性外反症･････････････････････････････67
先天性眼瞼下垂症･････････････････････････25
先天性疾患･･･････････････････････････････9
先天性睫毛内反症････････････････････････16
先天鼻涙管閉塞･････････････････････････113
前頭筋吊り上げ術････････････････････････49
前頭筋麻痺･････････････････････････････101
前頭洞･････････････････････････････････196
前葉････････････････････････････････････1, 3
前葉成分････････････････････････････････71

【そ】

総涙小管閉塞･･･････････････････････････113
側頭筋移行術･･･････････････････････････109

【た】

待期手術･･･････････････････････････････152
退行性外反症････････････････････････････71
胎生発生･････････････････････････････････9
多形腺腫･･･････････････････････････････137

【ち】

超音波生体顕微鏡･･････････････････････118
陳旧性眼球陥凹･････････････････････････211

【つ】

通水検査･･･････････････････････････････115

【て】

ティッシュ・エキスパンダー･･････････････215
デュアン症候群･････････････････････････212
転移性悪性腫瘍･････････････････････････138
テンシロンテスト ････････････････････････41

【と】

頭蓋縫合早期癒合症･････････････････････203
動眼神経麻痺････････････････････････････44
兎眼･･････････････････････････････82, 104
特殊な先天性眼瞼下垂･･･････････････････27
特発性眼窩炎症････････････････････････137
トラップドア型････････････････････････148

【な】

内眥･･････････････････････････････････････5
内視鏡下涙管チューブ挿入術･･･････････119
内眥靱帯････････････････････････････････5
内側壁骨折･････････････････････････････155
軟骨移植･･････････････････････････75, 109

【に】

乳頭腫･････････････････････････････････143

【ね】

熱傷･･･････････････････････････････････168

【は】

ハイドロキシアパタイト ･････････････････213
稗粒腫･････････････････････････････････130
剥奪創･････････････････････････････････162
麦粒腫･････････････････････････････････130
バセドウ病･･････････････････････････････82
瘢痕性外反症････････････････････････････68
瘢痕性内反症････････････････････････････62

【ひ】

ビーズ法････････････････････････････････59
ピッグテイル型ゾンデ ･･･････････････････166
眉毛挙上術･････････････････････････････101
眉毛挙上の評価･･････････････････････････26
眉毛上瘢痕の凹み････････････････････････34
病的共同運動････････････････････････････99
皮様嚢腫･･･････････････････････････････137
表皮嚢腫･･･････････････････････････････131
稗粒腫･････････････････････････････････130
鼻涙管閉塞･････････････････････････････111

【ふ】

複視 83, 90, 150
不全麻痺例 99
プレセデックス® 118

【へ】

ヘスチャート 150, 210
ヘルテル眼球突出計 210
扁平上皮癌 133, 143

【ほ】

母斑細胞母斑 131, 143
ホルネル症候群 210

【ま】

埋没法 59
松尾法 58
皆 5
麻痺性兎眼 100, 109
慢性涙嚢炎 111

【み】

ミトコンドリア脳筋症 45
ミュラー筋 3

【む】

無眼球症 15
武藤法 56
村上法 58

【め】

眼の発生 10

【ゆ】

遊離全層植皮術 70

【り】

リハビリテーション 99
リポジストロフィー 212
両眼視機能 25
両眼視の評価 26
両眼単一視野領域 150
臨床的無眼球症 18

【る】

涙器 6
涙小管 DCR 125
涙小管再建 164
涙小管切断再建術 126
涙小管断裂 114, 164
涙小管閉塞 113
涙腺 7
涙腺悪性上皮性腫瘍 138
涙道 6
涙道再建術 111
涙道チューブ 167
涙道内視鏡 119
涙道閉塞 111
涙嚢腫瘍 117
涙嚢鼻腔吻合 122

【わ】

矮小眼球 17

欧 文

【A】

A 型ボツリヌス毒素製剤 99
ankyloblepharon 15
anophthalmos 15

【B】

Bick 法 57
blepharophimosis 13
box osteotomy 206

【C】

capsulopalpebral fascia 6, 52
ciliary entropion 14, 51
clinical activity score (CAS) 84
coloboma of lid 12
congenital orbital fibrosis 212
CT 検査 151

【D】

dacryocystorhinostomy (DCR) 122
DCR 鼻外法 124

DCR 鼻内法 ... 122

【E】
ectropion ... 15, 67
entropion of lids ... 14, 51

【F】
forced duction test ... 150
fronto-orbital advancement ... 203

【G】
Gillies-Andersen 法 ... 109
glabellar flap ... 190
Goldenhar 症候群 ... 21

【H】
Hess chart ... 150, 210
Hotz 変法 ... 54
Hughes 法 ... 189
hypertelorism ... 206

【I】
IgG4 関連眼疾患 ... 137
impure type ... 146

【J】
Jones 変法 ... 54
Jones 法 ... 54

【K】
Krönlein 法 ... 139
Kuhnt-Szymanowski 法 ... 71

【L】
lateral orbital flap ... 69, 186
lateral orbital periosteal flap 法 ... 105, 109
lateral tarsal strip（法）... 56, 72, 108
Le Fort III 型骨切り術 ... 204
lid lag ... 39
lid loading ... 104

【M】
malar flap ... 187
margin reflex distance（MRD）... 39
Meige 症候群 ... 40
microphthalmos ... 15
Mustardé の交叉皮弁 ... 187

【O】
orbital hypertelorism ... 20, 206

【P】
pinch test ... 51
pure type ... 146

【Q】
Quickert 法 ... 57

【S】
silent brain syndrome ... 212
silent sinus syndrome ... 211
snap-back test ... 71
Spinelli らの分類 ... 185
static suspension ... 34
supra-orbital bar ... 203
switch flap ... 186

【T】
telecanthus ... 13
Tessier の分類 ... 19
traction test ... 150
Treacher Collins 症候群 ... 22

【V】
V-Y 伸展皮弁 ... 69

【W】
Wheeler 法 ... 57
Wies 法 ... 56

おわりに

　いわゆる「眼形成外科」には，眼瞼疾患，眼窩疾患，涙道疾患に対する手術が含まれますので，本書はこのようなタイトルとしました．形成外科だけでなく眼科の先生方にも，そして，これから眼形成外科の分野の修練を積もうという若手の先生方だけでなく，ご経験のある先生方にも，気軽に手に取ってお読みいただけるように，できるだけ広い範囲の疾患を網羅しつつ，分量をできるだけ抑えました．しかし中身は充実したものにしたく，「広く浅く」ではなく「広く深く」を欲張りました．そのために項目が少し細かく分かれておりますが，担当の先生方にとりましては内容を深めやすくなったのではないかと思います．

　執筆者は，私が生まれ育った関西に所縁のある方々が集まった布陣ですが，この分野では私たちが常々大変お世話になっております眼科の先生方にもご参加いただくことができましたので，眼科の先生方と形成外科医が協力しながら各項目を解説するという構想が実現しました．多くの先生方のお手元に置いていただいて，日々の診療にお役立ていただければ，望外の幸せです．

　最後になりましたが，私たちに多くの症例の治療をお任せくださいました各診療科の先生方，ご多忙の中，各項目を快くご担当いただいた執筆者の皆様，そして日本形成外科学会が還暦を迎える記念すべき年に出版の機会を与えていただきました，克誠堂出版編集部の皆様に御礼申し上げます．

2017年3月
兵庫医科大学形成外科　**垣淵正男**

編者紹介

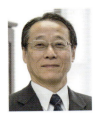

細川　亙 （ほそかわ こう）

- 1979年　大阪大学医学部卒業, 大阪大学皮膚科研修医
- 1980年　住友病院形成外科医員
- 1985年　香川医科大学形成外科助手
- 1990年　住友病院形成外科医長
- 1993年　関西労災病院形成外科部長
- 1994年　大阪大学医学部皮膚科講師（形成外科担当）
- 1999年　大阪大学医学部形成外科初代教授
- 2001年　大阪大学大学院医学系研究科形成外科学教授
- 現在に至る

日本形成外科学会理事長・日本形成外科手術手技学会理事長・日本マイクロサージャリー学会副理事長・日本頭蓋顎顔面外科学会理事監事・日本創傷外科学会理事などを歴任／Journal of Plastic Surgery and Hand Surgery　Editorial Board／アメリカ形成外科学会名誉会員（ASPS honorary member）

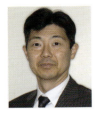

垣淵正男 （かきぶち まさお）

- 1986年　大阪大学医学部卒業, 大阪大学皮膚科研修医（形成診療班）
- 1989年　大阪府立成人病センター耳鼻咽喉科・頭頸部外科
- 1990年　東京警察病院形成外科
- 1993年　大阪大学皮膚科助手（形成診療班）
- 1996年　兵庫医科大学耳鼻咽喉科助手（形成外科診療班）
- 2001年　兵庫医科大学耳鼻咽喉科講師（形成外科診療班）
- 2005年　兵庫医科大学耳鼻咽喉科助教授（形成外科診療班）
- 2006年　兵庫医科大学形成外科教授
- 現在に至る

日本形成外科学会・日本専門医機構形成外科専門医／日本形成外科学会皮膚腫瘍外科分野指導専門医／日本頭蓋顎顔面外科学会専門医／日本手外科学会専門医

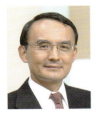

不二門　尚 （ふじかど たかし）

- 1978年　東京大学工学系研究科修士修了
- 1982年　大阪大学医学部卒業
- 1983年　Indiana州立大学Research Associates
- 1988年　国立大阪病院眼科医員
- 1992年　大阪大学医学部眼科助手
- 1996年　大阪大学医学部眼科講師
- 1998年　大阪大学医学部・器官機能形成学教授（眼科兼担）
- 2001年　大阪大学大学院医学系研究科医用工学講座・感覚機能形成学教授（眼科兼担）
- 現在に至る

日本眼科学会専門医

眼瞼・眼窩・涙道の外科
―スグに役立つ基本知識〜高度技術―　　　　　　　　　　　　　　＜検印省略＞

2017 年 4 月 14 日　第 1 版第 1 刷発行

定価（本体 13,000 円＋税）

　　　　　　編集者　細川　亙，垣淵正男，不二門 尚
　　　　　　発行者　今井　良
　　　　　　発行所　克誠堂出版株式会社
　　　　　　〒113-0033　東京都文京区本郷 3-23-5-202
　　　　　　電話（03）3811-0995　振替 00180-0-196804
　　　　　　URL　　http://www.kokuseido.co.jp

ISBN 978-4-7719-0479-8　C3047　￥13,000E　　　印刷　三美印刷株式会社
Printed in Japan ⓒ Ko Hosokawa, Masao Kakibuchi, Takashi Fujikado, 2017

・本書の複製権，翻訳・翻案権，上映権，譲渡権，公衆送信権，二次的著作物利用権等は克誠堂出版株式会社が保有します．

・本書を無断で複製する行為（複写，スキャン，デジタルデータ化など）は，「私的使用のための複製」など著作権法上の限られた例外を除き禁じられています．大学，病院，診療所，企業などにおいて，業務上使用する目的（診療，研究活動を含む）で上記の行為を行うことは，その使用範囲が内部的であっても，私的使用には該当せず，違法です．また私的使用に該当する場合であっても，代行業者等の第三者に依頼して上記の行為を行うことは違法となります．

・JCOPY ＜（社）出版者著作権管理機構　委託出版物＞
本書の無断複写は著作権法上での例外を除き禁じられています．複写される場合は，そのつど事前に（社）出版者著作権管理機構（電話03-3513-6969，Fax 03-3513-6979，e-mail：info@jcopy.or.jp）の許諾を得てください．